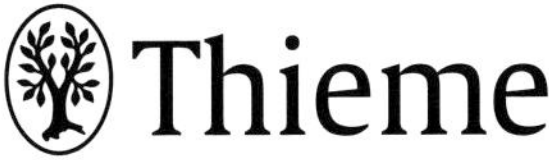
Thieme

Neuraltherapie

Neurophysiologie, Injektionstechnik, Therapievorschläge

Lorenz Fischer

5., überarbeitete Auflage

107 Abbildungen

Georg Thieme Verlag
Stuttgart • New York

Bibliografische Information der Deutschen Nationalbibliothek
Die Deutsche Nationalbibliothek verzeichnet diese Publikation in der Deutschen Nationalbibliografie; detaillierte bibliografische Daten sind im Internet über http://dnb.d-nb.de abrufbar.

Ihre Meinung ist uns wichtig! Bitte schreiben Sie uns unter:
www.thieme.de/service/feedback.html

Anschrift
Prof. Dr. med. Lorenz Fischer
Schwanengasse 5/7
3011 Bern
Schweiz

1. Auflage 1998
2. Auflage 2001
3. Auflage 2007
4. Auflage 2014
1.–3. Auflage Hippokrates Verlag in MVS Medizinverlage Stuttgart GmbH & Co. KG
4. Auflage Karl F. Haug Verlag in MVS Medizinverlage Stuttgart GmbH & Co. KG

Rüdigerstr. 14
70469 Stuttgart
Deutschland

www.thieme.de

Printed in Germany

Umschlaggestaltung: Thieme Gruppe
Umschlagfoto: Hans Holzherr, Ostermundigen
Zeichnungen: Hans Holzherr, Ostermundigen
Partabbildungen Teil 1–5: www.istockphoto.com
Satz: L42 AG, Berlin
Druck: Grafisches Centrum Cuno, Calbe

DOI 10.1055/b-006-163231

ISBN 978-3-13-242686-3 1 2 3 4 5 6

Auch erhältlich als E-Book:
eISBN (PDF) 978-3-13-242687-0
eISBN (epub) 978-3-13-242688-7

Wichtiger Hinweis: Wie jede Wissenschaft ist die Medizin ständigen Entwicklungen unterworfen. Forschung und klinische Erfahrung erweitern unsere Erkenntnisse, insbesondere was Behandlung und medikamentöse Therapie anbelangt. Soweit in diesem Werk eine Dosierung oder eine Applikation erwähnt wird, darf der Leser zwar darauf vertrauen, dass Autoren, Herausgeber und Verlag große Sorgfalt darauf verwandt haben, dass diese Angabe **dem Wissensstand bei Fertigstellung des Werkes** entspricht.
Für Angaben über Dosierungsanweisungen und Applikationsformen kann vom Verlag jedoch keine Gewähr übernommen werden. **Jeder Benutzer ist angehalten**, durch sorgfältige Prüfung der Beipackzettel der verwendeten Präparate und gegebenenfalls nach Konsultation eines Spezialisten festzustellen, ob die dort gegebene Empfehlung für Dosierungen oder die Beachtung von Kontraindikationen gegenüber der Angabe in diesem Buch abweicht. Eine solche Prüfung ist besonders wichtig bei selten verwendeten Präparaten oder solchen, die neu auf den Markt gebracht worden sind. **Jede Dosierung oder Applikation erfolgt auf eigene Gefahr des Benutzers.** Autoren und Verlag appellieren an jeden Benutzer, ihm etwa auffallende Ungenauigkeiten dem Verlag mitzuteilen.

Geschützte Warennamen (Warenzeichen ®) werden nicht immer besonders kenntlich gemacht. Aus dem Fehlen eines solchen Hinweises kann also nicht geschlossen werden, dass es sich um einen freien Warennamen handelt.

Vorwort zur 5. Auflage

Die Systematik des diagnostischen und therapeutischen Einsatzes von Lokalanästhetika verdanken wir den Brüdern Ferdinand und Walter Huneke, die vor Jahrzehnten ihre Beobachtungen nach Anwendung von Lokalanästhetika an Patienten genial interpretierten. Die Grundlagen der Relationspathologie Rickers, der Neuralpathologie Speranskis und die Arbeiten der Wiener Gruppe (Bergsmann, Hopfer, Kellner, Perger, Pischinger, Stacher) und später Heines bedeuteten eine erste wissenschaftliche Basis für die Neuraltherapie. Dass sich die Neuraltherapie danach in vielen Praxen und Kliniken weltweit etabliert hat, ist vor allem das Verdienst von Peter Dosch, der schon in den 1960er-Jahren mit seinem Lehrbuch der Neuraltherapie zum endgültigen Durchbruch verhalf. Einen weiteren Markstein stellt das Lehrbuch von Hans Barop dar, das einerseits als anatomischer Atlas mit „Bodypainting“ besticht, andererseits in der Gradlinigkeit der Neuroanatomie und Neurophysiologie. Das Handbuch *Neuraltherapie* von Stefan Weinschenk (Hrsg.) ist ebenfalls zu einem wichtigen Nachschlagewerk geworden.

Vieles aus der Neuraltherapie wurde über die Jahre von der konventionellen Medizin übernommen, wenngleich meist als „diagnostische und therapeutische Lokalanästhesie“ bezeichnet.

So gibt es wahrscheinlich weltweit keine einzige Schmerzklinik, in der nicht Teile der Neuraltherapie sowohl im diagnostischen als auch im therapeutischen Bereich integriert sind.

Auch das Herd-Störfeld-Geschehen wurde weltweit weiter erforscht (wenngleich meist mit anderer Nomenklatur). Insbesondere wurde der Zahn-Kiefer-Bereich in Bezug auf entzündlich rheumatische, kardiologische und gynäkologische Erkrankungen mit zum Teil großen Fallzahlen erforscht. Die Erklärung für die statistisch signifikanten Zusammenhänge liefern neue, auf Experimenten basierende Modelle, die den Zusammenhang vegetatives Nervensystem – neurogene Entzündung – Immunsystem aufzeigen. Zudem wird vieles im Störfeldgeschehen nun erklärbar über (zum Teil variable) neuroanatomische Verschaltungen. Dadurch wurde der Segmentbegriff erweitert. Segmentgrenzen sind aufgrund moderner pathophysiologischer Erkenntnisse kaum mehr zu ziehen. Der historische Begriff „Störfeld“ wird aus didaktischen Gründen gegenwärtig noch beibehalten, wird jedoch mehr und mehr durch die wissenschaftlichen Begriffe „neuromodulatorischer Trigger“ respektive „neuroinflammatorischer Trigger“ ersetzt.

Die Neuraltherapie stellt diagnostisch und therapeutisch eine Bereicherung für fast jede Praxis und Schmerzklinik dar. Die durch neue Studien nachgewiesenen Langzeiteffekte in der Neuraltherapie bei chronischen Schmerzpatienten lassen sich mit der modernen Pathophysiologie des Schmerzes erklären. Vorgänge der peripheren und zentralen Sensibilisierung, der Neuroplastizität u. a. rufen geradezu nach einer Methode, die Engramme löschen und positive Rückkoppelungen (Circuli vitiosi) mittels Lokalanästhetika unterbrechen kann. So gesehen stellt die Neuraltherapie im chronischen Schmerzgeschehen eine logische „Desensibilisierung“ in der pathologischen Schmerzverarbeitung dar.

Die Neuraltherapie nutzt demnach die regulatorischen und plastischen Eigenschaften des Nervensystems: Gezielte Reize (durch die Nadel) und gleichzeitig selektive Reizlöschung (durch das Lokalanästhetikum) beeinflussen die Organisation im Nervensystem und die Gewebeperfusion. Im Schmerzgeschehen kann dadurch ein Circulus vitiosus durchbrochen werden und die schmerzverarbeitenden Systeme haben die Chance, sich neu zu organisieren.

Unter dem Dach der IFMANT (International Federation of Medical Associations of Neural Therapy) existieren in vielen Ländern Ärztegesellschaften für die Neuraltherapie. In Deutschland wurde die Internationale Ärztegesellschaft für Neuraltherapie nach Huneke (IGNH) in den 1950er-Jahren gegründet. Die früheren Präsidenten, u. a. Holger und Jürgen Huneke, Jürgen Rehder und gegenwärtig Hans Barop, haben viel zum internationalen Ansehen der Neuraltherapie beigetragen. Jüngere Generationen durften immer ihre uneingeschränkte, große Unterstützung und Begeisterung erfahren.

Zirka 2000 Mitglieder hat die zweite, früher im Osten Deutschlands entstandene Ärztegesellschaft (DÄGfAN), die die Neuraltherapie, Akupunktur und Manuelle Therapie integriert (Rainer Wander, Horst Becke u. a.).

Auch in Österreich hat die Neuraltherapie einen hohen Stellenwert, und die Vernetzung, auch wissenschaftlich, verdanken wir einerseits den Pionieren um Alfred Pischinger und Otto Bergsmann, andererseits dem gegenwärtigen Team um den Präsidenten Helmut Liertzer und seinen Vorgänger Wolfgang Ortner.

In der Türkei haben Hüseyin Nazlikul und sein Team in wenigen Jahren eine große neuraltherapeutische Ärztegesellschaft auf die Beine gestellt und die Neuraltherapie an verschiedenen Universitäten integriert. Seine Arbeiten über die Neuraltherapie und Manuelle Medizin haben auch international, vor allem bei Rehabilitationsmedizinern, großes Interesse geweckt.

In Spanien führten David Vinyes und sein Team die Neuraltherapie an die Universität. Katia Puente de la Vega, meine ehemalige wissenschaftliche Mitarbeiterin an der Universität Bern, hat mit viel Enthusiasmus eine Forschungsarbeit über das Ganglion stellatum geleitet. Die Publikation in „Neuroscience" hat ein großes Echo ausgelöst.

Diskussionen mit Armando Puente de la Vega haben mir geholfen, theoretische Ideen in der Praxis umzusetzen und zu verdeutlichen, dass die wirkliche Wissenschaft am Menschen, insbesondere auch in der Schmerzmedizin, die Untrennbarkeit von Psyche und Soma berücksichtigen muss.

Spannende neurophysiologische Inputs erhielt ich immer wieder von Hans Barop, Peter Eggli, Wilfried Jänig, Hans Georg Schaible, Jürgen Giebel, Gerasimos Papathanasiou u. a.

Dass in Mittel- und Südamerika die Neuraltherapie zur Selbstverständlichkeit in unzähligen Praxen und Kliniken geworden ist, muss nach der Vorarbeit von Peter Dosch vor allem als Verdienst von Armin Reimers (Mexiko), Julio Cesar Payan de la Roche und Laura Pinilla (Kolumbien) angesehen werden, die nationale und internationale Kongresse organisieren, Kurse durchführen und die Neuraltherapie an die Universitäten gebracht haben.

Das Patronat über den Fähigkeitsausweis „Neuraltherapie" hat die Schweizerische Ärztegesellschaft für Neuraltherapie nach Huneke (SANTH) gemeinsam mit der Ärztegesellschaft (FMH).

Da die Wirksamkeit, Zweckmäßigkeit und Wirtschaftlichkeit der Neuraltherapie unbestritten sind, ist sie in der Schweiz im Obligatorischen Krankenversicherungs-Leistungskatalog definitiv verankert und als Schulmedizin deklariert. Bei diesen großen Studien im Auftrag des Schweizerischen Bundesamtes für Gesundheit durfte ich jahrelang mit Prof. André Busaato zusammenarbeiten; wir verdanken ihm außerordentlich viel.

Das vorliegende Buch ist bereits in 4 Sprachen erhältlich und geht nun in die 5. Auflage.

Die Entstehung der 1. Auflage dieses Buches war nur möglich dank der Unterstützung durch meine Familie, der stetigen Ermunterung und Unterstützung durch Hans Barop, der Diskussionen mit dem Physiker Herbert Schwabl u. a. und der sehr engagierten und sehr präzisen Arbeit des Illustrators Hans Holzherr.

Hans Barop, dem Präsidenten der IGNH und der wissenschaftlichen und ethischen Kommission der IFMANT, bin ich dankbar für die vielen konstruktiven Diskussionen, auch in Bezug auf die Nomenklatur, die sich zurzeit in einer Übergangsphase befindet.

Bedanken möchte ich mich auch beim Georg Thieme Verlag, insbesondere bei Daniela Elsasser, Ute Haßfeld, Ulrike Marquardt und Wiebke Hüsgen.

Besonders danke ich meiner Praxis- und Universitätsmitarbeiterin Raphaela Engel, die mit außerordentlicher Präzision neurophysiologische Überlegungen in diese vorliegende 5. Auflage integriert und Verbesserungen im praktischen Teil angeregt hat.

Das Buch ist in 5 Teile gegliedert:

1. Von den Anfängen bis heute
2. Neurophysiologie
3. Definition und Wirkmechanismen
4. Therapie
5. Wissenschaftlicher Nachweis

Den Lesern wünsche ich Freude beim Studieren und Betreten von z. T. „Neuland" und viel Erfolg bei der Umsetzung am Patienten.

Bern, Juni 2019
Lorenz Fischer

Inhaltsverzeichnis

Teil 1
Von den Anfängen bis heute

Teil 2
Neurophysiologie

Teil 3
Definition und Wirkmechanismen

Teil 4
Therapie

Teil 5

Wissenschaftlicher Nachweis

Teil 6

Anhang

Autorenvorstellung

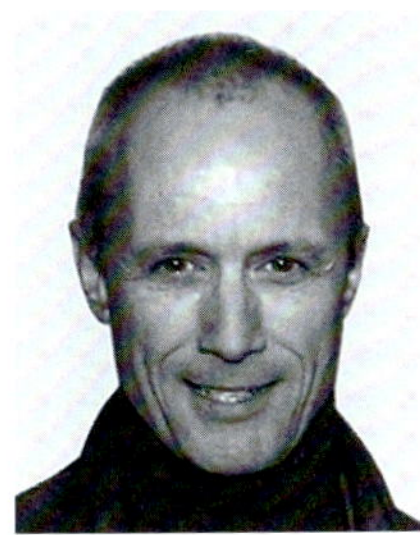

Prof. Dr. med. Lorenz Fischer

geb. 1953

- Medizinstudium in Bern, Staatsexamen 1981, Promotion 1984, Facharzt für Allgemeine Innere Medizin FMH
- Fähigkeitsausweise Neuraltherapie nach Huneke SANTH 1993 und Interkonventionelle Schmerztherapie SSIPM 2012
- in der Vergangenheit Einsätze als Arzt bei der Schweizerischen Rettungsflugwacht im Gebirge
- seit 1989 niedergelassen in eigener Praxis, seit 2015 zusätzlich in der SportsClinic#1 in Bern (Kooperation mit der Universität Bern)
- seit 1994 Vortrags- und Kursleitertätigkeit auf dem Gebiet der Neuraltherapie in verschiedenen Ländern in Europa, in den USA, in Kanada, in Mittel- und Südamerika
- Vizepräsident der Internationalen (IGNH) und der Schweizerischen Ärztegesellschaft für Neuraltherapie nach Huneke (SANTH)
- Ehrenmitglied der Neuraltherapie-Ärztegesellschaften in Mexiko, Ecuador, Kolumbien und Italien
- gemeinsam mit Hans Barop Ehrenpräsident der türkischen Ärztegesellschaft für Neuraltherapie
- 2002 bis 2019 Dozent für Neuraltherapie (25 %) an der Universität Bern, verschiedene Schmerz- und Neuraltherapie-Forschungsprojekte, u. a. Betreuung neuraltherapeutischer Dissertationen und entsprechender Publikationen
- Beiträge in schmerz- und neuraltherapeutischen Büchern
- Mitherausgeber des Titels *Lehrbuch Integrative Schmerztherapie* (Stuttgart: Karl F. Haug; 2011)
- 2011 Titularprofessur Universität Bern
- Beirat der wissenschaftlichen und ethischen Kommission der IFMANT (International Federation of Medical Associations of Neural Therapy)
- Editorial Board Member verschiedener medizinischer Fachzeitschriften
- 2003 Huneke-Medaille der IGNH
- 2013 Bergsmann-Preis der Österreichischen Medizinischen Gesellschaft für Neuraltherapie
- 2018 Nazlikul Award der Türkischen Ärztegesellschaft für Neuraltherapie

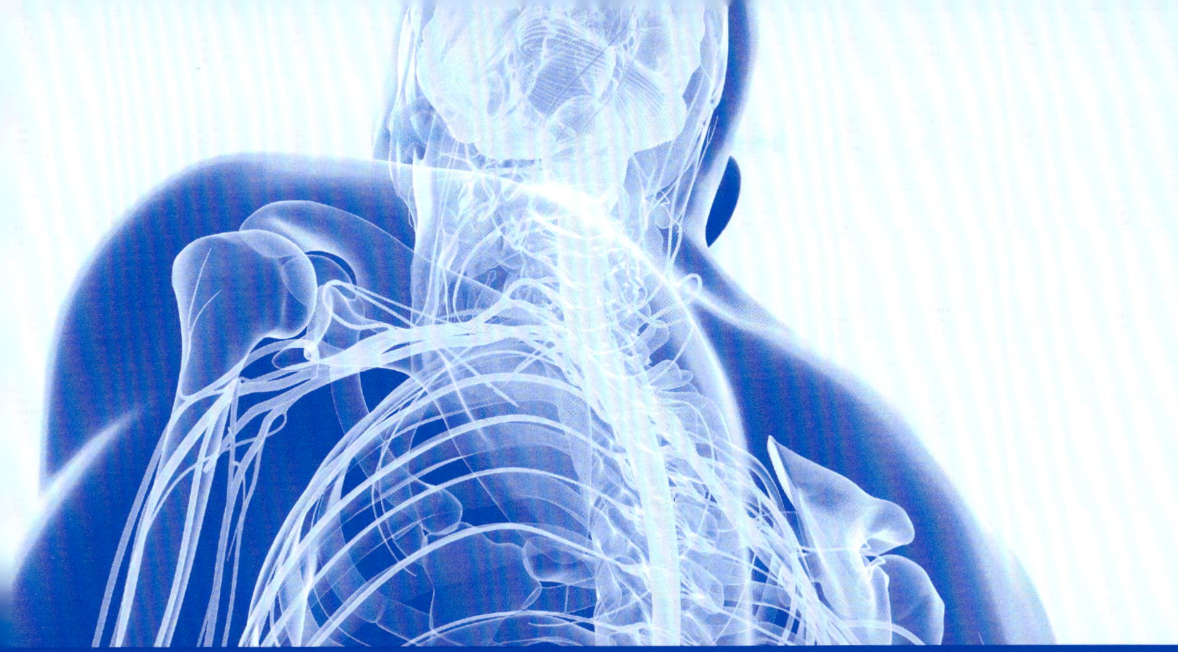

Teil 1
Von den Anfängen bis heute

1 Entwicklungsschritte

Die experimentelle Forschung der letzten Jahrzehnte bis heute in den Bereichen Grundregulation, vegetatives Nervensystem, Schmerzmechanismen erklärt die über Jahre beobachteten Phänomene bei der Arbeit mit Lokalanästhetika. Besonders die neuesten Erkenntnisse in der Pathophysiologie des Schmerzes und der Entzündung erklären nicht nur die Langzeiteffekte in der Neuraltherapie, sie lassen die Interventionen vielmehr als logisch abgeleitet erscheinen (obwohl der Weg historisch gesehen umgekehrt war: von der Praxis zur Theorie).

1.1 Die Anfänge

1883 führte der Ophthalmologe Koller Augenoperationen in Lokalanästhesie mit Kokain durch [298]. Die Information über die lokalanästhetische Wirkung des Kokains erhielt Koller vom Psychiater Freud.

Ein entscheidender Schritt in der therapeutischen Nutzung von Lokalanästhetika war die Synthese des Novocains (Procain) 1905 durch Einhorn. Dieses Lokalanästhetikum hatte im Vergleich zum Kokain bei gleicher lokalanästhetischer Wirkung keine toxischen Nebenwirkungen.

In jener Zeit beobachtete Spiess, Ordinarius für Hals-Nasen-Ohren-Heilkunde an der Universität Frankfurt/Main, die geringere Inzidenz von Infektionen nach Operationen in Lokalanästhesie und zusätzlich die entzündungshemmende Wirkung von Lokalanästhetika [440] [441].

1.2 Das „unblutige Messer“ des Chirurgen Leriche

Die von Leriche 1920 veröffentlichte operative Entfernung des Ganglion stellatum zu therapeutischen Zwecken [311] und die in anderen Fällen durchgeführte therapeutische Infiltration des Ganglion stellatum mit dem Lokalanästhetikum stimmten im Vergleich der Ergebnisse überein, sodass die wiederholte Stellatum-Injektion als weniger traumatisierender Eingriff empfohlen wurde. Aus dieser Erkenntnis stammt der Begriff der Procain-Injektion als „unblutiges Messer des Chirurgen“.

Leriches therapeutische Empfehlungen resultierten aus eindrücklichen klinischen Versuchen, über die Infiltration von Lokalanästhetika an sympathischen Nervenstrukturen Einfluss auf Krankheiten und Schmerzen zu nehmen, die bislang nicht zufriedenstellend behandelt werden konnten. Die Stellatum-Injektion bei Lungenembolie, zerebrovaskulärem Insult und Gefäßdyskinesien nach Verletzungen oder im Rahmen des großen Gebiets der Kopfschmerzen sind nur einige Beispiele.

1.3 Die Entdeckung von Ferdinand und Walter Huneke

Durch die geniale Interpretation eines Zufalls entdeckten Ferdinand und Walter Huneke 1925, dass die Wirkung von Procain-Injektionen am vegetativen Nervensystem nicht „stofflicher“ Natur ist, sondern dass es sich um ein „informatives“, elektrophysiologisches Geschehen handeln muss. In der Folge erarbeiteten die Brüder eine Methode, um mittels Injektionen von Lokalanästhetika unter anderem über Haut-, Muskel- und Periostpunkte (Head-/McKenzie-Zonen) Einfluss auf innere Organe zu nehmen [251].

1940 beobachtete Ferdinand Huneke ein erstes sogenanntes „Sekundenphänomen“: Bei einer Patientin verschwanden die Schmerzen einer bisher therapieresistenten Kapselarthritis der Schulter nach Infiltration einer alten Osteomyelitisnarbe am Unterschenkel mit Impletol (Procain und Koffein). Mit dieser Abkoppelung des „Störsenders“, des nervalen Störfelds, vom Vegetativum gelang es fortan auch über die Segmentgrenzen hinaus, bisher therapieresistente Erkrankungen zu beeinflussen [253].

1.4

Die Relationspathologie von Ricker

Ricker zeigte 1924 mittels ausgedehnter Tierversuche, dass der pathologische Reiz, der zur Entstehung eines zellularpathologischen Befundes notwendig ist, nicht unbedingt primär an der Zelle selbst ansetzen muss (These von Virchow), sondern auch am Sympathikus ansetzen kann (▶ **Abb. 1.1**). Dabei ist es erstaunlicherweise gleichgültig, ob dieser Reiz physikalischer, chemischer oder mikrobieller Natur ist. Er wird vom perivasalen Sympathikus nicht qualitativ, sondern quantitativ beantwortet (unterschiedliche Impulsfrequenz). Somit zeigten seine Experimente, dass erworbene zellularpathologische Veränderungen in Relation zum Reizzustand des perivasalen Sympathikus stehen [401].

Diese zellularpathologischen Veränderungen stehen auch in Relation zum Grundregulationssystem, das heißt dem Zustand und der Informationsverarbeitungskapazität des Extrazellulärraums.

Allein durch abgestufte Reizungen (in Intensität und Dauer) des perivasalen Sympathikus konnte Ricker Entzündung, Degeneration, Hyperplasie und Nekrose erzielen.

1.4.1 „Gedächtnis" des Sympathikus

Weiter sagen seine Tierexperimente aus, dass auch eine weiter zurückliegende pathologische Reizung des Sympathikus in der Form „gespeichert" wird, dass die Reizbarkeit sich anhaltend erhöht. Durch einen erneuten (physiologischen) Reiz in einem solchen System erfolgt die Antwort pathologisch (überschießend). Die gleiche Reizstärke kann somit bei verschiedenen Individuen eine unterschiedliche Reizantwort auslösen. Der Sympathikus scheint demnach eine Art „Gedächtnis" für pathologische Reize zu besitzen (das mittels Lokalanästhetika wieder „gelöscht" werden kann).

Wissen

Die sogenannte Langzeitpotenzierung in sympathischen Ganglien führt zu einer Potenzierung der postsynaptischen Antwort auf eine gleichbleibende präsynaptische Stimulation und kann längere Zeit anhalten und somit einem Lern- und Gedächtnisvorgang gleichgesetzt werden [16]. Dies ist 80 Jahre später eine Bestätigung der Experimente Rickers.

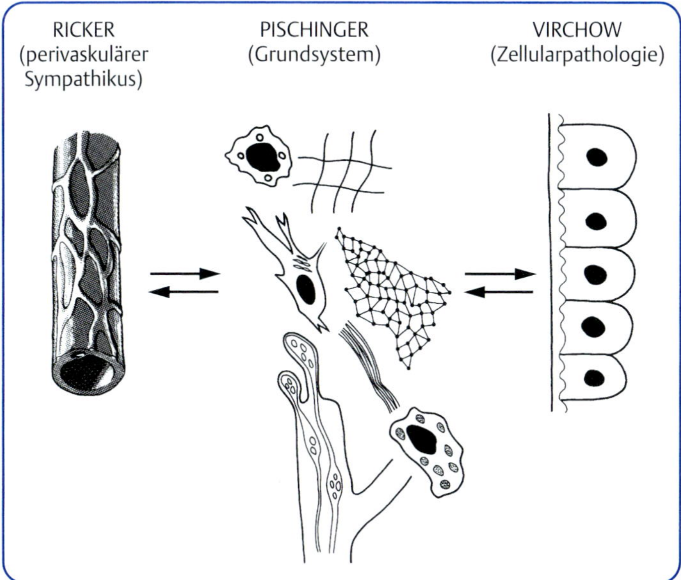

▶ **Abb. 1.1** Verschiedene Betrachtungsweisen der „Wege" zu Krankheit und Genesung: RICKER: primär über den perivaskulären Sympathikus; PISCHINGER: primär über das Grundsystem – die Parenchymzellen werden erst sekundär betroffen; VIRCHOW: primär an den Parenchymzellen angreifende Noxen oder die Genesung beschleunigende Moleküle.

1.5

Die Neuralpathologie von Speranski

In großen Tierversuchsreihen hat Speranski vor Jahrzehnten artifiziell sogenannte Störfelder gesetzt [438]. Er bezeichnete diese Entzündungsherde als „Erstschlag“ für den Organismus. Dadurch wurden nozizeptive und sympathische Systeme vorbelastet. Durch Zusatzreize („Zweitschlag“) konnten die unterschiedlichsten Erkrankungen ausgelöst werden. Speranski konnte tierexperimentell zeigen, dass „Störfelder“ (neuromodulatorische und neuroinflammatorische Trigger) über jede segmentale Ordnung hinaus wirken und dass das Nervensystem nur als Ganzheit betrachtet werden kann.

Weiter folgerte Speranski, dass das Nervensystem übergeordnet humorale und biochemische Regelkreise sowie zelluläre Reaktionen steuert.

Speranski prägte auch den Satz: „Krankheit ist Reizbeantwortung des Organismus unter dem führenden Einfluss des Nervensystems.“

Wissen

Auch unzählige Beobachtungen an Patienten und neuerdings auch Studien bestätigen die Annahme, dass „Störfelder“ (beherdete Zähne, chronische Tonsillitis, Narben etc.) im nozizeptiven und sympathischen System an jeder Stelle des Organismus zu Sensibilisierungsvorgängen beitragen können.

1.6

Die Wiener Schule

Schon vor Jahrzehnten wurde an der Universität in Wien (Bergsmann, Hopfer, Kellner, Perger, Pischinger, Stacher und andere) Regulationsforschung betrieben. Pischinger lieferte die Basis mit dem sogenannten **Grundregulationssystem** (synonym: Grundsystem), das in der **Matrix** unter anderem Wasser in teilweise flüssigkristalliner Ordnung enthält. Dies ergibt eine morphologische und energetische Basis für eine eigenständige Informationsleitung und -speicherung. Weiter besteht das Grundsystem aus zellulären, humoralen und nervösen Komponenten. Das Grundregulationssystem ist neben dem Sympathikus überall im Körper vorhanden und erhielt die Bezeichnung „ubiquitäre Synapse“. Die Wiener Forscher konnten zeigen, dass Störfeldimpulse und neuraltherapeutische Impulse über dieses Grundsystem (und den Sympathikus) an jede Stelle des Körpers gelangen können [381].

Beachte

Das Grundregulationssystem reagiert zwar ganzheitlich, jedoch nicht in jeder Region einheitlich. Der Grund liegt darin, dass beispielsweise in einem belasteten Segment gegenüber den anderen Körpersegmenten eine differente morphologische und elektromagnetische Ausgangssituation vorliegt.

Alarmreaktion nach Selye Ein normal funktionierendes Grundsystem reagiert auf verschiedenartige Reize ganzheitlich und unspezifisch zunächst mit einer sogenannten „Alarmreaktion nach Selye" [425]. Diese wird erstaunlicherweise in der gleichen Art ausgelöst, und zwar unabhängig davon, ob es sich um physikalische, biochemische, infektiöse oder psychische Reize handelt. Die Alarmreaktion besteht aus einer sogenannten Schock-Gegenschock- und einer Rekonvaleszenzphase (► **Abb. 1.2**). Die Schockphase entspricht einem Sympathikotonus, die Gegenschockphase einem Parasympathikotonus. In diesem Phasenablauf treten rhythmisch biophysikalische, humorale [258] und zelluläre Veränderungen auf [237]. Diese Rhythmik hat den Zweck einer unspezifischen Abwehrmaßnahme. Nicht ausgelöst werden kann die Alarmreaktion bei sogenannten „Regulationsstarren“. Verursacht werden können Letztere beispielsweise durch Schwermetalle, Störfelder, bestimmte Medikamente wie hoch dosiertes Kortison etc. Das System ist dann nicht mehr fähig, äußere Reize auszuregulieren (beispielsweise Infektanfälligkeit).

Die Alarmreaktion kann je nach vorbestehenden oder zusätzlichen Belastungen auch in der Schock- oder Gegenschockphase „stecken bleiben“. Der Organismus ist dann zu ständiger Kompensationsarbeit gezwungen. Persistiert die Noxe (z. B. Infekt), führt dies nach einem Stadium des Widerstands in ein Adaptations- oder Erschöpfungsstadium [425].

Informationen (nerval, humoral) müssen bis zu den Organparenchymzellen jeweils das Grundsystem passieren („Transitstrecke“, [237]).

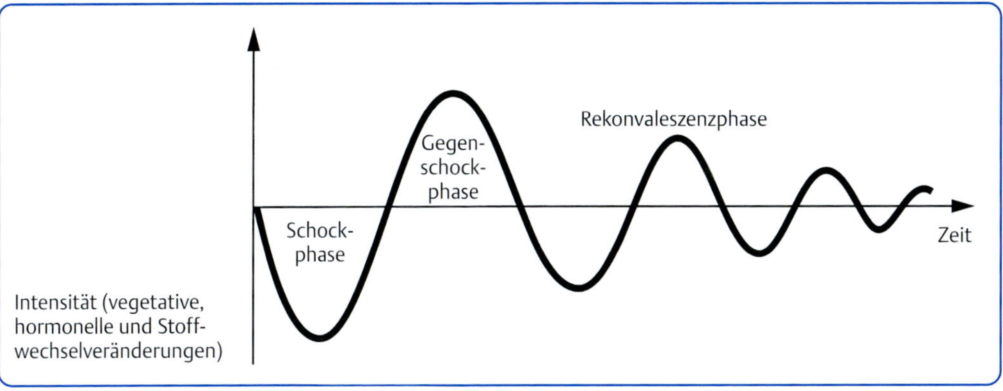

▸ **Abb. 1.2** Die Alarmreaktion nach Selye: unspezifische Reaktion im Grundsystem auf Reize verschiedenartiger Qualität.

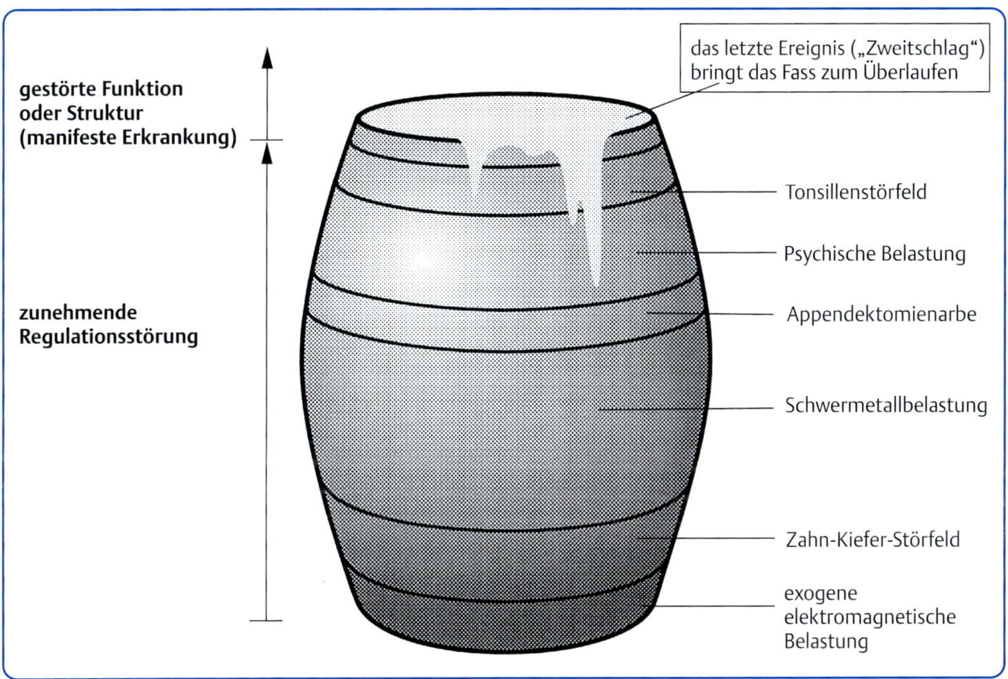

▸ **Abb. 1.3** Belastung (Beispiele) und Dekompensation des Grundregulationssystems (symbolisch als Fass dargestellt).

Kompensation und Dekompensation Das Grundregulationssystem kann autonom eine gewisse Summe von Belastungen kompensieren (▸ **Abb. 1.3**). Kommt auf dieses „vorgeschädigte Terrain“ eine weitere Belastung hinzu, kann das Grundregulationssystem dekompensieren („das Fass läuft über“). So kann ein unter Umständen sogar geringfügiges Ereignis, wie ein viraler Infekt, eine „Störfeld“-Narbe etc., eine chronische Entgleisung auslösen (beispielsweise Autoimmunerkrankung, chronische Schmerzkrankheit etc.). Der Neurophysiologe Speranski (Kap. 1.5) nannte dies „Zweitschlag“.

Mittels Jodometrie, Hautwiderstandsmessungen und elektrischer Potenzialdifferenzen bei Narben wurde das Störfeldgeschehen von der Wiener Gruppe weiter erforscht [381].

Die weitere Erforschung der Grundregulation ist in Kap. 2.2 dargestellt.

1.7 Entwicklungen in der Physik

Die **klassische Physik** mit den Newton-Gesetzen sowie den Descartes-Koordinaten und deren Trennung von Körper und Geist verführten die Wissenschaftler lange Zeit zur Überlegung, alle Vorgänge in der belebten und unbelebten Welt könnten in einzelne mathematische und mechanische Begriffe zerlegt werden. Alles wird ausgeklammert, was nicht direkt mit der Fragestellung zu tun hat (**Reduktionismus**). Bei komplexen Problemen werden unter Anwendung **linearer Gleichungen** Teillösungen aneinandergereiht. Lineare Gleichungen erlauben die Übertragung auf andere Systeme. Eine Verallgemeinerung und Voraussagbarkeit ist damit möglich (**Determinismus**).

Dagegen ist das Einmalige, das Individuelle der klassischen Naturwissenschaft unzugänglich. Dennoch ist diese Art der Wissenschaft in vielen Bereichen (Technik, Akutmedizin) notwendig, um Fortschritte zu erreichen (und es wurden auch fantastische Erfolge erzielt).

Die klassische Naturwissenschaft darf jedoch nicht als prinzipiell richtig für alle Gebiete (z. B. chronische Krankheiten, komplexe Naturphänomene) angesehen werden.

Es ist also eine Illusion, zu glauben, zwecks Erklärung und Voraussagbarkeit für alles in der Natur müssten nur noch die kleinsten Subsysteme und Bausteine isoliert, erforscht und wieder mosaikartig „zusammengesetzt" werden. Denn mittels kleinster Bausteine (subatomare Teilchen) und ihrer einfachen Eigenschaften und Wechselwirkungen können komplexe Naturphänomene nicht mehr erklärt werden. Es müssen stets neue, ergänzende Teilchen mit zunehmend komplizierteren Eigenschaften postuliert werden. In der experimentellen Teilchenphysik sind jedoch Beobachtung, Messung und Theorie stärker miteinander verflochten, als man wahrhaben will [143] [487].

Somit ist der Materiebegriff stark relativiert worden: Die subatomaren Teilchen sind keine eigentlichen Substanzen, sie sind keine Entitäten für sich. Sie können nicht unabhängig von ihrer Wechselwirkung mit der Messapparatur erfasst werden, das heißt, es gibt sie eben unabhängig von der Messapparatur nicht. Mit anderen Worten: Die vermuteten subatomaren Teilchen entstehen erst als Folge der Eigenschaften des Teilchendetektors, nachdem die Wellen, die zu einem ganzheitlichen Quantensystem gehören, „kollabiert" sind [143].

In der „Quantenwelt" können demzufolge keine Teile aus der komplex verflochtenen Ganzheit ohne Fehler isoliert werden. Somit müssen stets neue, ergänzende Teilchen mit zunehmend komplizierteren Eigenschaften postuliert werden. Damit stößt diese partikularistische, klassische Naturwissenschaft an Grenzen: Je umfassender die Erklärungsmöglichkeit der Modelle sein soll, desto komplexer und erklärungsbedürftiger muss das Modell selbst werden [290].

Mit dem Aufkommen der **Quantentheorie** und der mathematischen Chaostheorie wurde deutlich, dass der Reduktionismus nicht ohne Fehler möglich und die eindeutige Voraussagbarkeit in der Natur unmöglich ist. Nichtlinearität, positive Rückkoppelung und Indeterminismus herrschen in komplexen Naturphänomenen und in lebenden Organismen vor [155] [159] [170].

Die **Chaostheorie** wurde zu einem neuen mathematisch-physikalischen Forschungsgebiet. Sie ist eine Theorie der komplexen, nichtlinearen Systeme. Damit können die Naturvorgänge wirklichkeitsgetreuer beschrieben werden als mit der klassischen, linearen, idealisierten Physik. Es ist der klassischen Physik nicht gelungen, mithilfe der linearen Mathematik beispielsweise die (einmalige) Form eines Baumes, den Fall eines Blattes oder die Komplexität einer Wolke zu beschreiben. Auch zum Beispiel die Geometrie des Bronchialbaums „gehorcht" keiner linearen Geometrie. Vielmehr haben beispielsweise unsere Formen in der Lunge nicht ganzzahlige, sondern gebrochene (fraktale) Dimensionen [510] und diese sind nur mittels nichtlinearer Mathematik, wie sie der Chaostheorie entspricht, berechenbar.

! Beachte

Sowohl die Entwicklungen in der Quantenphysik als auch die Chaostheorie lehren uns, dass Systeme nur ganzheitlich betrachtet werden können und jede Isolierung daraus mit Fehlern behaftet ist.

Weiter zeigt uns die nichtlineare Chaostheorie, dass geeignete, kleinste Energiemengen gewaltige

Auswirkungen haben können (wegen der positiven Rückkoppelung!). Die Auswirkungen sind jedoch nicht exakt voraussagbar (**Indeterminismus**). Dies gilt für sowohl die Natur (z. B. Wetter) als auch für Lebewesen. Die positive Rückkoppelung dient einer raschen **Anpassung** und **Selbstorganisation** der Systeme, entgeht jedoch einer exakten Voraussagbarkeit.

Sie ist auch Voraussetzung für die Thermodynamik energetisch offener Systeme (Kap. 2.1).

Wissen

Positive Rückkoppelungen können beispielsweise zur Schmerzchronifizierung beitragen [155] [159] [162], wenngleich dies vorerst nur im Modell [272] gezeigt werden kann. In der Neuraltherapie sprechen wir einerseits mit dem Nadelstich (Reiz), andererseits mit dem Lokalanästhetikum (Unterbrechung) die Rückkoppelungen und damit die Selbstorganisation im Grundregulationssystem und im Nervensystem an. Die Chaostheorie (positive Rückkoppelungen) lehrt uns, dass das Prinzip „Mehr Reize und mehr Menge bedeutet mehr Wirkung" **nicht** gilt.
Geringe, gezielte Reize und Unterbrechungen können unter Umständen eine große, lang anhaltende Wirkung haben durch Unterbrechung und Gegenirritation von positiven Rückkoppelungen (Circulus vitiosus).

1.8 Schmerz und Sympathikus (Jänig, Baron)

In den vergangenen Jahren konnten Baron [36] [39] [41] [43] und Jänig [36] [270] [272] vieles aus der empirisch entstandenen Neuraltherapie auf eine plausible neurophysiologische Basis stellen. Obwohl zum Teil noch hypothetisch, präsentiert Jänig eine bestechend logische Herleitung, dass manualtherapeutische, physiotherapeutische, neuraltherapeutische, an peripheren Geweben ansetzende Verfahren und verhaltenstherapeutische, zentral ansetzende Verfahren (oder auch zentrale pharmakologische Interventionen) in der Behandlung tiefer somatischer und viszeraler Schmerzen Rückkoppelungssysteme unterbrechen können [272].

1.9 Lehrbücher

Konnte man aus den frühesten Lehrbüchern von **Ferdinand Huneke** [253] und **Ernesto Adler** [2] die Vorgehensweise in der Neuraltherapie aus ausführlichen und präzise geschilderten, eindrücklichen Kasuistiken ableiten, hat **Peter Dosch** in seinem Lehrbuch [121] die Ergebnisse bei Patientenbehandlungen untermauert mit den damaligen wissenschaftlichen Erkenntnissen (1. Auflage 1964). Das Verdienst von **Hans Barop** mit seinem Atlas und Lehrbuch [46] war die präzise Anatomie in Bild und Wort, wobei interessante neuroanatomische Verschaltungen dargestellt wurden, die zum besseren Verständnis des Störfeldgeschehens führten.

Im Buch von **Lorenz Fischer** 1997 (3. Auflage 2007) [170] werden – ausgehend von der modernen Physik – positive Rückkoppelungsmechanismen im Schmerzgeschehen und deren logische Unterbrechung mittels Lokalanästhetika hergeleitet. In Österreich entstand 2009 unter der Führung von **Kurt Gold-Szklarski** ein Arbeitsbuch Neuraltherapie [213] und in Deutschland erschien 2010 das Nachschlagewerk von **Stefan Weinschenk** (Hrsg.) mit verschiedenen Autoren [507].

Diese Lehrbücher, insbesondere in den Anfängen, waren nötig, damit das Praxiswissen der Neuraltherapie nicht verloren ging. Mithilfe dieser Lehrbücher und verschiedener Studien ist es gelungen, dass die Neuraltherapie nun an verschiedenen Universitäten auf der ganzen Welt ins Studiensystem integriert ist.

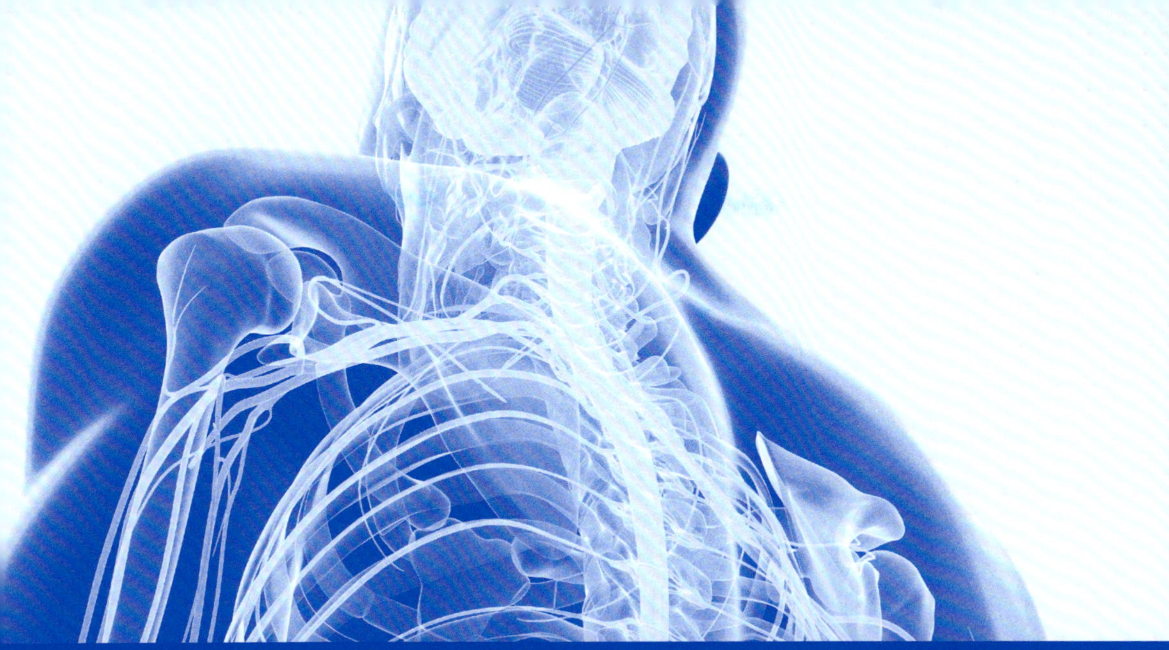

Teil 2 Neurophysiologie

2 Neurobiologische Grundlagen

Das Verständnis der Vorgänge in der Grundregulation (extrazelluläre Matrix), der Neuroanatomie mit den übersegmentalen Verbindungen und der Neurophysiologie hilft zum besseren Verständnis des komplexen chronischen Schmerz- und Entzündungsgeschehens.

2.1 Thermodynamische Aspekte

2.1.1 Thermodynamik abgeschlossener Systeme

Energiezufuhr bedeutet hier (z. B. Gas in einem abgeschlossenen Behälter) Zunahme der Entropie (= Unordnung). Nach jeder Veränderung der Energiezufuhr stellt sich mit der Zeit ein thermodynamisches Gleichgewicht ein. Die Vorgänge sind umkehrbar (reversibel, reproduzierbar). Demnach bedeutet Energiezufuhr in einem abgeschlossenen, klassischen thermodynamischen System Strukturzerstörung. Hier besteht kein Raum für die Entstehung von neuen Ordnungszuständen durch Energiezufuhr. Leider wird diese Art Thermodynamik weiterhin zu stark in biologischen Systemen berücksichtigt. Genau genommen gelten die klassischen Gesetze der Gleichgewichtsthermodynamik nur für tote Systeme. Leben, lebendige Ordnungsstruktur, ist nur möglich weit weg vom thermodynamischen Gleichgewicht.

2.1.2 Thermodynamik energetisch offener Systeme (Nichtgleichgewichtszustände)

Völlig anders präsentiert sich die Situation in offenen Systemen (z. B. in Lebewesen, die Energie und Materie mit der Umwelt austauschen): Hier befinden wir uns weit weg von einem thermodynamischen Gleichgewicht. Die Vorgänge sind irreversibel, nicht mehr umkehrbar. Den Gesetzen der nichtlinearen Chaostheorie folgend, ist an den Bifurkationsstellen jeweils eine „Entscheidung" in eine der möglichen Richtungen (Ordnungszustände) gefallen. Die Empfindlichkeit und Instabilität der Zustände eines Systems an den Bifurkationsstellen gegenüber geringsten Störungen (geeigneter Energiezufuhr) ist die Voraussetzung für das Auftreten neuer Strukturen [296].

Dissipative Strukturen Die Zufuhr geeigneter Energie begünstigt also die Entstehung dynamischer Strukturen (neuer Ordnungszustände).

Der Nobelpreisträger Ilya Prigogine prägte 1979 den Ausdruck der „dissipativen Strukturen" (lat. *dissipare*: verteilen): Die Energie, die den „Umschlag" in einen bestimmten Ordnungszustand bewirkt, verteilt sich blitzartig informativ über das ganze System und verbindet alle Teile zu einem Ganzen. Bei den dissipativen Strukturen im Experiment handelt es sich um eine Art Selbstorganisation chemischer Reaktionen. Es ist dies sozusagen die nichtlineare Thermodynamik energetisch offener Systeme im Experiment.

Die wichtigste Aussage ist die: Ein solches System muss als Ganzes handeln können. Prigogine sagt, jedes Molekül müsse über den gesamten Zustand informiert sein. Hier denken wir wieder an den ganzheitlichen Feldbegriff der Physiker Bohm [71] und Sheldrake [428]. Damit sind wir erneut bei der holografischen Betrachtung angelangt.

! Beachte

Lebewesen sind als offene Systeme weit weg vom thermodynamischen Gleichgewicht zu betrachten. Das bedeutet, dass die lineare Mathematik und Physik hier nicht anwendbar sind. Es gelten bei der Nichtgleichgewichtsthermodynamik die Gesetze der nichtlinearen Mathematik, der Chaostheorie (▶ Tab. 2.1).

Positive Rückkoppelung Ein wesentliches Merkmal nichtlinearer Gleichungen der Chaostheorie ist die positive Rückkoppelung (oder „Iteration"). Dies bedeutet mathematisch, dass Teile einer Gleichung wiederholt mit sich selbst multipliziert werden. Somit hängt das Resultat stark von den Ausgangsbedingungen ab (momentaner individueller Zustand des Organismus). Weiter bedeutet dies, dass sogar eine winzige Änderung des initialen Zustands oder einer Variablen das System in eine völlig andere Richtung treiben kann. Eine eindeutige Voraussagbarkeit (Determiniertheit) ist nicht mehr gegeben, denn das System arbeitet nach einer bestimmten Eingabe selbst weiter (organisiert sich selbst). Zudem können wegen der positiven Rückkoppelung schon geringste, geeignete Reize eine große Auswirkung zeigen (Kap. 1.7).

Beachte

An bestimmten Stellen (sogenannte Bifurkationen, Phasenübergänge) reagieren offene, vernetzte Systeme wegen innerer Rückkoppelung schon auf geringste Reize (Energiemengen) äußerst empfindlich. Hier hat das System die „Wahl" unter neuen Ordnungszuständen (▸ Abb. 2.1).

Wissen

Bedeutung für die Neuraltherapie

Die Erkenntnisse der Experimente Speranskis (bezüglich Störfeldern im Tierversuch) und Prigogines (bezüglich positiver Rückkoppelung und Selbstorganisation) sowie positive rückgekoppelte Reflexbögen im Nervensystem bilden unseres Erachtens eine wichtige Teilerkenntnis zum Verständnis chronischer Schmerzen und für die Einordnung des übersegmentalen Störfeldgeschehens in der Neuraltherapie. Mit der Neuraltherapie wird in das nichtlineare, komplexe System ein Impuls gegeben (und mit dem Lokalanästhetikum ein Circulus vitiosus unterbrochen). Anschließend hat das System die Chance, sich neu zu organisieren.
Diese Zusammenhänge verdeutlichen ebenfalls, dass kein Lokalanästhetikum von langer Wirkdauer verwendet werden muss, da einerseits der Reiz (Nadelstich) und andererseits nur die kurzzeitige Unterbrechung der Leitungsbogen notwendig sind. Die anschließende Langzeitwirkung beruht dann auf der Selbstorganisation des Organismus und nicht mehr auf der Wirkung des Lokalanästhetikums.

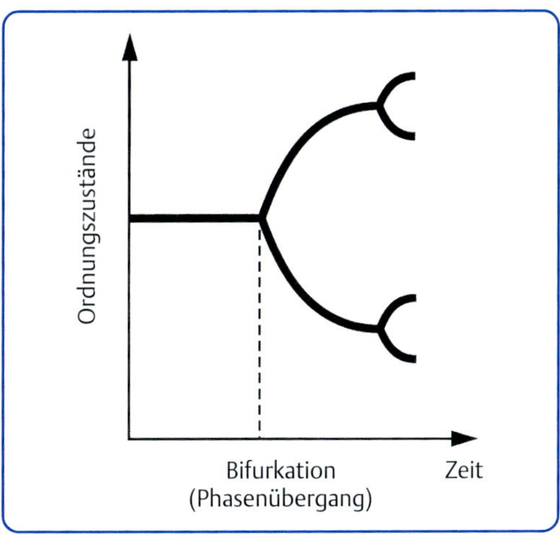

▸ **Abb. 2.1** Dynamische, rückgekoppelte Systeme sind an den Phasenübergängen äußerst empfindlich. Bei geringsten, geeigneten Reizen entstehen hier neue, nicht exakt voraussagbare Ordnungszustände.

2.2 System der Grundregulation

2.2.1 Definitionen

Grundsubstanz (= extrazelluläre Matrix) Netzwerk aus hochpolymeren Zucker-Protein-Komplexen: Proteoglykane, Glykosaminoglykane (vor allem Hyaluronsäure), Strukturglykoproteine (Kollagen, Elastin), Vernetzungsproteine (Fibronektin, Laminin). Darin befindet sich Wasser teilweise in strukturierter räumlicher Anordnung, auch Ionen etc.

Grundsystem = Grundsubstanz plus zelluläre, humorale und nervöse Komponenten (▸ **Abb. 2.2**).

Grundregulation = lokale Regelmöglichkeiten des Grundsystems plus übergeordnete nervöse, hormonelle und humorale Regelsysteme.

▸ **Tab. 2.1** Zusammenfassung der Thermodynamik geschlossener und energetisch offener Systeme.

Thermodynamik geschlossener Systeme („technische" Systeme)	Thermodynamik energetisch offener Systeme (Natur, Lebewesen)
lineare Mathematik	nichtlineare Mathematik (Rückkoppelung, Chaostheorie)
Energiezufuhr bedeutet Entropiezunahme	Zufuhr geeigneter Energie bedeutet neue Strukturen (dissipative Strukturen)
Einstellung eines Gleichgewichts	Zustände weit entfernt vom Gleichgewicht
Reversibilität	Irreversibilität

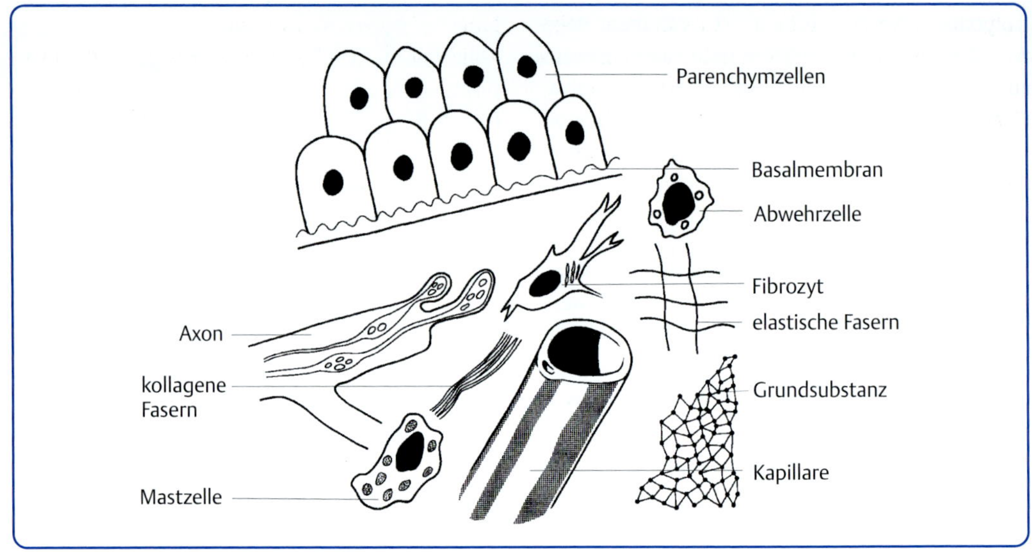

▶ **Abb. 2.2** Das Grundsystem nach Pischinger und Heine (schematisch).

2.2.2 Funktion

Experimentelle Pionierarbeit hat die Wiener Gruppe geleistet (siehe Kap. 1.6), fortgesetzt von Heine [237].

Das System der Grundregulation durchzieht den gesamten Extrazellulärraum. Es ist eine Funktionseinheit („ubiquitäre Synapse"). Jede Stelle des Organismus ist über das Grundsystem mit jeder anderen Stelle verbunden.

Das Grundsystem ist allen Organparenchymzellen vorgeschaltet. Es ist unter anderem zuständig für Ernährung, Abwehr und Information. Information bedeutet nicht nur „Nachrichtenübermittlung" über Nerven und Hormone; vielmehr besitzt die Grundsubstanz die Fähigkeit zu einer **eigenständigen Informationsleitung und -speicherung**. Diese ist insbesondere beim chronischen Krankheitsgeschehen von größter Wichtigkeit: Die Parenchymzellen der Organe arbeiten nur bei morphologisch und funktionell intaktem Grundsystem einwandfrei. Chronische Organ- und Systemerkrankungen entstehen somit oft – falls nicht genetisch determiniert – als Folge einer Dysfunktion des Grundsystems. Eine Dysfunktion kann als Folge von – meist mehreren – verschiedenartigsten Grundsystembelastungen auftreten.

Die Zucker-Eiweiß-Komplexe der Grundsubstanz befinden sich aufgrund ihrer Negativladung (gegenseitige Abstoßung) in gestrecktem Zustand. Dies ergibt das „Gerüst", sodass ein Teil des Wassers in flüssigkristalliner Ordnung gebunden werden kann. Bestimmte Ionen und Metaboliten wirken als „Strukturmacher", andere als „Strukturbrecher" [79] [237]. Bei Körpertemperatur liegen ca. 60 % des Wassers in flüssigkristalliner Form vor [79]. Die Struktur des Wassers scheint hier teilweise den Gesetzen der fraktalen Geometrie zu gehorchen.

Beachte

In den Flüssigkristallen kann sowohl physiologische als auch pathologische Information weitergeleitet und gespeichert werden. Bei höheren Körpertemperaturen werden Flüssigkristalle zum Teil aufgelöst. Dadurch kann pathologische Information (beispielsweise bei Virusinfekten) wieder gelöscht werden. Aus diesem Grund ist z. B. die medikamentöse Fieberunterdrückung nicht in jedem Falle sinnvoll.

Die Protein-Zucker-Komplexe der Grundsubstanz bilden ein „Molekularsieb" [237]. Je nach ultrastrukturellem und energetischem Zustand der Grundsubstanz hat dieses „Sieb" eine bestimmte mechanische und elektrische Porengröße. Die Porengröße wird unter anderem durch Größe und Konzentration der Proteoglykane, pH-Wert, Elektrolytkonzentration etc. bestimmt. Auf diese Weise wird geregelt, welche Stoffe von den Kapillaren bis zu den Organparenchymzellen passieren können: „Transitstrecke“ [237].

Aus thermodynamischer Sicht ist die Grundsubstanz ein energetisch offenes System. Somit schwingen die Strukturen weit entfernt von einem Gleichgewicht. Wegen der dissipativen Struktur (Kap. 2.1) kann sich geeignete zugeführte Energie (Information) schlagartig über das gesamte System verteilen. Dabei findet eine Strukturänderung (z. B. im Ordnungszustand des Wassers) statt. Den Gesetzen der Chaostheorie folgend ist auch hier – gerade an den Phasenübergängen (Bifurkationsstellen) – eine äußerst hohe Empfindlichkeit gegenüber kleinsten, geeigneten Energiemengen gegeben.

Beachte
Die Grundsubstanz besitzt eine eigenständige Fähigkeit zur Informationsleitung und -speicherung.

Im Grundsystem finden sich endigungslose sympathische Elemente als „Terminalretikulum“ [485]. Somit konvergieren humorale und nervöse Regelkreise in der Peripherie. Veränderungen werden also stets registriert und zum zentralen Nervensystem geleitet. Über die Kapillaren ist gleichzeitig das Hormonsystem angeschlossen. Im Hypothalamusbereich konvergieren Hormon- und Nervensystem ebenfalls.

Weiter dient das Grundsystem auch der Abwehr. Letztere ist wiederum abhängig vom Zustand des vegetativen Nervensystems [136] [474].

Das komplexe Ineinandergreifen der verschiedenen Regelsysteme dient der Strukturerhaltung und der Homöostase. Als dissipative Struktur (und thermodynamisch offenes System) unterliegt das Grundsystem ebenfalls einer positiven Rückkoppelung. Dadurch ergibt sich der Vorteil einer großen Anpassungsfähigkeit.

Beachte
Im „Nature“ wurde kürzlich das Grundsystem erneut beschrieben als „Unrecognized Interstitium“ [57].

Regulationsstörung und Regulationsstarre
Chronische Grundsystembelastungen (wie beispielsweise Stress, Störfelder, Schwermetallbelastungen, Stoffwechselstörungen etc.) können eine Labilisierung der Regelkreise bewirken (**Regulationsstörung**). Erst nach längerem Zeitintervall kommt es zur Funktions- und eventuell Strukturstörung der „nachgeschalteten“ parenchymatösen Organe oder des Abwehrsystems.

Ein zu stark belastetes Grundsystem ist einerseits nicht mehr fähig, äußere pathogene Reize auszuregulieren (Beispiel Infektanfälligkeit), andererseits kann ein in solcher Art verändertes Grundsystem auf regulationsmedizinische Impulse nicht mehr reagieren („**Regulationsstarre**“).

Zusammenfassung
Das Grundsystem hat als Funktionseinheit unter anderem folgende Aufgaben:
- Stützfunktion,
- Ernährung,
- Abwehr,
- Anpassung an veränderte Bedingungen,
- Informationsspeicherung und -leitung.

2.3 Funktion und Anatomie des vegetativen Nervensystems

2.3.1 Allgemeines

Das vegetative Nervensystem ist eine funktionelle Einheit. Die beiden Anteile, die wie 2 Zügel jeweils mittels Afferenzen und Efferenzen die Funktion aller Organe regulieren, sind der **Sympathikus** und der **Parasympathikus**.

Bei Stress oder größerer körperlicher Leistung haben wir einen erhöhten Sympathikotonus (Beschleunigung von Herz- und Atemfrequenz, vermehrte Schweißabsonderung, Verminderung der intestinalen Motilität, vermehrter Wachheitsgrad etc.). Ein erhöhter Parasympathikotonus hat „gegenteilige“ Wirkungen und dient vor allem der allgemeinen Regeneration.

Eine gewisse Autonomie besitzt das Nervensystem des Darmes, das **enterische System**. Dennoch wird dieses System unter anderem vom Sympathikus und vom Parasympathikus gesteuert.

Das vegetative Nervensystem durchdringt mittels feinster Geflechte die Grundsubstanz (der Sympathikus im ganzen Körper, der Parasympathikus fehlt in den Extremitäten und in der Rumpfwand). Die **Hauptaufgabe** ist die Erhaltung der Konstanz des inneren Milieus und die Abstimmung der Organfunktionen aufeinander. Dies scheint nach den kybernetischen Prinzipien von Homöostase und Ökonomie zu erfolgen. Voraussetzung ist eine ständige Informationszufuhr und -verarbeitung. Sowohl peripher (Grundsystem) als auch zentral (Hypothalamus) ist das Hormonsystem einbezogen.

Das vegetative Nervensystem besitzt mehrere **Integrationsstufen**, die miteinander in vertikal angeordneten Rückkoppelungsschleifen in Verbindung stehen:

- autonome Peripherie (Grundsystem),
- peripher-spinale Stufe („segmentreflektorischer Komplex"),
- rhombomesenzephale Stufe (Medulla oblongata, Pons, Formatio reticularis, Tectum etc.): Herz-Kreislauf-Funktionen, Vigilanz, Rhythmik, Gammamotorik etc.,
- dienzephale Stufe (Thalamus, Hypothalamus),
- kortikale Stufe (limbisches System, psychische Phänomene bei somatischen Krankheiten etc.).

Bei einem peripheren Reiz versucht zuerst die unterste Integrationsstufe (Grundsystem), diesen auszuregulieren. Bei zunehmender Reizdauer oder Reizstärke wird die nächsthöhere Integrationsstufe einbezogen. Die Trennung in verschiedene Integrationsstufen erfolgt aus didaktischen Gründen. In Wirklichkeit ist wahrscheinlich jedes Teilsystem über alles informiert.

2.3.2 Zentrales vegetatives System

Die zentralen Kerngruppen des Sympathikus und des Parasympathikus sind in verschiedenen Abschnitten lokalisiert (▶ **Abb. 2.3**). So liegen die **sympathischen** Kerne **thorakolumbal**, die **parasympathischen** Kerne **kraniosakral**.

Die thorakolumbalen sympathischen und sakralen parasympathischen Kerne liegen im Seitenhorn des Rückenmarks. Die parasympathischen Kerne im Hirnstamm sind unter anderem der Nucleus Edinger-Westphal, die Nuclei salivatorii und der dorsale Vaguskern (▶ **Abb. 2.3**).

2.3.3 Peripheres vegetatives System

Sympathikus

Vom Seitenhorn gelangen markhaltige („weiße") präganglionäre Fasern entlang der vorderen Wurzel über den R. communicans albus zum Grenzstrang (Truncus sympathicus). In dessen Ganglien (paravertebrale Ganglien) werden die Fasern größtenteils umgeschaltet. Die umgeschalteten Fasern sind marklos. Ebenfalls marklos („grau") sind alle im R. communicans griseus zum Spinalnerv zurücklaufenden Nervenfasern.

Die paravertebralen Ganglien des Grenzstrangs sind im thorakalen Abschnitt regelmäßig gegliedert. Der thorakale Bereich enthält 10–11 Ganglien, der lumbale und sakrale Bereich je ca. 4 Ganglien. Den „Abschluss" nach distal bildet das in der Mitte vor dem Os coccygis gelegene Ganglion impar.

Im zervikalen Bereich finden sich 3 paravertebrale Ganglien:

- Ganglion cervicale superius,
- Ganglion cervicale medius (variabel),
- Ganglion cervicale inferius, wobei das unterste Halsganglion meist mit dem obersten Brustganglion zum Ganglion stellatum verschmolzen ist.

Durch die Grenzstrangganglien (paravertebrale Ganglien) ziehen Fasern zu den sogenannten prävertebralen Ganglien, deren größte Vertreter vor der Wirbelsäule sowie vor und neben der Bauchaorta liegen (z. B. Ganglion coeliacum). Diese prävertebralen Ganglien liegen innerhalb großer Nervenplexus, die auch parasympathische Fasern enthalten. Nach Umschaltung erfolgt eine verästelte Aufzweigung zu den Organen nach dem Divergenzprinzip.

Die sympathischen Nervengeflechte setzen sich kranial des Ganglion cervicale superius, vor allem entlang der Arterien, in den Kopfbereich fort.

Im zervikalen Sympathikus wird ein R. communicans albus nicht ausgebildet. Dagegen besteht im Halsbereich ein R. communicans griseus mit Verbindungen zu den Rr. spinales des Zervikalmarks und zu zahlreichen Hirnnerven: N. hypoglossus, N. glossopharyngeus, N. vagus, N. laryngeus superior und inferior [485].

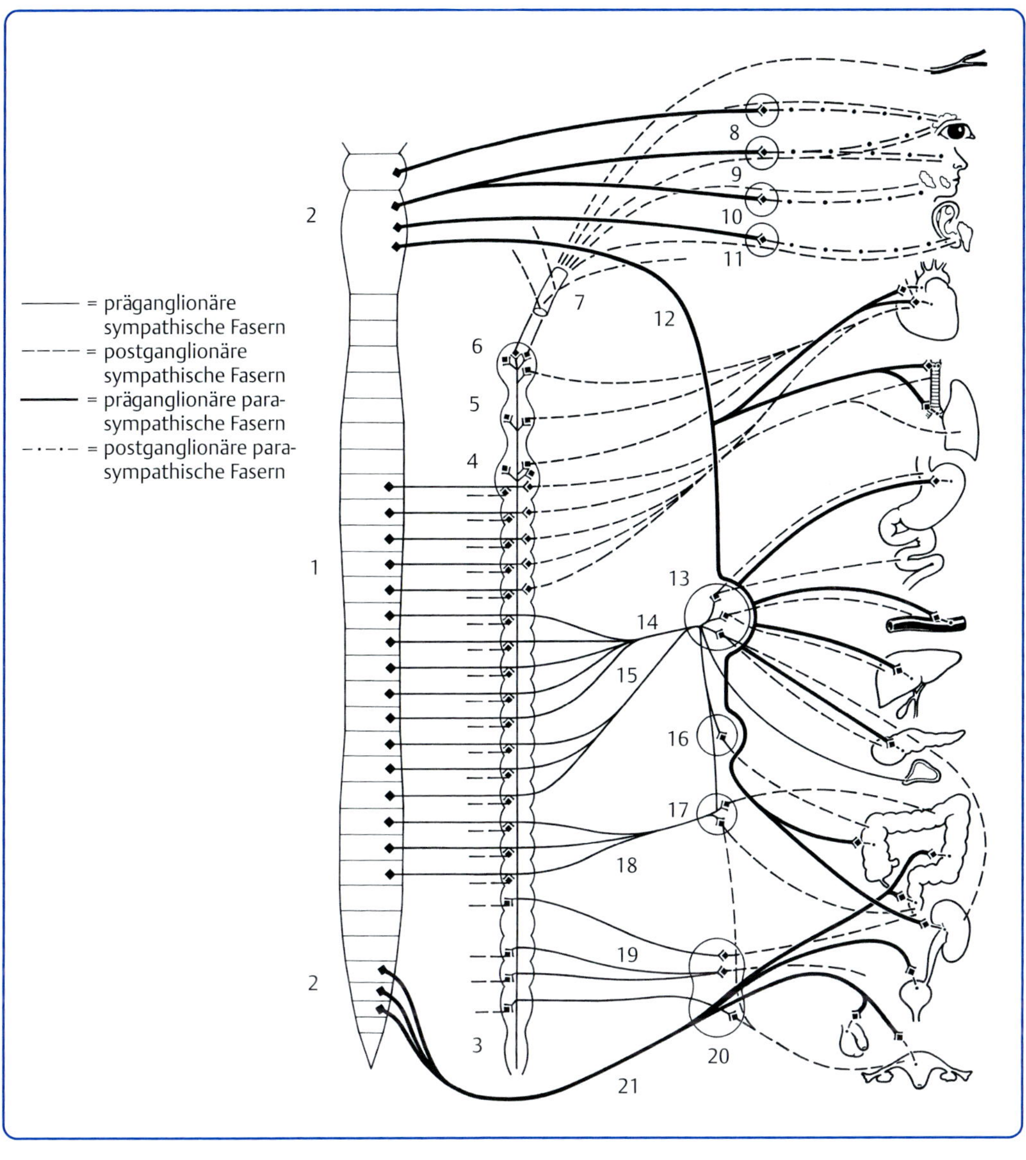

▸ **Abb. 2.3** Topografie des vegetativen Nervensystems. (Eggli P, Fischer L. Vegetatives Nervensystem. In: Fischer L, Peuker ET. Lehrbuch Integrative Schmerztherapie. Stuttgart: Haug; 2011: Abb. 2.6, S. 21)

1 sympathische Kerne (thorakolumbal)
2 parasympathische Kerne (kraniosakral)
3 Truncus sympathicus (Grenzstrang)
4 Ganglion stellatum
5 Ganglion cervicale medius
6 Ganglion cervicale superius
7 Arterien
8 Ganglion ciliare
9 Ganglion pterygopalatinum
10 Ganglion submandibulare
11 Ganglion oticum
12 N. vagus
13 Ganglion coeliacum
14 N. splanchnicus major
15 N. splanchnicus minor
16 Ganglion mesentericum superius
17 Ganglion mesentericum inferius
18 Nn. splanchnici lumborum
19 Nn. splanchnici sacrales
20 Plexus hypogastricus superior et inferior
21 Nn. splanchnici pelvini

Parasympathikus

Im Gegensatz zum Sympathikus liegen die Umschaltstellen (Ganglien) meist in der Nähe oder sogar innerhalb (intramural) der Erfolgsorgane.

Kranialer Parasympathikus Die Fasern des kranialen Parasympathikus ziehen in verschiedenen Hirnnerven zu den Ganglien im Kopfbereich (Ganglion ciliare, pterygopalatinum, oticum, submandibulare). In diesen Ganglien erfolgt die Umschaltung der kranialen parasympathischen Fasern. Ohne Umschaltung ziehen an diesen Ganglien auch sympathische und vegetativ-sensible Afferenzen sowie somatosensible Fasern vorbei.

Sakraler Parasympathikus Der sakrale Parasympathikus schickt seine Axone entlang der ventralen Wurzeln. Sie verlassen mit der Cauda equina die zugehörigen Foramina sacralia und ziehen zum N. pudendus. Von diesem treten sie als Nn. splanchnici pelvini in die prävertebralen Plexus ein (Plexus hypogastricus superior und inferior, Plexus vesicoprostaticus bzw. Plexus uterovaginalis). Diese Plexus enthalten auch sympathische Fasern.

2.3.4 Endausbreitung des vegetativen Nervensystems

Die Nervenfasern enden nicht direkt an den Organparenchymzellen, sondern im Grundsystem. Es gibt keine exakt definierten vegetativen Nervenendigungen in der Peripherie. Vielmehr handelt es sich nach van der Zypen [485], Stöhr und Reiser um ein **Terminalretikulum**; ein endigungsloses, feines, neurofibrilläres Maschenwerk.

Dieses Terminalretikulum scheint fast übergangslos ins Grundsystem integriert zu sein. Nach van der Zypen [485] kann es an „allen Stellen des vegetativen Maschenwerks blitzartig zur Übertragung eines Reizes kommen". Da Grundsystem und Sympathikus ubiquitär vorhanden sind, kann dieser Reiz überallhin gelangen, auch über jede segmentale Ordnung hinaus.

! Beachte

Diese ubiquitäre Reizübertragung ist wichtig in Bezug auf das Störfeldgeschehen in der Neuraltherapie.

Zusammenfassung

- Das vegetative Nervensystem ist eine funktionelle Einheit. Es stimmt alle Organsysteme je nach momentanen inneren und äußeren Bedingungen aufeinander ab.
- Die Endausbreitung des vegetativen Nervensystems als Terminalretikulum ergibt einen „nahtlosen" Übergang ins Grundsystem.

2.4 Segment – erweitertes Segment

Unter einem **Rückenmarksegment** wird allgemein eine „Scheibe" des Rückenmarks mit der dazugehörenden grauen Substanz und den Wurzelfäden verstanden, die sich zu einem Spinalnervenpaar vereinigen.

Die Spinalnerven versorgen mit ihren verschiedenen Faserqualitäten eine bestimmte Körperregion, das **periphere Segment**. Somit ist das periphere Segment die Projektion eines Rückenmarksegments in einer bestimmten Körperregion.

Dies beinhaltet (▶ Abb. 2.4):

- die segmentale (radikuläre) Hautinnervation (Dermatom; ▶ Abb. 2.5),
- die segmentale (radikuläre) Muskelinnervation (Myotom),
- die segmentale (radikuläre) Periost-/Knocheninnervation (Sklerotom),
- die segmentale (radikuläre) Eingeweideinnervation (Viszerotom).

Eine solche segmentale Scheibe des Rückenmarks verschaltet Haut, Muskulatur, Knochen und inneres Organ in alle Richtungen reflektorisch untereinander. Dabei spielen sowohl bei den afferenten als auch bei den efferenten Leitungsbahnen der Sympathikus und dessen Grenzstrang eine wichtige Rolle. In die verschiedensten Richtungen bestehen Verbindungen:

- viszerokutane Reflexbahn (Head'sche Zonen),
- kutiviszerale Reflexbahn,
- viszerosomatomotorische Reflexbahn etc.

Wir bezeichnen diese vielfältigen Verbindungen als **„Segmentreflektorik"** (▶ Abb. 2.4). Auf diese

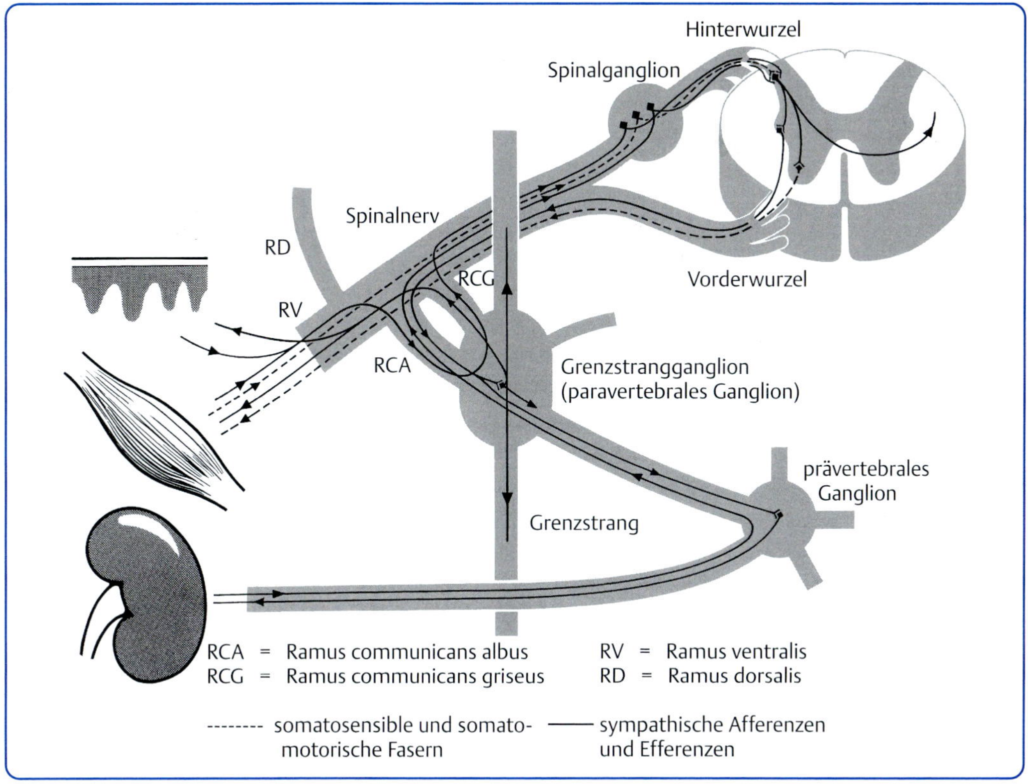

▸ **Abb. 2.4** Reflektorische Verschaltung von Haut, Muskulatur und innerem Organ. Schematische und vereinfachte Darstellung.

Vernetzung haben auch vom Gehirn absteigende Bahnen einen Einfluss.

Erweitertes Segment Neben der erwähnten segmentalen Reflektorik muss der Segmentbegriff noch zusätzlich erweitert werden: „erweitertes Segment" [151]:

- Dermatom, Myotom und Sklerotom sind nicht deckungsgleich.
- Bei der neuralen Versorgung kommen Überschneidungen vor.
- Ein Muskel und ein inneres Organ werden von mehreren Segmenten versorgt.
- Das sympathische Nervensystem weist eine eigenartige Gliederung auf: Die sympathischen Kerne, die unter anderem afferente Impulse von inneren Organen erhalten, finden sich nämlich nicht im ganzen Rückenmark, sondern nur im mittleren Bereich (C8–L3). Von hier aus wird der ganze Körper sympathisch versorgt. Aus diesem Grunde weichen die segmentale Zugehörigkeit der somatischen und der sympathischen Innervation insbesondere im Kopf- und Extremitätenbereich stark voneinander ab.

Praxis

Klinischer Hinweis: Nozizeptive, afferent-sympathische Impulse eines inneren Organs oder Nozizeptoren vom Bewegungsapparat können nach Umschaltungen letztlich über sympathische Efferenzen, z. B. im Kopfbereich, zu Dysregulationen und zu Schmerzen führen.

- Der mit Gefäßen und peripheren Nerven in die Peripherie ziehende Sympathikus sprengt die übliche segmentale Gliederung zusätzlich.
- Dasselbe gilt für das Versorgungsgebiet der Ganglien. Ein Beispiel: Das Ganglion stellatum versorgt alle Organe des oberen Körperviertels.

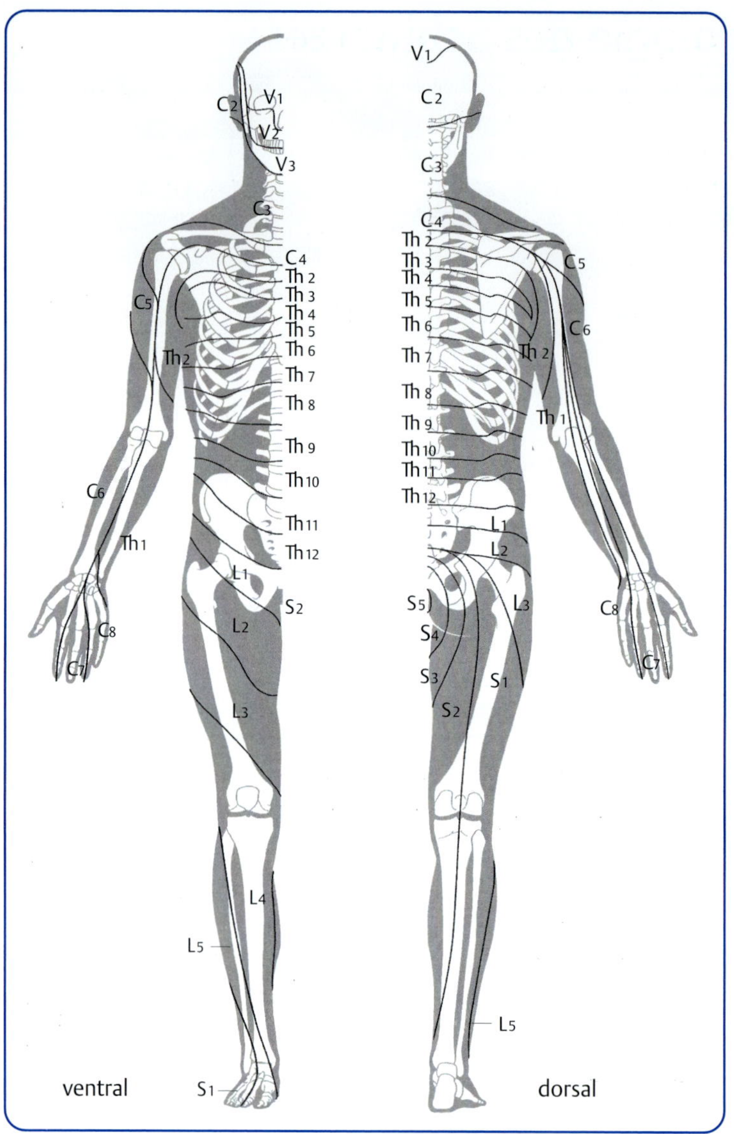

► **Abb. 2.5** Übliche segmentale Ordnung: sensible, radikuläre Hautinnervation (Dermatome).

Praxis

Klinischer Hinweis: Ein Reizzustand des Ganglion stellatum kann ein Syndrom des oberen Körperviertels verursachen. Mögliche Symptome sind: Schmerzen zervikozephal oder zervikobrachial, Hautturgorerhöhung und Zirkulationsveränderungen, Muskelverspannungen, Herzrhythmusstörungen, Tinnitus, Asthma und sogar neuropsychologische Veränderungen.

Therapeutischer Hinweis: Die nicht einfache Diagnose kann verifiziert werden mit der neuraltherapeutischen Infiltration eines Lokalanästhetikums an das Ganglion mit dem Wegfall der Symptome. Bei wiederholter Infiltration kann das pathologische Engramm gelöscht werden.

Unter pathophysiologischen Bedingungen erweitert sich das Segment zusätzlich (s. a. Kap. 3.1, Kap. 3.2).

3 Pathophysiologie des Schmerzes

In diesem Rahmen werden nur die wichtigsten Elemente der Pathophysiologie besprochen, die für die gezielte Untersuchung und Therapie und für das Verständnis der neuraltherapeutischen Resultate wichtig sind. Es zeigt sich auch in diesem Kapitel, wie wichtig die Rolle des Sympathikus ist.

3.1 Schmerzmechanismen und Projektionssymptome

Wie im Kap. 2.1 „Thermodynamische Aspekte" beschrieben, können sich biologische Systeme mittels positiver Rückkoppelung (Iteration) rasch selbst zu neuen Ordnungszuständen organisieren, in Abhängigkeit von äußeren und inneren Bedingungen. Das Nervensystem, insbesondere das vegetative Nervensystem, ist an der Generierung solcher Ordnungszustände außerhalb des thermodynamischen Gleichgewichts beteiligt. Diese Nichtlinearität (positive Rückkoppelung, Iteration) sehen wir auch anschaulich im Schmerzgeschehen mit verschiedenen, sich gegenseitig verstärkenden und positiv rückkoppelnden Reflexbögen.

Die positive Rückkoppelung (Circulus vitiosus) in der Segmentreflektorik (▶ Abb. 2.4) soll am Beispiel der Nozizeptoren aufgezeigt werden: **Nozizeptoren** sind dünne, nicht oder wenig myelinisierte, plexiforme Endaufzweigungen sensibler Nervenfasern. Sie melden Schaden und Schmerz (nozizeptiv: empfindlich für schädigende Gewebeveränderung). Nozizeptoren sind im ganzen Körper verteilt, auch in inneren Organen. Eine Reizung von Nozizeptoren muss nicht zwangsläufig (falls unterschwellig) als Schmerz empfunden werden. Nozizeptive Prozesse äußern sich erst dann als Schmerz, wenn das Bewusstsein „zugeschaltet" ist. Mit oder ohne Schmerz wird eine **Reflexantwort** ausgelöst. Diese äußert sich in Projektionssymptomen.

Projektionssymptome Klinisch fassbar sind chronische nozizeptive Reize im Segment oder im erweiterten Segment mit Spontan- oder Druckschmerz, Sensibilitätsstörungen, lokal erhöhtem Hautturgor, erhöhtem Muskeltonus mit allenfalls myofaszialen Triggerpunkten, Verkürzung und Verspannung der entsprechenden Muskulatur, lokal vermehrter oder verminderter Schweißabsonderung, Veränderung der Hauttemperatur. Bei diesen Projektionssymptomen spielt der Sympathikus eine bedeutende Rolle und wir können sie mittels **Palpation** erfassen (Sensibilitätsveränderungen, Hautturgor, Muskeltonus, Triggerpunkte).

Konvergenz und Divergenz Diese „Pauschalantwort" (Projektionssymptome) auf eintreffende Signale einer beliebigen Struktur des Segments kann mit folgenden Verschaltungen erklärt werden: Afferenzen (insbesondere nozizeptive) aus Haut, Muskulatur und innerem Organ konvergieren auf dieselbe Hinterhornzelle [519] [542].

Wir können also beispielsweise die Hautbezirke, die durch **Konvergenz** der Afferenzen einem Organ zugeordnet sind, als Head'sche Zonen des entsprechenden Organs bezeichnen [542].

Nachdem nun die Hinterhornzelle Impulse von einer oder mehreren Strukturen empfangen hat, erfolgt die weitere Schaltung **divergent** in Richtung Haut, Muskulatur und inneres Organ (sowie zum Gehirn). So werden beispielsweise sympathische und motorische Kerne gleichzeitig erregt (▶ Abb. 2.4).

Sympathisch-afferente Koppelung Der Circulus vitiosus wird noch weiter verstärkt, da angenommen werden muss, dass sympathische Efferenzen in der Peripherie die Nozizeptorenaktivität erhöhen: Unter pathologischen Bedingungen können sympathische Efferenzen in der Peripherie kurzschlussartig an afferente Neurone koppeln („sympathisch-afferente Koppelung" [270]). Durch Sympathikusblockaden verschwindet diese Art Schmerzen. Zudem kann der Sympathikus nicht nur beim Schmerz, sondern auch bei der Entstehung der Entzündung kausal wirken. Spiess hat dies schon 1906 gezeigt [441]. Klinische Ergebnisse aus der Praxistätigkeit bestätigen diese These ebenso wie neuere Forschungsergebnisse (z. B. [36], [88], [270], [393]).

Aktive Erzeugung von Schmerz und Entzündung durch den Sympathikus Die folgenden Ausführungen sollen zeigen, dass der Sympathikus sogar aktiv Schmerzen erzeugen kann. Denn die Entzündungsvorgänge nach Gewebeschaden werden verstärkt, indem der Sympathikus *selbst* aus seinen Endigungen proinflammatorische Neuropeptide (z. B. Substanz P) sezerniert [2] [272]. Zudem kann der gereizte Sympathikus zusätzlich über vasomotorische Vorgänge eine Entzündung verursachen (z. B. [401], [270]). Die Entzündung setzt die Reizschwelle der Nozizeptoren herab und rekrutiert gleichzeitig „schlafende" Nozizeptoren aus der Umgebung (**periphere Sensibilisierung**; [272]).

Zudem können unter pathologischen Bedingungen wie erwähnt sympathische Efferenzen in der Peripherie kurzschlussartig auf nozizeptive Afferenzen koppeln: **sympathisch-afferente Koppelung** [270]. Impulse über den **efferenten** (!) Sympathikus erzeugen jetzt Schmerzen. Die Natur der erwähnten Koppelung ist nicht bekannt. Neben chemischer Koppelung ist eine solche indirekt über das vaskuläre System oder über das Mikromilieu, das heißt die sogenannte Grundsubstanz nach Pischinger und Heine, in die die Nozizeptoren eingebettet sind, denkbar.

Diese Vorgänge können eine **zentrale Sensibilisierung** nach sich ziehen [272]: Bei anhaltenden Schmerzen wird das nozizeptive System auf Rückenmarkebene oder im Hirnstamm sensibilisiert. Schmerzen werden dadurch zusätzlich verstärkt. Zudem können nun z. B. dicke, myelinisierte Berührungsafferenzen auf Rückenmark- oder Hirnstammebene auf das zentrale nozizeptive System „schalten".

! Beachte

Solche Vorgänge werden als Neuroplastizität bezeichnet [36]. Deshalb ist es möglich, dass Schmerzen in einem solchen Segment bereits bei geringster Berührung der Haut entstehen.

Positive Rückkoppelung Das nozizeptive System ist zudem bereits durch den vermehrten Impulsstrom aus der Peripherie vorbelastet und gibt nun seinerseits im Rückenmark seine Impulse unter anderem dem Sympathikus weiter. Dessen Efferenzen koppeln unter pathologischen Bedingungen wie oben dargestellt in der Peripherie auf die nozizeptiven Afferenzen (sympathisch-afferente Koppelung). Es kann somit nach Traumen oder bei Entzündungen ein positiver Rückkoppelungskreis (Iteration entsprechend der nichtlinearen Chaostheorie) entstehen, bei dem der Sympathikus die Schmerzen immer wieder erzeugt, obwohl er z. B. nur eine Gefäßregulation vornehmen will.

Auch Entzündungsreaktionen können durch den Sympathikus erzeugt und unterhalten werden. Die positive Rückkoppelung (Iteration) verstärkt sich mehrfach: Nozizeptive Afferenzen aus Haut, Bewegungsapparat oder innerem Organ gelangen via Hinterhorn zum Seitenhorn in das sympathische System, das seine efferenten Impulse (mit nachfolgenden Zirkulationsveränderungen) in alle 3 Systeme (Haut, Bewegungsapparat, inneres Organ) schickt. Andererseits erfolgt gleichzeitig über das Vorderhorn eine Muskeltonuserhöhung mit Verstärkung der Zirkulationsstörungen. Dieselben Reaktionen werden ausgelöst bei Berührung bestimmter Hautareale im Fall neuroplastischer Veränderungen.

Ebenfalls in diese mehrfachen, sich gegenseitig verstärkenden positiven Rückkoppelungskreise eingespeist werden **negative Emotionen** vom Gehirn her. Zudem kann eine Inhibition der deszendierenden Hemmung erfolgen. Jede zusätzliche Aktivierung des Sympathikus (z. B. Emotionen oder zusätzliche Reizung peripher wie z. B. ein Kältereiz) kann sich in das System einspeisen und zu vermehrten Schmerzen führen. Wegen der beschriebenen nichtlinearen, positiven Rückkoppelung (Iteration) sind analog zu chaostheoretischen Überlegungen auch bei geringsten zusätzlichen Reizen große Schmerzen möglich [162].

Wir haben es also aufgrund der erwähnten neuroplastischen Veränderungen mit einer **veränderten Informationsverarbeitung**, einer Art „**Schmerzgedächtnis**", auf spinaler und supraspinaler Ebene zu tun. Dieses „Gedächtnis" kann sogar ohne äußere Reize schmerzhafte Impulse generieren. Es ist nun eine eigenständige Schmerzkrankheit entstanden, bei der der Sympathikus die Hauptrolle spielt, indem er nichtlineare, iterative Prozesse unterhält.

Beachte

Die frühere Vorstellung von starren Leitungsbahnen und fixen Synapsen muss verlassen werden. Wir lernen aus dieser Pathophysiologie, dass es gefährlich ist, eine Hyperalgesie in der Praxis als rein psychisch abzutun. Vielmehr ist es so, dass z. B. psychische Reize oder Berührungsreize aufgrund der erwähnten Neuroplastizität unter pathologischen Bedingungen starke Schmerzen auslösen können.

Achsenorgan Weitere Projektionssymptome ergeben sich aus folgenden Gründen: Das Achsenorgan ist oft auch bei primär „peripheren" Störungen (peripherer Bewegungsapparat, inneres Organ) in die Syndromentwicklung eingebunden, am Anfang vorerst durch die Blockierung eines Bewegungssegments, später durch das Auftreten degenerativer Veränderungen. Dadurch kann mit der Zeit sogar eine Seitenkreuzung stattfinden. Möglicherweise sind daran auch die sogenannten Grundbündel des Rückenmarks sowie seitenkreuzende Verbindungen des Sympathikus (R. communicans interganglionaris) beteiligt. Auf diese Weise kann bei lang dauernder Symptomatik die Segmentreflektorik der Gegenseite betroffen werden.

Oberbauchorgane Bei Oberbauch- und thorakalen Erkrankungen erweitern vegetative Afferenzen via N. phrenicus und N. vagus den Segmentbegriff zusätzlich (siehe Kap. 11.18.2).

3.1.1 Adler-Langer'sche Druckpunkte

Die Adler-Langer'schen Druckpunkte (▸ **Abb. 3.1**) gehören auch zum „erweiterten Segmentbegriff" (früher „Störfeld"): Ernesto Adler [2] fand immer wieder druckdolente Punkte und verquollene Zonen im Nacken (Bereich der Querfortsätze) mit Zuordnung zu verschiedenen chronisch entzündeten Organen im Gesichts- und Rachenbereich:

- Nasennebenhöhlen: unterer Rand des Okziputs und C 1.

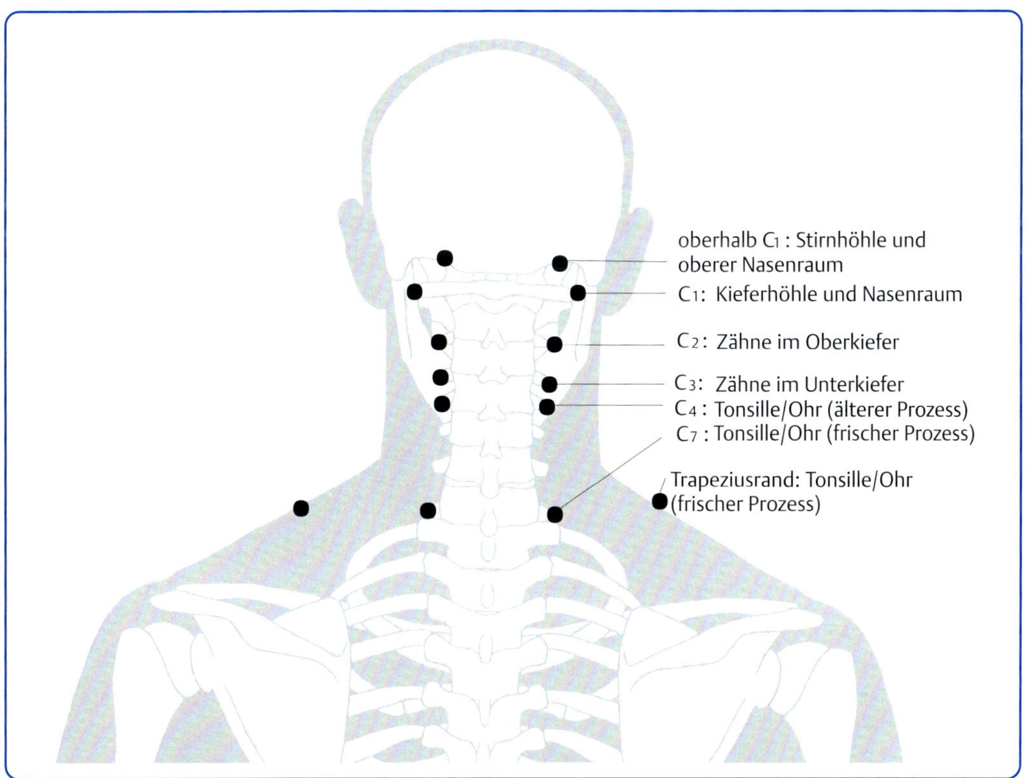

▸ **Abb. 3.1** Die Adler-Langer'schen Druckpunkte.

- Oberkiefer-Zahn-Bereich: Querfortsatz C 2.
- Unterkiefer-Zahn-Bereich: Querfortsatz C 3.
- Tonsillen: im Bereich des oberen/vorderen Randes des M. trapezius. Hier finden sich übrigens auch schmerzhafte Zonen bei Erkrankungen innerer Organe vermittelt über den N. phrenicus.

Langer hat diese Punkte noch ergänzt und differenziert [306]:

- Insbesondere der Querfortsatz C 4 ist druckdolent bei älteren Tonsillen- und Ohrprozessen,
- der Querfortsatz C 7 bei ebensolchen frischen Prozessen.

Kürzlich hat die „Hunter"-Forschungsgruppe der Universität Heidelberg diese Zusammenhänge bestätigt [508].

Induration, Verquellung und Druckdolenz verschwinden in der Regel sofort nach Neuraltherapie der entsprechenden neuromodulatorischen oder neuroinflammatorischen Trigger („Störfelder").

Ein **Erklärungsversuch** für diese empirisch gefundenen Zusammenhänge ist der folgende: Auch im Kopfbereich sind sympathische Afferenzen ubiquitär vorhanden. Im Halsbereich ist zwar kein R. communicans albus ausgebildet, jedoch führt ein R. communicans griseus zu zervikalen Spinalnerven. Hierüber kann es zur lokalen Tonuserhöhung der Halsmuskulatur kommen. Weitere Mechanismen sind: Die Afferenzen über den N. trigeminus – u. a. Nasennebenhöhlen, Zähne – enden in seinem Kerngebiet, das ins Halsmark bis Höhe C 2 / C 3 reicht (Nucleus tractus spinalis) und seinerseits Verbindungen zu den Vorderhornzellen des Zervikalmarks aufweist. Bei Erkrankungen der Zähne und Nasennebenhöhlen finden sich deshalb oft Irritationen (Blockierungen, Druckdolenzen etc.) in den Segmenten C 1–C 3.

Ebenfalls in dieses Kerngebiet des Nucleus tractus spinalis nervi trigemini münden sensible Fasern des N. glossopharyngeus (unter anderem aus dem Nasooropharynx und dem Mittelohr) sowie sensible Fasern des N. vagus (unter anderem aus den Tonsillen, dem Gehörgang, dem Kehlkopf und einem Teil der Dura der hinteren Schädelgrube).

Afferenzen aus dem IX. Hirnnerv (N. glossopharyngeus, unter anderem die Rr. tonsillares!) und aus dem X. Hirnnerv (N. vagus, unter anderem Afferenzen aus dem Plexus pharyngeus!) enden unter anderem auch am Nucleus tractus solitarii und am Nucleus tractus spinalis n. trigemini. Beide Kerngebiete erstrecken sich bis ins Halsmark und es bestehen Verbindungen untereinander. Irritationen im Halswirbelsäulenbereich sind also auch bei Tonsillitis und Pharyngitis erklärbar.

Zudem liegen motorische Wurzelzellen des N. glossopharyngeus gemeinsam mit solchen des N. vagus und des N. accessorius im Nucleus ambiguus, dessen spinaler Fortsatz ins Halsmark reicht. Gemeinsame efferente Signale sind deshalb nur logisch. Daneben bestehen auch Verbindungen vom N. accessorius zu Spinalnerven des Zervikalmarks.

Nach Beobachtungen des Autors kommt es bei Überlastungen der Augen häufig zu Reizzuständen, besonders subokzipital bis C 3. Druckdolente Querfortsätze finden sich dann häufig. Eine Erklärung für dieses Phänomen könnte die Irritation des Fasciculus longitudinalis medialis sein, der unter anderem Augenmuskelkerne mit motorischen Kernen im oberen Halsmark (bis C 3) verbindet.

Dieselbe Symptomatik ist oft bei schmerzhaften Augenerkrankungen vorhanden. Verbindungsstruktur könnte hier der Trigeminus mit seinem Nucleus tractus spinalis sein, der bis C 2 / C 3 hinunterreicht. Auch sympathische Afferenzen müssten mitbeteiligt sein.

! Beachte

Die Unterbrechung der positiv rückgekoppelten Reflexbögen an verschiedenen Stellen mit Lokalanästhetika (Neuraltherapie) gibt dem schmerzverarbeitenden System die Chance, sich neu zu organisieren.

3.2 Pseudoradikuläre Syndrome („Referred Pain")

Bei nozizeptiven Reizen vonseiten der Haut, des inneren Organs oder des Bewegungsapparats reagiert die Muskulatur nicht als „Einzelmuskel" mit Hartspann und Schwäche, sondern immer als eine (mehrere Segmente überschreitende) ganze kinetische Muskelkette. Diese dient einer in der Formatio reticularis (Gammamotorik) programmierten, in der Kindheit erlernten Komplexbewegung. Dabei ist die Verschaltung übersegmental (unter anderem über Interneurone). Entlang dieser kinetischen Muskelketten finden wir die pseudoradikuläre Symptomatik (und die Triggerpunkte):

Bei nozizeptiven Vorgängen in der Segmentreflektorik reagiert nicht nur die Muskulatur (Schwäche, Schmerz, Verspannung, Verkürzung), sondern auch die Haut mit v. a. vegetativen Symptomen (Vasomotorik, palpatorisch über den Turgor erfassbar, Hyperhydrosis und Dysästhesien).

Diese pseudoradikuläre Symptomatik geht auf das Konzept von Brügger [78] zurück. Geht sie von der Wirbelsäule aus, verwendet man den Zusatz „spondylogen". Die pseudoradikuläre Symptomatik entspricht „referred pain".

3.3 Myofasziale Triggerpunkte

Myofasziale Triggerpunkte liegen ebenfalls in der erwähnten Funktionseinheit der kinetischen Muskelkette. Sie können in jedem Muskel vorkommen. Es sind entweder in Ruhe, bei Bewegung oder nur auf Druck schmerzhafte Stellen in der Muskulatur. Der vom Triggerpunkt projizierte, mitgeteilte Schmerz („referred pain") entspricht der pseudoradikulären Symptomatik und liegt ebenfalls innerhalb dieser kinetischen Muskelkette.

Eine interessante Beziehung zur Akupunktur sei erwähnt: Auch die muskulotendinären Meridiane der Akupunktur folgen den kinetischen Ketten [59] [465]. Zudem entsprechen nach Melzack die Triggerpunkte in 71 % Akupunkturpunkten [338].

Zusammenfassung

- Haut, Bewegungsapparat und zugehöriges inneres Organ sind zu einer Einheit verschaltet („Segmentreflektorik"). Hauptträger dieser Verschaltung ist das vegetative Nervensystem.
- Die Muskulatur reagiert nicht als Einzelmuskel mit Hartspann und Schwäche, sondern als kinetische Funktionskette. Entlang dieser finden sich auch die pseudoradikuläre Symptomatik („referred pain") sowie Triggerpunkte.
- In die Segmentreflektorik ist das Achsenorgan einbezogen.
- Das Versorgungsgebiet der Ganglien sowie der perivasale Sympathikus erweitern den Segmentbegriff noch zusätzlich.
- Mithilfe neuroanatomischer Schaltmechanismen ist es erklärbar, dass Affektionen der Nasennebenhöhlen, der Zähne, der Tonsillen, des Oropharynx und der Augen Irritationen im Halswirbelsäulenbereich verursachen.

3.4 Inflammatorischer Reflex des vegetativen Nervensystems

Tracey beschrieb 2002 einen inflammatorischen Reflex des vegetativen Nervensystems: Dieser reguliert reflektorisch Entzündungs- und Immunantworten des Organismus. Daraus kann gefolgert werden, dass ein irritiertes vegetatives Nervensystem (z. B. durch Störfelder, Stress oder Emotionen) Entzündungen („unklarer Ätiologie") verursacht und Entzündungskaskaden initiieren kann wie bei verschiedenen Autoimmunerkrankungen oder dem CRPS („Complex Regional Pain Syndrome"). Dafür sprechen auch die Experimente Speranskis (siehe Kap. 1.5).

Beachte

Die Regulation des vegetativen Nervensystems mittels Lokalanästhetika (Neuraltherapie) kann die von diesem verursachten Entzündungen oder Störungen von immunologischen Vorgängen reduzieren.

Diese Hypothese wird einerseits von klinischen Beobachtungen gestützt, andererseits von den Arbeiten von Cassuto (siehe Kap. 5).

3.5 Gate-Control-Theorie nach Melzack und Wall

Gezielte Injektionen von Lokalanästhetika können lang andauernde Effekte auf Schmerzen und Funktionsstörungen haben. Mit dem pharmakologischen Effekt ist dies nicht zu erklären. Eines von verschiedenen Erklärungsmodellen ist die Gate-Control-Theorie nach Melzack und Wall [339].

Hierbei geht es um die „Eingangskontrolle" der Afferenzen, bevor diese im Hinterhorn auf die Transmissionszellen (Übertragungszellen) umschalten. Die Afferenzen bestehen unter anderem aus somatischen (dicken) und vegetativen (dünnen) Nervenfasern. Beide Fasertypen geben Kollateralen an Zellen in der Substantia gelatinosa ab. Diese sitzt wie eine „Mütze" dem Hinterhorn auf und ist verantwortlich für eine Verstärkung („Tor geöffnet") oder Abschwächung („Tor geschlossen") der eintreffenden Schmerzsignale. Melzack und Wall postulieren nun folgende Verschaltung (▶ **Abb. 3.2**):

- Sind die Zellen der Substantia gelatinosa aktiviert, hemmen sie rückkoppelnd präsynaptisch beide Fasertypen.
- Werden nun dicke Fasern erregt, aktivieren diese über Kollateralen die Zellen der Substantia gelatinosa. Damit erfolgt die präsynaptische Hemmung und das Tor (Gate) geht zu.
- Anders bei der Erregung dünner Fasern: Deren Kollateralen inaktivieren die Zellen der Substantia gelatinosa, die nun ihrerseits nicht mehr präsynaptisch hemmen können. Damit ist das Tor geöffnet, Schmerzimpulse können ungehindert passieren. Einerseits über zentrale positive Rückkoppelung, andererseits durch direkte Einspeisung in die Segmentreflektorik erfolgt nun der Circulus vitiosus: Schmerz – Muskelverspannung – Ischämie – vermehrter Schmerz.

Praxis

Klinischer Hinweis: Das Ziel der Therapie muss somit darin bestehen, das „Tor" zu schließen. Aufgrund der Verschaltung kann dies auf 2 Arten geschehen:

- entweder durch Aktivierung der dicken Fasern oder
- durch Hemmung der dünnen Fasern.

Therapeutischer Hinweis: Mit der Neuraltherapie erreichen wir beides gleichzeitig, indem der Nadelstich die dicken Fasern erregt und das Lokalanästhetikum vorwiegend die dünnen Fasern inaktiviert. Mit dieser neuraltherapeutischen „Initialzündung" ist ein Teil der positiven Rückkoppelung (Circulus vitiosus) durchbrochen.

Eine Weiterentwicklung der Gate-Control-Theorie ist beispielsweise die „diffuse noxious inhibition control" (DNIC). Hierbei kann durch den brennenden Reiz der injizierten Flüssigkeit eine Hemmung

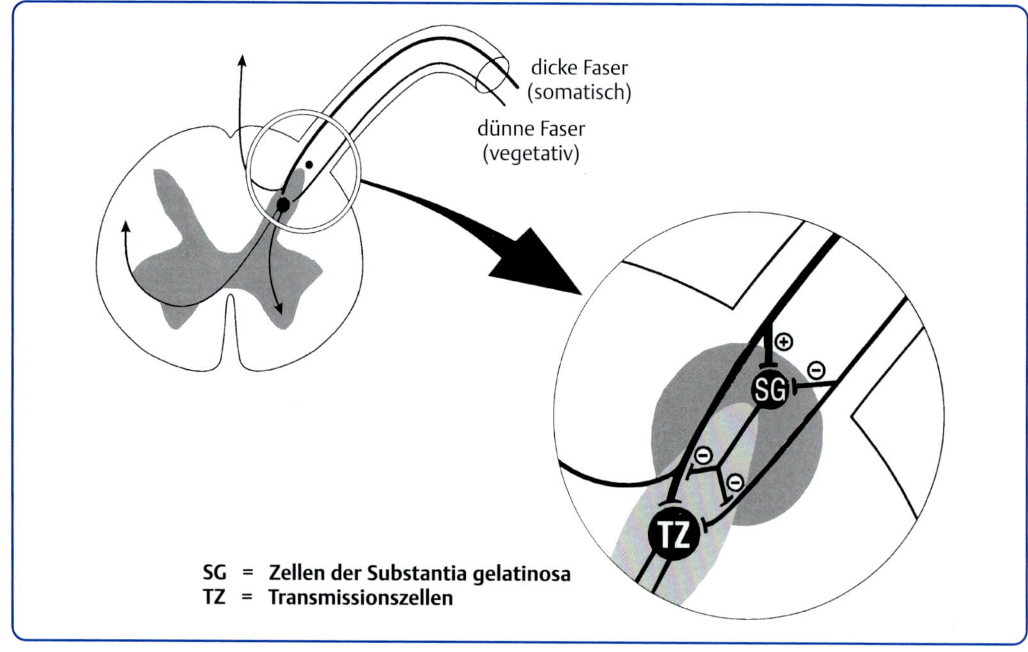

▶ **Abb. 3.2** Die Gate-Control-Theorie nach Melzack und Wall, modifiziert.

nozizeptiver Afferenzen im Hinterhorn erreicht werden.

Neben der von Melzack und Wall postulierten präsynaptischen Hemmung laufen viele Hemmvorgänge an den sekundären Neuronen ab und sind demzufolge postsynaptischer Art. Solche Modelle sind Ergänzungen, stehen aber nicht im Widerspruch zur Gate-Control-Theorie.

Modulierend auf das Hinterhorn wirken auch deszendierende Einflüsse vom Hirnstamm und Gehirn (Stress, Emotion etc.).

Zusammenfassung

- Die Neuraltherapie hat einen günstigen Effekt auf die Hinterhorneingangskontrolle („Tor zu").
- Dadurch kann eine pathologische Schmerzverarbeitung sowohl im Zentralnervensystem als auch in der Segmentreflektorik verhindert werden.

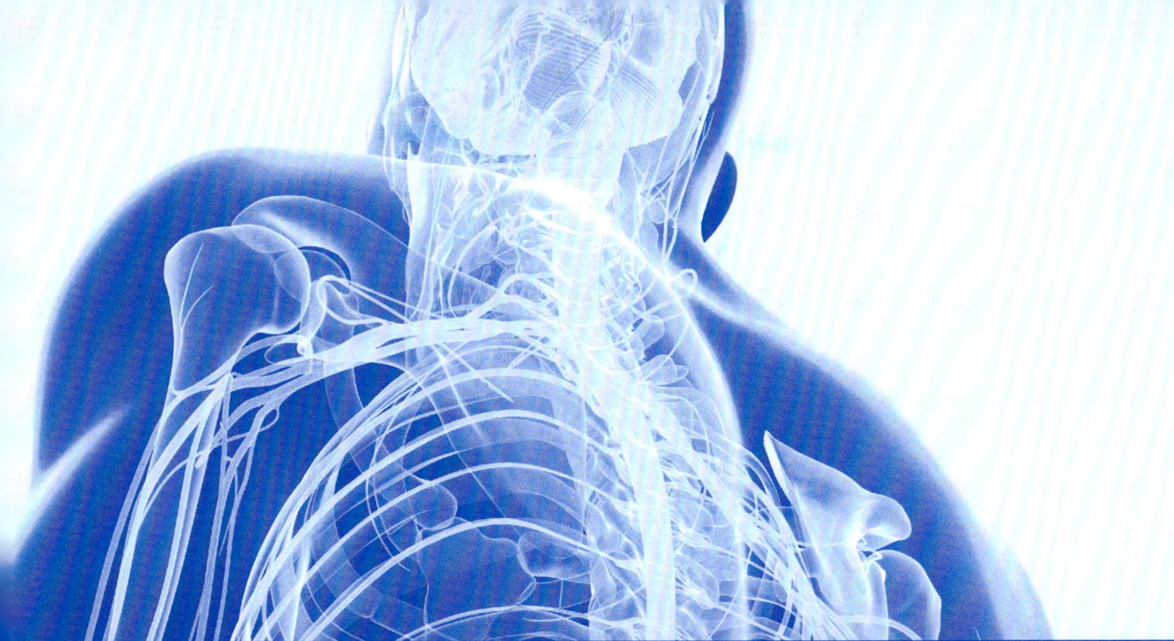

Teil 3 Definition und Wirkmechanismen

4 Definition der Neuraltherapie

In der Neuraltherapie werden Lokalanästhetika zu diagnostischen und therapeutischen Zwecken injiziert. Die Neuraltherapie nutzt die regulatorischen Eigenschaften des Grundsystems und des vegetativen Nervensystems einerseits über den segmentreflektorischen Weg (lokale und segmentale Therapie), andererseits über das sogenannte „Störfeld" (neuromodulatorischer/neuroinflammatorischer Trigger). Dadurch können die Organisation im Nervensystem und die Gewebeperfusion beeinflusst werden. Die Hauptindikationen sind Schmerzen, neurogene Entzündungen und funktionelle Störungen.

In der Neuraltherapie werden gezielt die Autoregulationsmechanismen des Organismus angesprochen. Der Reiz – oder die Unterbrechung einer pathologischen Belastung – wird mittels gezieltem Nadelstich und Injektion eines Lokalanästhetikums gesetzt. Menge und Wirkdauer des Lokalanästhetikums haben untergeordnete Bedeutung. Bei richtiger Anwendung überdauert der therapeutische Effekt die Anästhesiewirkung bei Weitem. Als Erklärungsmodelle hierfür dienen die Integration moderner Physik in biologische Systeme sowie neurophysiologische Mechanismen (siehe Kap. 2 und Kap. 3).

Der morphologische Boden, auf dem sich die Informations- und Regulationsvorgänge nach dem Reiz abspielen, ist vor allem das ubiquitär vorhandene Grundsystem sowie der Sympathikus, der alle Organsysteme nach bestimmten Schaltprinzipien vernetzt.

Die Reaktion (Antwort des Organismus auf Stich und Lokalanästhetikum) zeigt nicht nur therapeutische Effekte, sondern liefert auch diagnostische und differenzialdiagnostische Hinweise.

Die Neuraltherapie gliedert sich in:

- lokale Therapie,
- Segmenttherapie,
- Störfeldtherapie.

Zur Nomenklatur: Gegenwärtig findet bei der Bezeichnung der Therapiearten eine klärende Weiterentwicklung statt. Die historische Trennung in lokale, segmentale und Störfeldtherapie ist mit den fortschreitenden neurophysiologischen Erkenntnissen im Krankheitsfall nicht mehr haltbar. Vieles aus dem früheren „Störfeldgeschehen" wird heutzutage dem Segment zugeordnet. Vor 20 Jahren haben wir uns deshalb mit dem Terminus „erweitertes Segment" beholfen; jedoch ist auch hier, insbesondere aus Sicht der modernen Pathophysiologie des Schmerzes, meist keine Abgrenzung vom Störfeldgeschehen mehr möglich. Damit wird dieser Pathophysiologie (Sensibilisierungsprozesse, Neuroplastizität, Immun- und Entzündungsprozesse) Rechnung getragen [137]. Aus didaktischen Gründen wird der Begriff „Störfeld" zwar noch verwendet, er wird jedoch mehr und mehr abgelöst durch die Termini „neuromodulatorischer Trigger" respektive „neuroinflammatorischer Trigger" (im Einklang mit dem Wissenschaftlichen Beirat der IFMANT).

Da wir in einer Übergangsphase sind, verwenden wir im Buch sowohl die klassische als auch die neue Nomenklatur nebeneinander und machen aus rein didaktischen Gründen noch die („künstliche") Trennung von Segment und Störfeld. Wichtiger als die Nomenklatur ist das pathophysiologische Verständnis, auf dem die Therapieschritte aufbauen. An der praktischen neuraltherapeutischen Vorgehensweise ändert sich durch die Anpassung der Nomenklatur nichts.

4.1 Lokale und segmentale Therapie

4.1.1 Lokale Therapie

Hier wird direkt in oder an die schmerzhaften Strukturen infiltriert: in die Haut (Quaddeln), in myofasziale Triggerpunkte, an schmerzhafte Sehnenansätze, an das Periost, an Gelenkkapseln, in Gelenke etc.

4.1.2 Segmenttherapie (inkl. „erweitertes Segment")

Haut, Bewegungsapparat und das entsprechende innere Organ sind polysegmental reflektorisch untereinander verschaltet (siehe Kap. 2). Dadurch ergeben sich therapeutische Angriffspunkte z. B. über die Head'schen Zonen (kutiviszerale Reflexwege). Hauptverantwortlich für das Zustandekommen dieser Reflexwege ist der Sympathikus. Dass der Sympathikus aus verschiedenen Gründen die übliche segmentale Ordnung sprengt, wurde in Kapitel 2 und 3 dargestellt. Zudem müssen die segmentüberschreitenden kinetischen Muskelketten als funktionelle Einheit betrachtet werden.

Therapie im Segment heißt demzufolge: Im Bereich der Projektionssymptomatik kommen einerseits dieselben Techniken zur Anwendung wie bei der lokalen Therapie, d. h. Hautquaddeln, Infiltrationen in myofasziale Triggerpunkte, an Sehnenansätze, an Gelenkkapseln, in Gelenke, an das Periost, andererseits an Nerven, in peripher ziehende Arterien und an deren periarterielles sympathisches Geflecht sowie an vegetative Ganglien.

Die Segmenttherapie wirkt einerseits regulierend auf innere Organe: Durchblutungsverbesserung, Regeneration, Spasmolyse, Verbesserung der exokrinen und endokrinen Leistung (aktivierend oder dämpfend in Richtung der physiologischen „Mitte"). Andererseits kann die segmentale Neuraltherapie Schmerzen und Verspannungszustände am Bewegungsapparat lindern oder beseitigen, Zirkulationsstörungen bessern (peripherarterielle Verschlusskrankheit, Morbus Raynaud, Complex Regional Pain Syndrome [CRPS] etc.).

Auch im HNO- und Augenbereich etc. bestehen gute Indikationen.

4.2 „Störfeldtherapie" (Ausschalten resp. Desensibilisieren neuromodulatorischer und neuroinflammatorischer Trigger)

Auch im Störfeldgeschehen stellen der Sympathikus und das Grundregulationssystem als „ubiquitäre Synapse" eine wichtige morphologische Basis dar, auf der sich die Informationsleitung und -speicherung abspielen.

Mit fortschreitender Kenntnis neuroanatomischer Verschaltungen wird vieles aus dem Störfeldgeschehen mehr und mehr dem erweiterten Segment zugeordnet.

4.2.1 Chronischer Reizzustand

Das Störfeld beinhaltet einen Gewebeabschnitt mit sympathischer Innervation, dessen Afferenz sich in einem pathologischen chronischen Reizzustand befindet. Damit geht automatisch eine Reizung des efferenten sympathischen Schenkels einher, wodurch auch das sensomotorische System beeinflusst wird. Jede Stelle des Organismus, dessen sympathischer Faseranteil eine chronische Reizung aufweist, kann demnach über die davon ausgehenden Impulse an einem anderen Ort Schmerzen, Entzündungen oder Mikroperfusionsstörungen verursachen.

! Beachte

Prinzipiell kann fast jede chronische Krankheit störfeldinduziert oder -mitinduziert sein (Ausnahmen: genetisch bedingte Krankheiten, Mangelkrankheiten etc.).

Beim Störfeld handelt es sich somit um einen chronischen Reizzustand an einer beliebigen Stelle des Körpers. Der Reiz ist unterschwellig, sodass meistens keine direkten Symptome am Störfeld selbst resultieren. Histologisch können sich manchmal Entzündungszeichen finden.

Die vom Störfeld ausgehenden pathologischen Impulse belasten einerseits das Grundsystem, andererseits stellen sie chronische Reize für nozizeptive und sympathische Fasern dar. Dadurch werden vernetzte Regelkreise labilisiert und die Systeme arbeiten nicht mehr nach dem Prinzip von Homöostase und Ökonomie. Kommen weitere Belastungen hinzu (weitere Störfelder, Schwermetalle, Elektromagnetismus, Darmdysbiose, psychische Erkrankungen etc.), können die körpereigenen Kompensationsmechanismen versagen.

Das „Fass" läuft dann beim letzten Reiz über („Zweitschlag" nach Speranski) und es entsteht am Locus minoris resistentiae eine Störfeldkrankheit z. B. mit Fehlleistungen des Immunsystems, des nozizeptiven Systems etc. Der „Zweitschlag", der das Fass zum Überlaufen bringt, kann beispielsweise eine Operation (Narbe als Störfeld) sein, ein psychischer Stress, eine Grippe etc.

4.2.2 Häufige Störfelder

Jede Art von abgelaufener oder chronisch persistierender Erkrankung, auch jede Narbe kann (muss aber nicht!) zum Störfeld werden. Häufige Störfelder sind: chronische Tonsillitis, Tonsillektomienarben, verlagerte Zähne, Zysten, Zahnwurzelreste, Ostitis im Zahnwurzelbereich, alle Arten von Narben, Status nach Pleuropneumonie oder Hepatitis, Mononucleosis infectiosa, Status nach Frakturen, chronische Irritationen im Urogenitalbereich etc.

Infiltration eines Lokalanästhetikums in ein Störfeld – was passiert?

Durch die Infiltration eines Lokalanästhetikums in ein vermutetes Störfeld wird die efferente und afferente Sympathikusreizung für kurze Zeit unterbrochen.

Die Unterbrechung der efferenten Faseranteile führt zu einer Hyperämie peripher des Injektionsorts mit dem Ergebnis einer verbesserten Gewebeperfusion. Dies kann zur Normalisierung der gestörten Gewebefunktion in der behandelten Region sowie zur Unterbrechung von Schmerzen und/oder Entzündungen führen. Bei der Störfeldinfiltration bedeutet die Perfusionsverbesserung eine Verringerung oder Aufhebung des Reizes, der auf afferentem Wege die Störfelderkrankung unterhielt.

Zudem werden positive Rückkoppelungen (Circulus vitiosus) unterbrochen (siehe Kap. 1.7, Kap. 2.1 und Kap. 3).

Diese Effekte sind Erklärungen dafür, dass die klinische Wirkung weit länger andauert als die Dauer der Lokalanästhesie.

Die Unterbrechung des afferenten Sympathikus am Störfeld bewirkt die „sekundenschnelle" Unterbrechung der Störfeldimpulse und dementsprechend – zumindest vorübergehend und bei Wiederholung sich zeitlich steigernd – der Krankheitssymptome.

Dieses Phänomen, das die Gebrüder Huneke als Erste beschrieben haben, war die Grundlage der daraus entwickelten Störfeldtherapie.

Beachte

Die therapeutische Wirkung der wiederholten Anwendung des Lokalanästhetikums besteht in der anhaltenden Normalisierung der engrammatischen pathologischen Reizbarkeit des Sympathikus. Es erfolgt also eine Art „Desensibilisierung".

Störfelder entstehen nicht zwingend. Meist heilen Erkrankungen oder Verletzungen ohne Konsequenzen bezüglich des Grundregulationssystems und des Sympathikus aus. Eine Störfeldwirkung kann aber von jeder chronischen regionalen Reizung des afferenten Sympathikus ausgehen, die über dem physiologischen Maß liegt.

Der Zeitraum der Entstehung der Störfeldwirkung und der jeweiligen Erkrankung ist nicht einheitlich zu definieren.

Weiter muss beachtet werden, dass bei lang dauerndem Störfeldgeschehen die Erkrankung autonom werden kann, das heißt sich „abkoppelt" vom Störfeld. Speranski konnte das in seinen Tierexperimenten zeigen.

Klinischer Nachweis eines Störfelds

An ein Störfeld muss gedacht werden, wenn die Therapie lokal (lokale Neuraltherapie, Physiotherapie, Manuelle Therapie, Dry Needling etc.) oder im Segment versagt.

Der klinische Nachweis eines Störfelds erfolgt über das sogenannte **„Sekundenphänomen nach Huneke"**: Es wird entweder direkt in das vermutete Störfeld infiltriert oder – wo dies nicht möglich ist – indirekt an sympathische Fasern oder Ganglien des Störfeldgebiets (z. B. bei inneren Organen). Dabei können innerhalb von Sekunden fern abgelegene Schmerzen oder Funktionsstörungen sistieren.

Definition

Von einem „Sekundenphänomen nach Huneke" darf nur gesprochen werden, wenn die Beschwerden für mindestens 20 Stunden (Zahn-Kiefer-Bereich 8 Stunden) vollständig ausbleiben. Diese schlagartige Symptomfreiheit muss reproduzierbar sein und mit jeder weiteren Injektion muss sich das beschwerdefreie Intervall deutlich verlängern.

Die gezielte Suche und Therapie des Störfelds in der Praxis zeigt auf, wie relativ der Begriff „Diagnose“ zu interpretieren ist. Bei genauerer Betrachtung wird damit meist nur ein Symptom bezeichnet und nicht die Ätiologie. So kann ein Spannungskopfschmerz bedingt sein durch einen impaktierten oder verlagerten Weisheitszahn, durch eine Appendektomienarbe („Zweitschlag nach Speranski“), durch exogenen elektromagnetischen Einfluss, durch Schwermetall oder psychische Belastung etc. Gelingt es, einen oder mehrere ätiologische Faktoren auszuschalten, kann die chronische Krankheit sistieren.

Die Reaktion (Reizbeantwortung des Organismus auf Stich und Lokalanästhetikum) zeigt nicht nur verblüffende therapeutische Effekte, sondern liefert oft wertvolle diagnostische und differenzialdiagnostische Hinweise.

Beachte

Da bei der Neuraltherapie mittels gezielter Injektionen von Lokalanästhetika die Autoregulationsmechanismen des Organismus angesprochen werden, sind Menge und Wirkdauer des Lokalanästhetikums von untergeordneter Bedeutung.
Wichtig sind die Injektionen am richtigen Ort. Damit überdauert der therapeutische Effekt die Anästhesiewirkung bei Weitem.

Zusammenfassung

- Die Neuraltherapie ist eine Form der Regulationstherapie.
- Der morphologische „Boden“, auf dem sich die Autoregulationsvorgänge abspielen, sind vorwiegend das Grundregulationssystem sowie der Sympathikus mit seinen Verschaltungen.
- Formen der Neuraltherapie:
  - lokale Therapie,
  - Segmenttherapie,
  - Störfeldtherapie.

  Diese klassische Einteilung macht zwar didaktisch Sinn, dennoch kennt die moderne Neurophysiologie keine Segmentgrenzen.
- In der Neuraltherapie muss der „erweiterte Segmentbegriff“ beachtet werden (Segmentreflektorik), polysegmentale Versorgung von Muskulatur und innerem Organ, die spezielle Verteilung der sympathischen Fasern über Ganglien und Gefäße und die Abweichung des sympathischen vom somatischen Segment).
- Der „erweiterte Segmentbegriff“ ist seit Jahren integriert [151]. Dennoch können neuroanatomisch/neurophysiologisch besonders im Krankheitsfall (Neuroplastizität!) keine Grenzen zum „Störfeld“ gezogen werden. Für Letzteres setzt sich mehr und mehr der Begriff „neuromodulatorischer“ oder „neuroinflammatorischer Trigger“ durch (unabhängig, ob segmental oder übersegmental).
- Ein Störfeld (neuromodulatorischer oder neuroinflammatorischer Trigger) ist ein chronischer, oligo- oder asymptomatischer Reizzustand an einer beliebigen Stelle des Körpers. Hiervon ausgehende Impulse können Regelkreise labilisieren und klinische Auswirkung an jeder beliebigen Stelle des Organismus (Locus minoris resistentiae) zeigen.
- Jede Stelle unseres Organismus kann als Folge von Erkrankung oder Verletzung zum „Störfeld“ werden.
- Chronische Krankheiten können störfeldinduziert sein.
- Eine störfeldbedingte Erkrankung ist nur durch eine Störfeldtherapie kausal therapierbar (Ausschalten resp. Desensibilisieren des neuromodulatorischen resp. neuroinflammatorischen Triggers).
- Bei Injektion an ein „schuldiges“ Störfeld kann das sogenannte „Sekundenphänomen nach Huneke“ auftreten: Dabei fallen die fern abgelegenen Schmerzen oder Funktionsstörungen für mindestens 20 Stunden weg (Zahn-Kiefer-Bereich 8 Stunden), sofern nicht bereits irreversible morphologische Veränderungen bestehen. Bei jeder weiteren Injektion muss sich das beschwerdefreie Intervall deutlich verlängern.
- Neben dem therapeutischen Effekt erlaubt die Neuraltherapie im diagnostischen Bereich die präzise Identifizierung irritierter Strukturen.

5 Wirkmechanismen

In diesem Rahmen werden zusammenfassend Teilmechanismen besprochen, die nach geeigneter Infiltration mit dem Lokalanästhetikum parallel ablaufen.

5.1 Einfluss auf das Schmerzgedächtnis (Neuroplastizität)

5.1.1 Neuronale Plastizität

Nervenzellen erinnern sich an vorangegangene schmerzhafte Reize und reagieren entsprechend überschießend auf spätere Reize (Sensibilisierungsprozesse, s. Kap. 3.1). Sie können auch in verschiedenen Regionen des Nervensystems neue Synapsen bilden. Verschiedene Mechanismen sind in Kap. 3.1 dargestellt. Diese Vorgänge können sogar nach Wegfall der initialen (Schmerz-)Ursache ablaufen und sind somit einem Gedächtnisvorgang gleichzusetzen.

Durch wiederholte Unterbrechung mit Lokalanästhetika (s. Kap. 4) kann sich dieses Schmerzgedächtnis prinzipiell wieder zurückbilden (allerdings erschwerend in Abhängigkeit von Chronifizierungsfaktoren wie negativen Emotionen, Grundsystembelastung usw.; s. Kap. 2 und Kap. 3).

5.1.2 Engrammierung im Sympathikus

Das vegetative Nervensystem hat eine große Fähigkeit zur funktionellen Anpassung. Dies zeigt sich bei der synaptischen Plastizität, das heißt der Veränderung der Effizienz der synaptischen Übertragung. Tatsächlich konnte ein im Zentralnervensystem bekanntes Phänomen, die sogenannte **Langzeitpotenzierung (LTP)**, in synaptischen Ganglien experimentell bei Ratten nachgewiesen werden [16]. Sie führt zu einer Potenzierung der postsynaptischen Antwort auf eine gleichbleibende präsynaptische Stimulation und kann längere Zeit anhalten und somit einem Lern- und Gedächtnisvorgang gleichgesetzt werden.

Über verschiedene Mechanismen [279] [462] kann die Injektion mit Lokalanästhetika die Langzeitpotenzierung vermindern oder verhindern und damit die Engrammierung von pathologischen Informationen sowie die Bildung eines Schmerzgedächtnisses unterdrücken [370].

Aussprossen (**„Sprouting“**) sympathischer Nervenfasern in Spinalganglien [97] kann neuropathische Schmerzen verursachen und damit ebenfalls zur Engrammierung („Schmerzgedächtnis“) beitragen (wie auch die **„sympathisch afferente Kopplung"**, s. Kap. 3.1). Lokalanästhetika haben einen günstigen Effekt sowohl auf die erwähnte Kopplung als auch auf das „Sprouting“ [99] [461] [523] [533].

Wissen

Bereits 1924 konnte Ricker tierexperimentell ein Gedächtnis des peripheren Sympathikus nachweisen [401]. Durch wiederholte Reizung des Sympathikus ergab sich eine engrammatische Speicherung pathologischer Informationen. Physiologische Reize wurden in einem solcherart veränderten System pathologisch (überschießend) beantwortet. Durch wiederholte Anwendung von Lokalanästhetika konnte die engrammatische Speicherung pathologischer Informationen wieder rückgängig gemacht werden.

5.1.3 Wind up

Ebenfalls als eine Art Schmerzgedächtnis kann das sogenannte „Wind up“ betrachtet werden: Multirezeptive Hinterhornneurone („Wide Dynamic Range-Neurons“, WDR) reagieren auf Reizung afferenter Fasern bei Wiederholung mit immer mehr Aktionspotenzialen und es kommt sogar zu Entladungen, ohne dass es einer weiteren Reizung bedarf. Zudem können bei weiterer Reizung immer mehr WDR-Neurone rekrutiert werden. Die Spontanaktivität der durch den Sympathikus aktivierten Neurone kann durch Lokalanästhetika reduziert werden [402] über das „Resetting“ der positiven neuronalen Rückkoppelungsschleifen [272] [336] [405]. Gerade hier ist es wichtig, im Frühstadium die afferenten Zuströme mithilfe eines Lokalanästhetikums wiederholt zu unterbrechen.

5.1.4 Neuroplastizität und Störfeldgeschehen (neuromodulatorische Trigger)

Laut Zieglgänsberger [541] ist die Schmerzwahrnehmung „keine Moment-Analyse afferenter nozizeptiver Signale“, sondern ein dynamischer Prozess, in den die Auswirkungen früherer Erfahrungen und Erlebnisse einfließen (siehe auch Experimente von Speranski, Kap. 1.5). Dauerimpulse von Störfeldern (neuromodulatorischen Triggern) können somit die schmerzverarbeitenden Systeme im Hirnstamm und Gehirn verändern („sensibilisieren“). Danach wirken sensorische Reize auf neuronale Systeme, die durch vorausgegangene Impulse modifiziert worden sind (siehe sogenannter „Zweitschlag“ nach Speranski, Kap. 1.5). Die Reizinterpretation und der entsprechende Verhaltensoutput werden durch die Erinnerung an die zurückliegenden Ereignisse entscheidend beeinflusst [541]. Insofern hat die „Desensibilisierung“ oder sogar „Löschung“ (mittels Lokalanästhetika) modulierender oder schmerzverstärkender Signale (neuromodulatorischer Trigger) eine entscheidende Funktion in der Schmerztherapie.

5.2 Unterbrechung mehrerer Reflexbögen

In Kap. 2 und Kap. 3 wurden mehrere positive rückgekoppelte Reflexbögen im Schmerzgeschehen dargestellt. Diese peripher-spinalen „Schaltkreise“ (▶ **Abb. 5.1**) können an mehreren Stellen gleichzeitig mit Lokalanästhetika unterbrochen werden: Quaddeln, myofasziale Triggerpunkte, Injektionen an Sehnenansätze, Bänder, Gelenke, Injektionen an den Spinalnerv sowie an das paravertebrale oder prävertebrale sympathische Ganglion. Dadurch kann eine Desensibilisierung von Nozizeptoren erfolgen (Verminderung der peripheren Sensibilisierung). Es ist auch möglich, dass die als Folge der peripheren Irritation plastisch veränderten neuronalen Zentren sogar bei Chronizität rückbildungsfähig sind [272]. Jänig sagt im Modell voraus, dass die Blockade der Spontanaktivität der sensibilisierten nozizeptiven afferenten Neurone (z. B. durch Leitungsblockade mit einem Lokalanästhetikum) zur Abnahme von Spontanschmerz, primärer Hyperalgesie und sekundärer Hyperalgesie führt [272].

Neuraltherapeutische Interventionen können sowohl über die Erregung spinaler afferenter Neurone als auch über die nachfolgende Löschung derselben mit dem Lokalanästhetikum die Integrationsprozesse im Rückenmark und in supraspinalen Zentren beeinflussen [272]. Dadurch können sich auch die Signale von supraspinal her ändern.

5.3 Einfluss auf die Durchblutung

Bereits in Kap. 1.8 wurde auf die Wichtigkeit des Sympathikus beim Schmerzgeschehen hingewiesen. Der Sympathikus ist im Schmerzgeschehen immer mitbeteiligt. Jede Irritation des Sympathikus hat eine Störung der Mikrozirkulation zur Folge. Dadurch wird der Entzündung und peripheren Sensibilisierung Vorschub geleistet und wir befinden uns in einem Teil der positiven Rückkoppelung (Circulus vitiosus). Die Unterbrechung dieser Rückkoppelungsmechanismen und die Regulation des Sympathikus vermindert die Mikrozirkulationsstörung.

Zudem hat das Procain im Gewebe neben der sympathikolytischen auch eine direkte durchblutungsfördernde Wirkung. Dadurch wird einer **peripheren Sensibilisierung** von Nozizeptoren und einer Rekrutierung von Nozizeptoren [36] aus der Umgebung entgegengewirkt.

5.4 Einfluss auf die Hinterhorneingangskontrolle

Durch Aktivierung schnell leitender Fasern (Nadelstich) und durch Hemmung (Lokalanästhetikum) der dünnen Fasern kann das „Tor“ im Hinterhorn synergistisch für eintretende nozizeptive Reize „geschlossen“ werden (siehe Gate-Control-Theorie

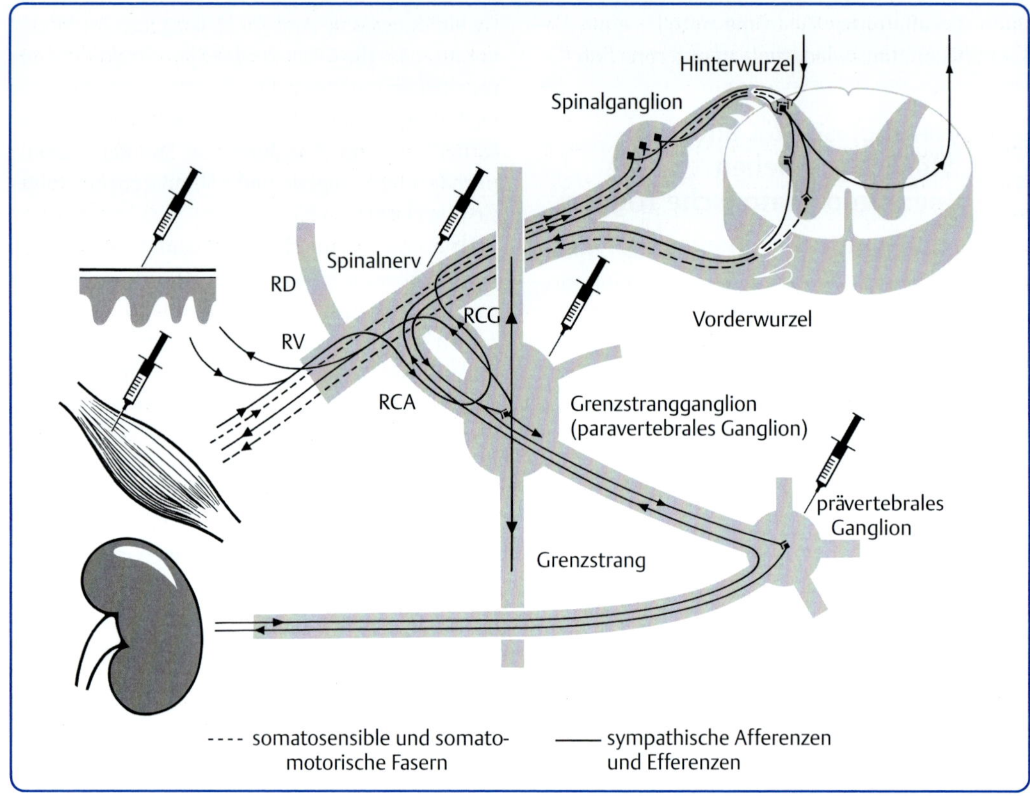

▶ **Abb. 5.1** Reflektorische Verschaltung von Haut, Muskulatur und innerem Organ. Vereinfachte Darstellung. Bei nozizeptiven Reizen können aufgrund dieser peripher-spinalen Reflexbögen und der entsprechenden Verschaltungen im Hirnstamm und Kortex mehrere positive rückgekoppelte „Schaltkreise" entstehen, die zu Projektionssymptomen und Schmerzen führen. Diese „Schaltkreise" (Circuli vitiosi) können an mehreren Stellen (einzeln oder kombiniert) mit Lokalanästhetika unterbrochen werden. Dadurch hat das System die Chance, sich neu zu organisieren. (Fischer L, Barop H. Neuraltherapie. In: Fischer L, Peuker E, Hrsg. Lehrbuch Integrative Schmerztherapie. Stuttgart: Haug; 2011: 182)

nach Melzack und Wall [339], Kap. 3.5). Dies ist einer von verschiedenen Mechanismen zur Unterbrechung der positiven Rückkoppelung (Circulus vitiosus) im Schmerzgeschehen.

5.5 Einfluss auf die neurogene Entzündung

Die neurogene Entzündung entsteht einerseits durch Vasodilatation und Plasmaextravasation, andererseits durch die Aktivierung von nicht myelinisierten sensorischen Nervenfasern und einer darauffolgenden Sezernierung von proinflammatorischen Neuropeptiden [2] [272]. So können beispielsweise sympathische Fasern aus ihren eigenen Endigungen Substanz P ausschütten, was unter anderem zur Ödembildung führt. Der Sympathikus spielt demnach bei der neurogenen Entzündung eine wesentliche Rolle. Dies zeigt beispielsweise die Arbeit von Tracey [474], der einen inflammatorischen Reflex des vegetativen Nervensystems beschreibt (siehe Kap. 3.4).

Die Regulation des vegetativen Nervensystems mittels Lokalanästhetika (Neuraltherapie) kann die von diesem verursachten Entzündungen reduzieren.

Auch Cassuto [88] konnte zeigen, dass Lokalanästhetika eine entzündungshemmende Wirkung haben. Sie haben einen Effekt auf die Synthese und Freisetzung von Entzündungsmediatoren. So können Procain und Lidocain in niedriger Konzentration die Synthese beispielsweise eines Entzündungsmediators (Arachidonsäure) im Pankreas vermindern. Eine Inhibition der Sekretion von Prostaglandinen durch topische Lokalanästhetika konnte kürzlich in verbrannter Tierhaut gezeigt werden. Auch eigene Experimente mit Procain bei sonnenverbrannter Haut bestätigen dies.

5.6 Neuorganisation der Systeme

Die positive Rückkoppelung im Grundregulationssystem (Nichtgleichgewichtsthermodynamik) und im Nervensystem (Schmerzgeschehen!) legt nahe, dass durch Unterbrechung dieser Rückkoppelungsschleifen an verschiedenen Stellen (wie in den vorangegangenen Kapiteln dargestellt) die Systeme sich neu organisieren können (analog der Chaostheorie, s. Kap. 1.7). Teilmechanismen wie Verminderung der neurogenen Entzündung, verminderte periphere Sensibilisierung, verminderte Rekrutierung von weiteren Nozizeptoren der Umgebung, Durchblutungsverbesserung, verschiedene Einflüsse auf das Schmerzgedächtnis und die Hinterhorneingangskontrolle können das schmerzempfangende und schmerzverarbeitende System wirkungsvoll in seinen Rückkoppelungen unterbrechen („Reset"). Danach haben die Systeme die Chance, sich neu zu organisieren.

Zusammenfassung

Durch verminderte periphere und zentrale Sensibilisierung und Verminderung oder Aufhebung von neuroplastischen Veränderungen nach der Therapie mit Lokalanästhetika können lang andauernde Schmerzlinderungen oder sogar Schmerzfreiheit auftreten. Durch diese und weitere Wirkmechanismen ist erklärt, weshalb der Effekt nach neuraltherapeutischen Interventionen weit länger andauert, als es der Wirkdauer des Lokalanästhetikums entspricht. Dasselbe gilt für die neurogene Entzündung („Lerneffekt").

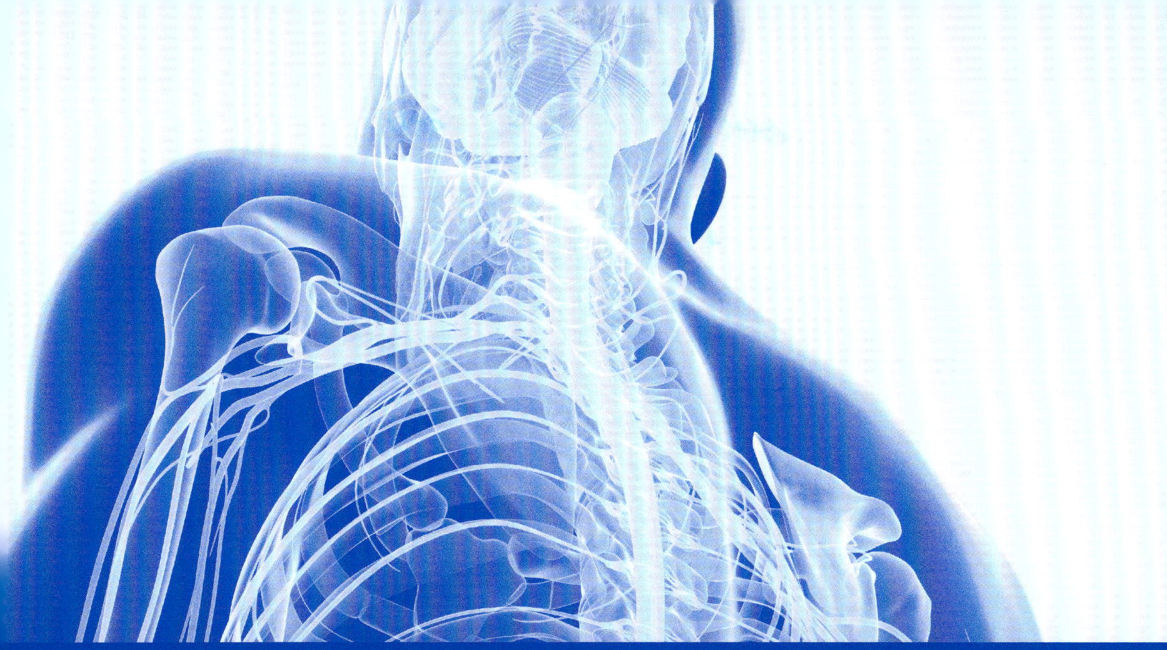

Teil 4
Therapie

6 Material

Dass für die verschiedensten Krankheitsbilder (insbesondere Schmerzen und Entzündungen) lediglich Nadeln und Lokalanästhetika verwendet werden, mag auf den ersten Blick erstaunen, ist jedoch gut erklärbar mit der modernen Neurophysiologie des Schmerzes und den Mechanismen der neurogenen Entzündung sowie deren Regulierung mit Lokalanästhetika.

6.1 Spritzen und Nadeln

Benötigt werden **Spritze**, **Nadel** und **Lokalanästhetikum**. Prinzipiell wird sehr dünnes Nadelmaterial verwendet. Die Nadeln müssen dennoch genügend stabil für die jeweiligen Injektionen sein.

Länge und Durchmesser der Nadeln für bestimmte Injektionen sind im Kapitel „Injektionstechniken“ (Kap. 11) beschrieben.

Für den Zahn-Kiefer-Bereich werden Zylinderampullenspritzen verwendet (▸ **Abb. 6.1**):

- Uniject und Ligmaject eignen sich für die Injektion an die Zahnwurzeln,
- Ligmaject und Citoject für die intraligamentäre Injektion, wobei hier äußerst vorsichtig vorgegangen werden muss (siehe Kap. 11).

6.2 Lokalanästhetika

In der Neuraltherapie kommen vorwiegend **Procain** und **Lidocain** zur Anwendung. Lokalanästhetika mit längerer Wirkdauer bringen in der Regel keine Verbesserung des therapeutischen Effekts. Letzterer resultiert einerseits aus der Reizsetzung durch die Nadel (und der Reaktion des Organismus), andererseits aus der kurzzeitigen Ausschaltung pathologisch sich aufschaukelnder neuronaler Leitungsbogen (siehe Kap. 1).

Aus ▸ **Tab. 6.1** ist ersichtlich, dass z. B. sowohl bei Schwangeren (keine Kontraindikation in Früh- und Spätschwangerschaft, bisher keine teratogene Wirkung bekannt) als auch bei Leberpatienten das Procain zu bevorzugen ist. Wegen der kurzen Halbwertszeit und der damit guten Steuerbarkeit eignet sich das Procain insbesondere für Injektionen an Nerven und Ganglien.

Weitere Eigenschaften der Lokalanästhetika, insbesondere des Procains, können ▸ **Tab. 6.1** entnommen werden.

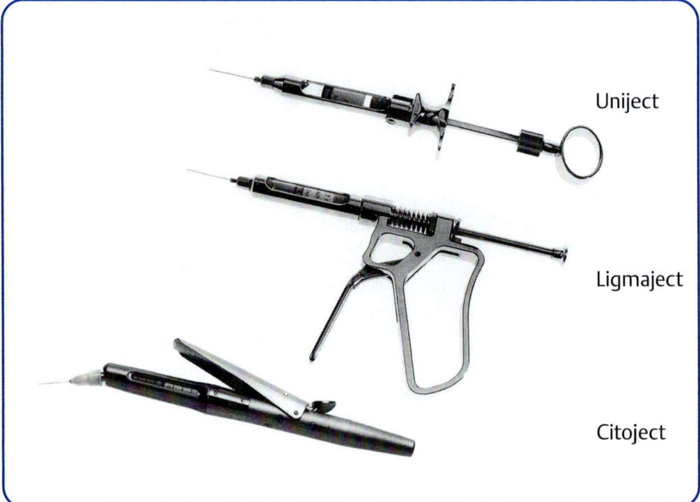

▸ **Abb. 6.1** Karpulenspritzen für die Injektionen im Zahnbereich. Ligmaject und Citoject eignen sich auch für die intraligamentäre Injektion (siehe Kap. 11).

▸ **Tab. 6.1** Vergleich Procain – Lidocain.

	Procain	**Lidocain**
chemische Struktur	Ester	Amid
Wirkdauer	ca. 20–30 Min.	ca. 60–120 Min.
Diffusionsfähigkeit	weniger gut als Lidocain	besser als Procain
Abbau	in praktisch jedem Gewebe durch die unspezifische Pseudocholinesterase	in der Leber
therapeutisch wirksame Abbauprodukte	+ (Paraaminobenzoesäure, Diäthylamino-äthanol)	–
Toxizität	geringer als Lidocain	größer als Procain
Gefäßdilatation durch Sympathikolyse	+	+
Gefäßdilatation durch das Medikament per se	+	-
O_2-sparender und kapillarabdichtender Effekt	+ +	(+)
entzündungshemmender und antiinfektiöser Effekt	+ +	+
membranstabilisierende Wirkung (Nerven-/Muskelfasern, Mastzellen, Organparenchymzellen etc.)	+ +	+

Besonders in neuerer Zeit wurden weitere interessante Wirkungen gefunden: Da unter anderem bei Morbus Alzheimer, der Altersdepression und bei AIDS erhöhte Spiegel von **Glukokortikoiden** gefunden werden, ist die nachgewiesene Senkung dieses Spiegels durch Procain interessant und man darf bei solchen Erkrankungen klinische Wirkungen erwarten [525].

Äußerst interessant für die zukünftige Forschung ist der Einfluss des Procains auf die **Kanzerogenese**: Methylierung der DNA führt zur Deaktivierung von Tumorsuppressorgenen. Nun besitzt Procain DNA-demethylierende Eigenschaften [140] [493]. Aufgrund dieser Resultate wird ein starker tumorprotektiver Effekt des Procains angenommen.

Wissen

Zusammenfassung der pharmakologischen Wirkung des Procains nach [88] [140] [192] [225] [245] [460] [493]

Allgemeine systemisch-medikamentöse Wirkungen des Procains sind:

- membranstabilisierend,
- antiarrhythmisch,
- muskelrelaxierend,
- bronchospasmolytisch,
- spasmolytisch am Sphincter Oddi und am Darm,
- koronarperfusionssteigernd,
- negativ inotrop,
- negativ chronotrop,
- „endoanästhetisch“ (günstige Modulierung von Lungendehnungsrezeptoren, Glomus caroticum, Gefäßrezeptoren, viszeralen Rezeptoren, glatter und quergestreifter Muskulatur),
- antikonvulsiv (bei Überdosierung gegenteilig),
- spezifisch impulsmodulierend im limbischen System,
- antihistaminisch,
- antiinflammatorisch,
- sympathikolytisch,
- parasympathikolytisch,
- gefäßerweiternd,
- antiviral,
- antibakteriell,
- antimykotisch,
- Wirkung auf immunkompetente Zellen (stimulierend),
- Tumorprotektion (DNA-Demethylierung),
- kortikoidsenkende Wirkung,
- antithrombotischer Effekt.

6.3
Praktische Anwendung

Bei einem ca. 75 kg schweren Erwachsenen sollte die Menge von 20 ml einer 1 %-Lidocain-Lösung pro Sitzung nicht überschritten werden. Es hat sich in der Praxis bewährt, dieselbe Regel auch für das Procain zu beachten, obwohl wegen der geringeren Toxizität hier deutlich größere Mengen verwendet werden dürften. Bei mehr als 20 ml klagt jedoch ein Teil der Patienten über ein leichtes, kurz dauerndes (2–10 Minuten) Schwindelgefühl, das als vegetative und nicht als toxische oder allergische Reaktion gedeutet werden muss. Es ist praktisch auch nie notwendig, mehr als 20 ml Lidocain oder Procain pro Sitzung zu verwenden, geht es doch bei der Neuraltherapie einerseits um Impulssetzung, andererseits um kurz dauernde Ausschaltung dünner Nervenfasern.

Die angegebenen Mengen beziehen sich selbstverständlich nur auf Injektionen ins Gewebe. Bei intravasalen Injektionen sollen in der Praxis 1–3 ml einer 1 %igen Procain- oder Lidocain-Lösung nicht überschritten werden.

Cave

Es darf niemals in ein hirnwärts ziehendes Gefäß injiziert werden, ebenso nicht in den Liquorraum im kranialen Bereich des Zentralnervensystems. Ansonsten können unter anderem Krämpfe, Bewusstlosigkeit, Herz- und Atemstillstand auftreten. Deshalb muss im Kopf- und Halsbereich immer sorgfältig aspiriert werden und die Injektionen sollen hier nur langsam und unter stetiger Beobachtung des Patienten erfolgen.

Hahn-Godeffroy [225], Barop [45], Becke [52] und Fischer [164] wiesen nach, dass entgegen früheren Meinungen das Procain keine höhere Allergierate aufweist als beispielsweise das Lidocain. Die Allergierate dieser Substanz liegt zudem deutlich unter derjenigen von nichtsteroidalen Antirheumatika, Antihypertensiva, Antibiotika etc.

Zusätze wie Konservierungsmittel (erhöhen die Allergierate und verschlechtern die Gewebeverträglichkeit) oder Vasokonstriktoren sollen vermieden werden.

Zusammenfassung

Die 1 %-Procain-Lösung ohne jeglichen Zusatz ist ein ideales Neuraltherapeutikum, gut steuerbar und für neuraltherapeutische Zwecke den anderen Lokalanästhetika überlegen.

7 Indikationen (Allgemein)

Das Grundregulationssystem und der ebenfalls ubiquitär vorhandene Sympathikus spielen bei vielen chronischen Krankheiten eine wichtige Rolle. Störungen in diesen beiden Systemen können hormonelle, humorale oder zelluläre Komponenten in Mitleidenschaft ziehen.

Sowohl das Grundregulationssystem als auch der Sympathikus zeigen auf verschiedene informative Reizqualitäten (gleichgültig, ob diese Reize z. B. viraler, chemischer oder physikalischer Art sind) bei einem vorher gesunden Individuum in der ersten Zeit die gleiche stereotype Reaktion. Es ist erstaunlich, dass unser Organismus auf verschiedenartigste Reize in der ersten, das heißt in der regulativen und funktionellen Phase vorerst nur wenige, unspezifische Reaktionsarten kennt. Diese finden zuerst im Grundregulationssystem und in den Reflexbögen des Sympathikus (mit weiteren Verschaltungen) statt. Erst wenn nach längerer Dauer der Regulations- und Funktionsstörung in den genannten Systemen sekundär ein bestimmtes, „nachgeschaltetes" Organsystem betroffen wird (zuerst entweder das segmental zugehörige oder dasjenige Organ, das durch eine Vorbelastung – „Erstschlag" – geschwächt ist), zeigt sich eine scheinbar spezifische Erkrankung.

Aus diesen Überlegungen wird verständlich, dass auf der Stufe der Regulations- und Funktionsstörungen im Grundregulationssystem und Sympathikus ebenfalls eine „unspezifische" Therapie mit einer Nadel und einem einzigen „Medikament" (Lokalanästhetikum) pathophysiologisch betrachtet die richtige ist, um die dysregulierten Systeme zu entlasten. Mit anderen Worten: Mittels Reiz und gezielter kurzfristiger Ausschaltung vegetativer Fasern kann ein Circulus vitiosus durchbrochen werden. Autoregulatorisch können nun die vielfach vernetzten Regelkreise wieder die physiologische Mitte ansteuern. Homöostase und Ökonomie werden wiederhergestellt und damit stellt sich auch eine verbesserte unspezifische Abwehr ein. Die funktionelle Erkrankung ist im Idealfall sogar verschwunden.

Wo dies mittels Neuraltherapie alleine nicht mehr erreicht werden kann (z. B. wenn auch bereits irreversible pathomorphologische Veränderungen vorliegen), kann die Neuraltherapie die konventionell-medizinische Therapie unterstützen. Es können dann z. B. Schmerzmittel eingespart und auf diese Weise (weniger Nebenwirkungen) dem Patienten zu besserer Lebensqualität verholfen werden. Die Neuraltherapie ist praktisch mit jeder anderen Therapieform kombinierbar.

! Beachte

Selbstverständlich dürfen wichtige konventionell-medizinische Abklärungen und dringend notwendige anderweitige Therapien niemals unterlassen werden.

Dennoch ist die Liste von Krankheiten, bei denen die Neuraltherapie als logische und alleinige Therapie eingesetzt werden kann, aus den oben und in Teil 1–3 erwähnten Überlegungen (und wie uns die Praxis zeigt) außerordentlich lang.

Auch bei akuten Krankheiten und in Notfallsituationen liefert die Neuraltherapie ausgezeichnete und objektivierbare Ergebnisse; insbesondere in Situationen, bei denen die unmittelbare Bedrohung durch das Reflexgeschehen des Sympathikus bedingt ist und nicht durch das initiale Ereignis selbst.

Beispiel Bei einer peripheren Lungenembolie ist nicht die mechanische Obstruktion eines kleinen Blutgefäßes für das unter Umständen schwere Krankheitsbild verantwortlich, sondern das darauffolgende Reflexgeschehen des Sympathikus. Eine sofortige Injektion an das Ganglion stellatum kann lebensrettend sein.

Eine Übersicht über wichtige Indikationsbereiche liefern die folgenden Kapitel.

Zusammenfassung

Der Indikationsbereich für die Neuraltherapie ist außerordentlich weit. Bei vielen akuten und chronischen Krankheiten kann die Neuraltherapie als alleinige Maßnahme eingesetzt werden (bei vorwiegend funktionellen Störungen) oder unterstützend zur konventionellen Therapie (insbesondere falls bereits irreversible pathomorphologische Veränderungen vorliegen).

8 Kontraindikationen

Neben wenigen Kontraindikationen bestehen auch sehr wenige medikamentöse Interaktionen (leichte Abschwächung der Sulfonamidwirkung, notwendige Dosisreduktion des Procains bei Cholinesterasehemmern), was die Therapie auch beispielsweise bei multimorbiden Patienten sicher macht.

8.1 Absolute Kontraindikationen

- Allergie gegen Lokalanästhetika. Ein kleiner roter Hof um die Procain-Quaddel ist normal (vasodilatatorische Wirkung) und tritt bei der Lidocain-Quaddel nicht auf.
  Als Test kann der sogenannte Konjunktivaltest angewandt werden: Färbt sich die Konjunktiva nach Einträufeln eines Tropfens Procain oder Lidocain deutlich rot, sollte von der Neuraltherapie Abstand genommen werden.
- Tiefe Injektionen bei Gerinnungsstörungen oder Antikoagulation.
- Alle akuten chirurgischen Indikationen.
- Schwere Hypotonie und schwere kardiale Dekompensation.
- Nur für größere Mengen (mehr als 10 ml Lidocain): schwere kardiale Überleitungsstörungen (AV-Block III. Grades), pathologische Bradykardie, akute Hepatopathie.
- Myasthenia gravis im Schub.
- Brugada-Syndrom: seltene, genetisch bedingte Herzkrankheit (Ionenkanalerkrankung) mit familiär gehäuftem, plötzlichem Herztod. Hier sollte Procain nicht angewendet werden (allerdings scheinen neuraltherapeutisch übliche Mengen keine Rolle zu spielen, wie die Erfahrung zeigt, da ein plötzlicher Herztod unter Therapie mit Procain nicht gehäuft vorkommt).

8.2 Relative Kontraindikationen/ Versager der Neuraltherapie

- Geisteskrankheiten, Erbkrankheiten: Diese Krankheiten sind durch die Neuraltherapie nicht heilbar. Jedoch können sich erworbene psychische Störungen ohne offensichtlichen äußeren Grund nach einer Störfeldtherapie oft verblüffend bessern. Trotzdem sollte gerade hier die Abklärung niemals vernachlässigt werden (Lues, Tumor, Vitaminmangel etc.) Hausammann [234] hat bei schweren Depressionen über das Ganglion cervicale superius bedeutende Erfolge erzielt.
- Vasovagale Synkopen/Spritzenangst.
- Vorsicht bei Psychosen.
- Mangelkrankheiten: Hier muss substituiert werden.
- Bestimmte Infektionskrankheiten. Zoonosen, Parasitosen.
- Beschwerden, die mit offensichtlichen psychosozialen Konfliktsituationen parallel laufen. (*Cave:* Auch hier kann durch „Erstschläge" und weitere Grundsystembelastung das „Fass fast voll" sein und der psychische Stress als „Zweitschlag" wirken. Deshalb keine allzu rasche Beurteilung.)
- Offensichtlicher Krankheitsgewinn des Patienten.
- Wenn die Beschwerden offensichtlich durch elektromagnetische Belastungen verursacht sind (Beispiel: Migräne, Schlaflosigkeit etc. bei Wohndomizil in der Nähe eines Mobilfunksenders).
- Wenn eine Grundsystemblockierung nicht erkannt wird (z. B. Schwermetallbelastung).
- Somatoforme Schmerzerkrankungen.

Weitere Kontraindikationen ergeben sich für einzelne Injektionen: z. B. keine Injektion an das Ganglion ciliare bei Status nach Enukleation des anderen Auges, keine Injektion an das Ganglion coeliacum auf der Seite der noch vorhandenen Niere bei nephrektomierten Patienten etc.

9 Nebenwirkungen und Komplikationen

Obwohl in der Neuraltherapie zum Teil tiefe Injektionen vorgenommen werden, ist die Nebenwirkungs- und Komplikationsrate sehr gering, wie wir in einem Health Technology Assessment zu Händen des Schweizerischen Bundesamts für Gesundheit 2005 dokumentiert haben [164].

9.1 Nebenwirkungen

Insbesondere für das Procain, das im Gewebe und Plasma abgebaut wird, sind im Prinzip keine Nebenwirkungen im engeren Sinne bekannt (außer bei Cholinesterasemangel).

Häufig treten jedoch vegetative Reaktionen auf wie Schwindel, Wärmegefühl, zittriges Gefühl, Schwitzen, metallischer Geschmack. Diese Symptome sind in der Regel nach 10–15 Minuten verschwunden. In dieser Phase sind Puls und Blutdruck normal.

Zu den Reaktionsmöglichkeiten siehe Kap. 10.4.

9.2 Komplikationen

- Die Allergie gegen Procain ist viel seltener als früher angenommen [45] [52] [164] [225]. Die am meisten gefürchtete Komplikation auf das Lokalanästhetikum ist sicher der anaphylaktische Schock. Obwohl äußerst selten, muss die neuraltherapeutische Praxis (wie jede andere übrigens auch) darauf vorbereitet und das Personal eingeübt sein. Die Sofortmaßnahmen müssen in der Praxis ergriffen werden, noch bevor der Patient notfallmäßig ins Spital transportiert wird (Adrenalin, Volumen, Kortikosteroide, Antihistaminika, Sauerstoff etc.).
- Die versehentliche Injektion größerer Mengen eines Lokalanästhetikums in ein hirnwärts ziehendes Gefäß oder in den kranialen Bereich des Liquorraums kann Krämpfe, Bewusstlosigkeit, Herz- und Atemstillstand bewirken. Bei Krämpfen ist unter anderem Valium indiziert. Bei Atem- und Kreislaufstillstand sind Beatmung und Herzmassage bis zum Eintreffen des Rettungswagens notwendig.

Praxis

Beide hier an erster Stelle genannten Komplikationen sind extrem selten und kommen im Praxisleben eines Neuraltherapeuten vielleicht nicht ein einziges Mal vor. Dennoch müssen die zu treffenden Maßnahmen immer selbstverständlich und gegenwärtig sein und das Material für Arzt und Hilfspersonal an rasch zugänglicher Stelle. Nur unter diesen Voraussetzungen ist es möglich, in einem Ernstfall die Ruhe zu bewahren und Punkt für Punkt die richtigen Maßnahmen zu treffen.

Weitere Komplikationen können sein:

- Hämatome.
- Das versehentliche Setzen eines kleinen Mantelpneumothorax erfordert meist keine weiteren Maßnahmen. Dennoch ist es ratsam, ein Thoraxröntgenbild anzufertigen und den Patienten in der Klinik überwachen zu lassen.
- Die versehentliche Punktion eines inneren Organs ist bei anatomischen Variationen (z. B. Hufeisenniere bei der Injektion an das Ganglion coeliacum) möglich. Meist ist dies – außer bei einem schmerzhaften Hämatom – harmlos, sind doch die neuraltherapeutischen Nadeln viel dünner als z. B. Organpunktionsnadeln.
- Bei Injektionen an größere Nerven (Sturzgefahr wegen möglicher kurzzeitiger Parese) oder Ganglien sollte der Patient nicht unbeaufsichtigt aufstehen. Zudem muss die Fahrtüchtigkeit sichergestellt sein.
- Vasovagale Synkopen (Anamnese!).
- Spezifische mögliche Komplikationen bei den einzelnen Injektionen sind dort nachzulesen.

10 Neuraltherapeutisches Vorgehen

Präzise Anamnese, Untersuchung, diagnostische und therapeutische Infiltrationen ergeben nicht nur nachgewiesene klinische Erfolge, sondern auch interessante neurophysiologische Erkenntnisse.

10.1 Anamnese

10.1.1 Wichtige Fragen

Allgemeine Fragen

- Tendenz zu vasovagalen Synkopen? (besondere Vorsicht bei den Injektionen).
- Einnahme von Antikoagulanzien? (keine tiefen Injektionen).
- Einnahme von Thrombozytenaggregationshemmern?
- Allergie gegen Lokalanästhetika? (Kontraindikation für Neuraltherapie).
- Einnahme von regulationsblockierenden Medikamenten wie Antibiotika, Kortikosteroiden, Immunsuppressiva, Zytostatika, Psychopharmaka (hier fehlt bei hoher Dosierung unter Umständen eine Reaktion bei der Störfeldtestung).
- Geopathische Einflüsse (Hochspannungsleitung, Nähe zu Sendeanlagen etc.).

Kernfragen

Bei chronischen, komplexen Problemen sollten wir uns Kernfragen (nach Knellwolf, persönliche Mitteilung) stellen:

- Warum kommt der Patient?
- Was hat der Patient?
- Wie groß ist sein Problem?
- Warum konnte dem Patienten bisher nicht geholfen werden?
- Ist die bisher angenommene Diagnose richtig?
- Wurde bisher die richtige Therapie gewählt?
- Wurde die Therapie richtig durchgeführt? Wenn ja: Steckt etwas anderes dahinter, das wir nicht wissen?

Spezielle Fragen

Vegetative Symptomatik Wir erfragen auch die vegetative Symptomatik: Schweißausbrüche, generelle Hyperhidrosis, Neigung zu Erythemen, Wetterfühligkeit, Palpitationen, Stuhlunregelmäßigkeiten, Schlafstörungen etc.

Psychosoziale Anamnese Auch die psychosoziale Anamnese sollten wir aufnehmen: Familien- und Arbeitssituation, Probleme, Stress, auch Konflikte in der Kindheit, Genussmittel wie Nikotin und Alkohol, Freizeit, Sport, Ernährung etc.

Letztlich muss auch herausgespürt werden, ob nicht ein sekundärer Krankheitsgewinn vorliegt oder Hinweise für eine somatoforme Störung.

Nozizeptiver oder neuropathischer Schmerz? Wichtig ist anamnestisch auch die Unterscheidung zwischen nozizeptivem und neuropathischem Schmerz.

Nozizeptive Schmerzen entstehen durch Stimulierung von peripheren oder viszeralen Nozizeptoren, durch gewebeschädigende Reize oder durch Bildung/Freisetzung algogener Substanzen. Es können metabolische, physikalische oder entzündliche Veränderungen ursächlich sein, ebenso wie Muskelspasmen.

Demgegenüber entsteht der **neuropathische Schmerz** im Nervensystem selbst. Beispielsweise kann eine ektope Impulsaktivität in afferenten, nozizeptiven Neuronen nach Läsion oder Dysfunktion ihrer Axone entstehen. Die Nervenschädigung kann beispielsweise traumatischer, entzündlicher, metabolischer, infektiöser, immunologischer oder ischämischer Genese sein. Dadurch entstehen (fast) irreversible periphere und zentrale Veränderungen.

▸ Tab. 10.1 zeigt, wie anamnestisch nozizeptive und neuropathische Schmerzen unterschieden werden können [191].

Beurteilung von Schmerzen ▸ Abb. 10.1 zeigt verschiedene Skalen zur subjektiven Schmerzeinschätzung [191].

► **Tab. 10.1** Charakteristika nozizeptiver und neuropathischer Schmerzen im Vergleich (Quelle: Gallacchi [191]).

Charakteristika	Nozizeptiver Schmerz	Neuropathischer Schmerz
Symptomatologie		
Schmerzqualität	dumpf/hell pulsierend krampfartig stechend	brennend schneidend elektrisierend zerreißend
Basisschmerz	± konstant	konstant
Schmerzattacken „on top“	gelegentlich	häufig und intensiv
neurologische Befunde	keine Sensibilitätsstörungen	Sensibilitätsstörungen (Hypästhesie, Hyperästhesie, Dysästhesie, Hypalgesie, Hyperalgesie, Allodynie)
Schmerzursprung	Nozizeptoren	PNS, ZNS
Schmerzlokalisation	am Ort der Läsion (Ausnahme: viszeraler Schmerz)	in die Peripherie projiziert, entsprechend dem Innervationsgebiet
Schmerzbeginn	unmittelbar nach der Läsion	Latenz (Tage oder Wochen) nach der Läsion
Schmerzätiologie (Beispiele)	Arthropathien Frakturen und Kontusionen extraartikuläre rheumatische Erkrankungen Haut- und Schleimhautulzerationen Myokardinfarkt und andere Ischämieschmerzen viszerale Schmerzen	postherpetische Neuralgie Trigeminusneuralgie diabetische Polyneuropathie Phantomschmerzen CRPS Typ I (früher sympathische Reflexdystrophie) CRPS Typ II (früher Kausalgie)

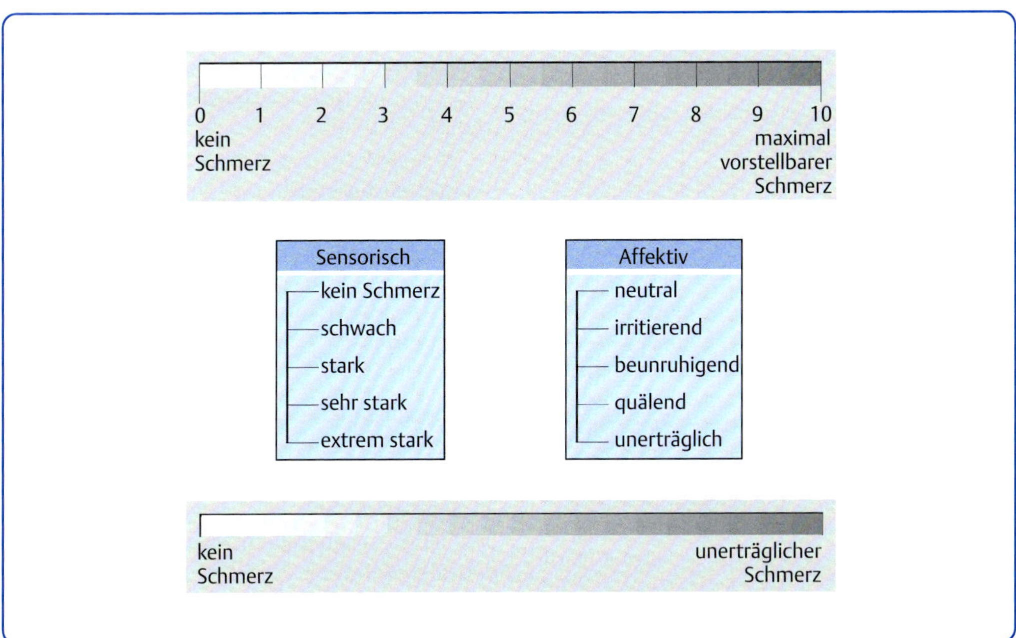

► **Abb. 10.1** Verschiedene Skalen zur subjektiven Beurteilung von Schmerzen. (aus: Gallacchi 2011 [191], mod. n. Zenz M, Jurna I. Lehrbuch der Schmerztherapie. Stuttgart: WVG; 1993). (aus Gallacchi G, Pilger B, Hrsg. Schmerzkompendium. Schmerzen verstehen und behandeln. 2. Aufl. Stuttgart: Thieme; 2005: 98, Abb. 6.2)

10.1.2 Neuraltherapeutische Anamnese

Hinweise auf Störfelder (neuromodulatorische Trigger)

Bei der exakten Anamnese sollen zunächst alle Operationen, Unfälle, Erkrankungen und Geburten **aufgelistet** werden. Von großer Bedeutung ist der Zahn-Kiefer-Bereich: Frage nach Weisheitszähnen, durchgemachten Infekten, Wurzelbehandlungen etc.

„Zweitschlag“ Danach muss eine **Gewichtung** der Anamnese erfolgen mit der Frage: Welches war die letzte Krankheit oder Operation vor Ausbruch des jetzigen Leidens? Mit anderen Worten: Wodurch kam das „Fass“ (Belastung des Grundregulationssystems) zum Überlaufen? Mit nochmals anderen Worten: Das zuletzt entstandene Störfeld (oder eine anderweitige Belastung) bewirkt am Locus minoris resistentiae – der in keiner segmentalen Beziehung zum Störfeld stehen muss – Funktionsstörungen und/oder Schmerzen. Dies ist das sogenannte **„Zweitschlagphänomen“** nach Speranski [438].

Zum Locus minoris resistentiae Diese „Schwachstelle“ des Organismus ist bereits durch bestehende Störfelder („Erstschlag“) oder anderweitige Grundsystembelastung labilisiert, aber bis zum „Zweitschlag“ noch kompensiert.

Ein Beispiel Beginn von chronischen Kopfschmerzen nach Appendektomie. Hier ist die Appendektomie der „Zweitschlag“, und die neuraltherapeutische Infiltration der Appendektomienarbe kann die Kopfschmerzen unter Umständen dauerhaft stoppen. Gelingt dies nicht oder nur teilweise, muss auch nach dem „Erstschlag“ gesucht werden: Ein verlagerter Weisheitszahn (Beispiel) hat als bisher noch kompensiertes Störfeld die Regulationen im Grundsystem bereits labilisiert. Erst die Sanierung in diesem Bereich wird dann den definitiven Erfolg bringen, da sonst immer wieder (geringe) Zusatzbelastungen die Kopfschmerzen zum Ausbruch bringen werden.

Allgemeine Hinweise auf Störfelder Ein weiterer Hinweis auf ein Störfeld kann darin bestehen, dass sich bei Wetterwechsel, psychischer oder physischer Belastung bestimmte Körperregionen „melden“ (innere Organe, Zähne, Gelenke, Narben etc.). Narben nach Wundheilungsstörungen sind besonders zu beachten. Auch kleinste Narben, der Nabel, Impf- oder Episiotomienarben können unter Umständen Störfeldwirkung haben.

Ein allgemeiner Hinweis auf ein Störfeld („Erstschlag“) kann ein „Knick“ in der allgemeinen Leistungsfähigkeit und der allgemeinen Befindlichkeit sein: Plötzlich aufgetretene vegetative Beschwerden wie Schlaflosigkeit, Tinnitus, rasche Ermüdbarkeit, Konzentrationsschwäche etc. können darauf hinweisen.

Auszuschließen sind innere Erkrankungen, hormonelle Störungen, Grundsystembelastungen durch elektromagnetische Wellen oder Schwermetalle und psychischer Stress. Bei psychischen Auffälligkeiten muss daran gedacht werden, dass diese auch durch lang dauernde vegetative Symptome verursacht werden können und nicht nur umgekehrt.

Störfeldverdächtig sind auch **„Halbseitenbeschwerden“**: Oft berichten Patienten, dass muskuläre und Gelenkbeschwerden, Zahnprobleme, Kopfschmerzen etc. immer nur auf einer Seite auftreten. Hier findet sich oft auf dieser Seite ein Störfeld. Im Laufe der Zeit kann auch die andere Seite betroffen werden (Seitenkreuzung, Zusatzfaktoren).

Zahn-Kiefer-Bereich Die Suche nach einem Zweitschlagphänomen im Zahn-Kiefer-Bereich gestaltet sich hier bezüglich des zeitlichen Zusammenhangs am schwierigsten. Anders als an den übrigen Körperstellen benötigen die pathologischen Veränderungen im Zahn-Kiefer-Bereich oft eine sehr lange Zeitspanne, bis sie Störfeldcharakter annehmen.

Häufigkeit des Auftretens Finden sich trotz exakter Anamnese und Gewichtung der Zusammenhänge anamnestisch keine Störfelder, dann müssen wir uns mit der Häufigkeit behelfen: Etwa 70% der Störfelder finden sich im Kopfbereich: Am häufigsten sind hier die Tonsillen oder Tonsillektomienarben sowie der Zahn-Kiefer-Bereich betroffen, gefolgt von Nebenhöhlen, Mittelohrbereich und Narben.

Weitere wichtige Störfelder sind Narben am übrigen Körper, Status nach Frakturen, der gynäkologische Bereich und die Prostata, der Darm, die Oberbauchorgane sowie der Lungenbereich.

Projektionssymptome

Bei Schmerzen muss besonders auf Projektionssymptome geachtet werden (Head'sche Zonen, Spannungssymptomatik entlang kinetischer Muskelketten, pseudoradikuläre Syndrome etc.; s. auch Kap. 10.3.1, Kap. 11.18.2). Die Schmerzqualität und die Abhängigkeit der Schmerzen von bestimmten Funktionen (Essen, Bewegung) sowie von der Tageszeit sind ebenfalls exakt zu erfragen.

Beachte
Bei Unklarheiten muss eine konventionell-medizinische Abklärung durchgeführt werden.

Zusammenfassung

- Die Anamnese muss in der Neuraltherapie speziell gewichtet werden. Dabei sind 2 Fragen bei der Störfeldsuche besonders wichtig:
  - „Knick" in der Leistungsfähigkeit/Befindlichkeit („Erstschlag"),
  - „Zweitschlag" nach Speranski.
- Etwa 70 % der Störfelder finden sich im Kopfbereich. Am häufigsten Tonsillen und Tonsillektomienarben sowie der Zahn-Kiefer-Bereich.

10.2 Inspektion

Gesichtsausdruck, Körperhaltung, Sprache etc. können uns erste Hinweise geben. Bei Problemen des Bewegungsapparats ist es sinnvoll, die Patienten einige Schritte gehen zu lassen, beispielsweise können spezielle Formen des Hinkens eingeordnet werden oder fehlendes Mitbewegen der Arme (Morbus Parkinson). Auf die Statik muss ebenfalls geachtet werden (Wirbelsäule, allfälliger Beckenschiefstand, Beinverkürzungen, Genua valga, statische Fußveränderungen).

Muskelatrophien oder -hypertrophien müssen registriert werden; ebenso müssen Hautveränderungen, Rötungen, weitere Verfärbungen, Schwellungen beachtet werden.

Zur Inspektion im Zahn-Kiefer-Bereich siehe Kap. 10.3.2.

10.3 Untersuchung

10.3.1 Allgemeines

Gründliche Anamnese, Inspektion, Palpation und je nach Situation weitere Abklärungen sind Voraussetzung für eine gezielte und erfolgreiche Neuraltherapie.

Grundsätzlich soll bei unklaren, nicht banalen Situationen vorerst eine vernünftige konventionell-medizinische Abklärung erfolgen. Sicher dürfen wir jedoch beispielsweise einen Patienten mit akuten Nacken-Schulter-Verspannungsschmerzen direkt neuraltherapeutisch behandeln. Bleibt er nach einer oder 2 Sitzungen beschwerdefrei, so haben wir mit größter Wahrscheinlichkeit nichts Weiteres verpasst und Kosten und Zeit gespart.

Beachte
Haut, Bewegungsapparat und inneres Organ sind reflektorisch afferent und efferent untereinander verschaltet. Dies ist die Grundlage dafür, dass wir in den Projektionszonen beispielsweise Rückschlüsse auf ein gestörtes inneres Organ ziehen können (und dies auch therapeutisch nutzen).

Oft findet sich eine solche **Projektionssymptomatik** in Haut und Muskulatur auch dann, wenn konventionell-medizinische Untersuchungs- und Laborresultate normal ausgefallen sind. Speziell in diesem Fall stellt dann die Neuraltherapie eine äußerst effiziente kausale Schmerz- und Regulationstherapie dar.

Zuerst untersuchen wir die **Haut**: Bei einer Erkrankung eines inneren Organs (Head'sche Zonen), des Achsenorgans oder eines Gelenks (aber auch bei einem Störfeld) sind Haut und Subkutis in den entsprechenden Segmenten meist verdickt, verquollen und überempfindlich.

Eine elegante Möglichkeit zur Beurteilung des Quellungszustands der Haut ist die Technik mit der sogenannten **Kibler-Hautfalte**: Am locker sitzenden oder liegenden Patienten heben wir im untersten Bereich des Rückens mit Zeigefinger und Daumen eine Hautfalte ab. Diese lassen wir nach kranial rollen. In verquollenen Dermatomen wird sie uns aus den Fingern gleiten.

Nach Narben muss sorgfältig gesucht werden.

Dann erfolgt die Palpation der Muskulatur. Es wird nach **Hartspannzügen** und **Triggerpunkten** entlang der kinetischen Muskelketten mittels subtiler Palpation gesucht. Das **Achsenorgan** muss auch in die Untersuchung miteinbezogen werden.

Die Unterscheidung, ob bei ausstrahlenden Schmerzen eine radikuläre oder pseudoradikuläre Symptomatik vorliegt, ist ebenfalls wichtig.

Oft helfen die sog. **Adler-Langer'schen Druckpunkte** bei der Störfeldsuche weiter (Kap. 3.1.1).

Überhaupt sind alle Untersuchungstechniken, die im Studium und in der Klinik erlernt wurden, eine wichtige Basis für die Neuraltherapie. Dasselbe gilt natürlich auch für die genaue Kenntnis der topografischen Anatomie.

Eine kurzgefasste Darstellung ausgewählter Untersuchungstechniken findet sich in den entsprechenden Kapiteln des Bewegungsapparats.

Zusammenfassung

Die präzise Untersuchung, insbesondere im Bereich der Projektionssymptomatik, ist neben der exakten neuraltherapeutischen Anamnese Voraussetzung für eine erfolgreiche Therapie.

Projektion-Palpation:

- Hypersensitivität
- Hautturgor
- Muskeltonus (Triggerpunkte)

10.3.2 Zahn-Kiefer-Bereich

Da pathologische Veränderungen im Zahn-Kiefer-Bereich – im Gegensatz zu den übrigen Körperbereichen – eine lange Zeitspanne benötigen, bis sie Störfeldcharakter annehmen (resp. zu neuromodulatorischen/neuroinflammatorischen Triggern werden), lässt uns hier die Anamnese – z. B. bezüglich des Zweitschlagphänomens – meist im Stich. Aus diesem Grunde sind wir vor allem auf die Untersuchungsbefunde angewiesen.

Inspektion (Karies, Zahnstein, Parodontose etc.) sowie Palpation (Kieferwinkel, Lymphknoten etc.) und Vitalitätstest sind erste Maßnahmen. Ein weiterer Überblick wird durch eine Panoramaaufnahme (Orthopantomogramm, OPT) gewonnen. Bei fraglich pathologischen Zahnbefunden sind zusätzlich Einzelaufnahmen notwendig. Der neuraltherapeutisch tätige Arzt muss lernen, die Röntgenbilder selbst zu interpretieren.

Potenzielle Störfelder (neuromodulatorische/neuroinflammatorische Trigger) im Zahnbereich Parodontopathien, chronische Pulpitis, Pulpengangrän, apikale Ostitis (▶ **Abb. 10.2**), Granulome, devitale Zähne, Zysten, Druckkräfte durch Weisheitszähne bei Platzproblemen, verlagerte und retinierte Zähne (▶ **Abb. 10.3**), verschiedene Metalle gleichzeitig, z. B. Gold und Amalgam (ergibt eine Potenzialdifferenz; da Speichel eine Elektrolytlösung ist, fließt Strom!) etc.

Ein devitaler Zahn, der im Röntgenbild völlig unauffällig aussieht, kann dennoch Störfeldcharakter haben: Seine Dentinkanälchen enthalten die wesentlichen Elemente der Grundsubstanz. Dadurch ist die morphologische und energetische Verbindung zu allen anderen Körperteilen gewährleistet. Nach der Devitalisation zerfällt das im Dentin vorhandene Eiweiß und kann zu Störungen im Grundregulationssystem führen.

Eine im Röntgenbild kaum sichtbare, rarefizierende **Ostitis** zeigt eine schlechtere Abwehrlage an als ein **Granulom** mit einem sklerosierten Reaktionswall. Im letzteren Fall besteht deshalb ein geringeres Risiko für eine Störfelderkrankung als bei der Ostitis. Bei solchen entzündlichen Veränderungen ist die alleinige Zahnextraktion noch keine wirkliche Sanierung: Stets sollte danach noch „auskürettiert" werden.

Die **Narben** nach Zahnextraktionen sollten auch als mögliche Störfelder betrachtet werden. Dementsprechend wird empfohlen, diese wenige Wochen nach Zahnextraktion neuraltherapeutisch anzuspritzen und bei einer Störfeldsuche auch mitzutesten.

Neuraltherapeutische Zahntestung Leider ist die neuraltherapeutische Zahntestung (siehe Kap. 11.7) auch bei beherdeten Zähnen in 50 % falsch negativ. Dies im Unterschied zur Störfeldtestung der übrigen Körperregionen, die aufgrund der Erfahrung weniger als 10 % falsch negative Resultate zeigt.

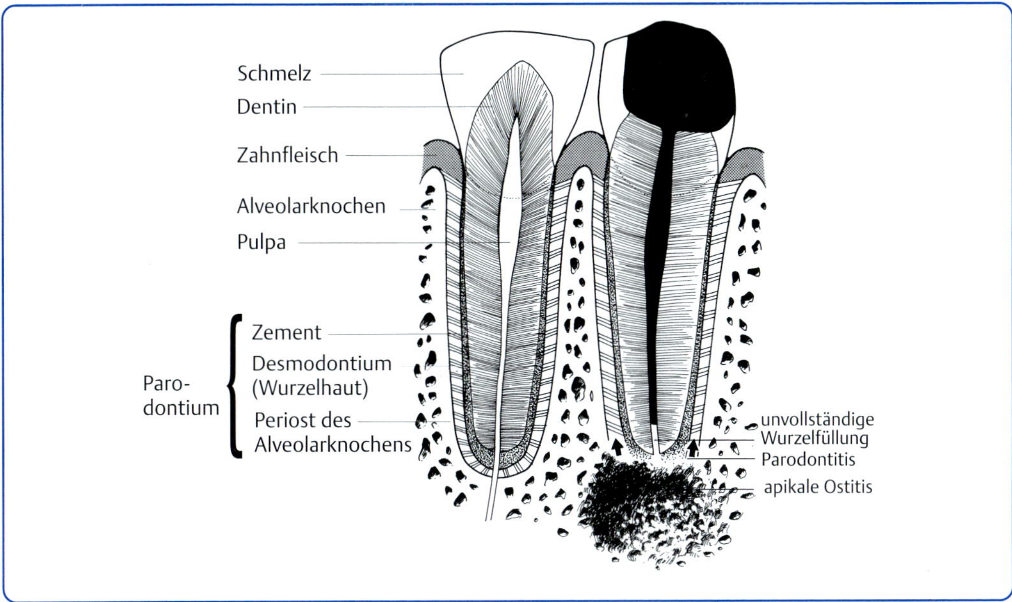

▸ **Abb. 10.2** Beispiel eines möglichen Störfelds im Zahn-Kiefer-Bereich: unvollständige Wurzelfüllung mit apikaler Ostitis und Parodontitis. Es ist zu beachten, dass auch eine vollständige Wurzelfüllung ohne sichtbare Begleitpathologie im Röntgenbild ein Störfeld nicht ausschließt.

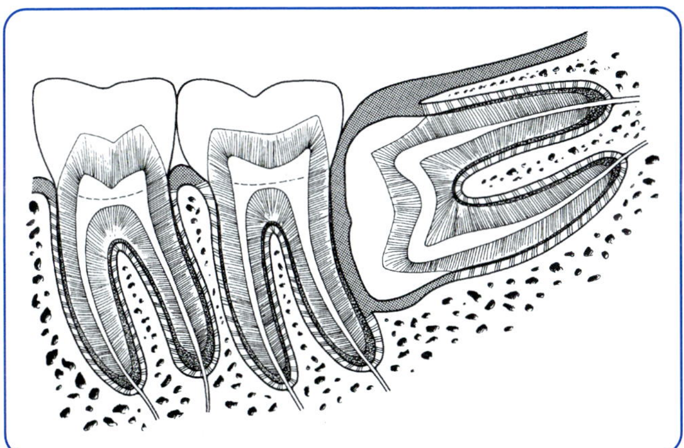

▸ **Abb. 10.3** Beispiel eines möglichen Störfelds im Zahn-Kiefer-Bereich: retinierter und verlagerter Weisheitszahn.

Vorgehen bei der Sanierung

Bei der neuraltherapeutischen Testung sollten alle störfeldverdächtigen Zähne in derselben Sitzung angespritzt werden. Ausnahme: Ein bestimmter Zahn „meldet" sich anlässlich eines retrograden Phänomens (siehe Kap. 10.4).

Muss man sich zu einer ausgiebigen Zahn-Kiefer-Sanierung entschließen, soll diese möglichst schonend und nur bei Patienten in guter Immunitätslage vorgenommen werden. Es sollte möglichst nur quadrantenweise saniert werden. Zwischen den Sanierungsphasen sollten Pausen von mehreren Wochen eingehalten werden, um die Grundsystembelastung und damit das Risiko eines „Zweitschlags" zu minimieren.

Liegt eine Amalgamproblematik vor, sollte ebenfalls nur quadrantenweise entfernt werden (unter entsprechenden speziellen Schutzmaßnahmen) in Abständen von mindestens 2 Monaten. Während der Amalgamentfernung empfiehlt es sich, ein Algenpräparat einzunehmen, damit das in den Magen-Darm-Trakt gelangende Amalgam gebunden und ausgeschieden wird. Als Vorbehandlung und Begleittherapie kann z. B. Selen – Zink – Vitamin C verabreicht werden. Nach Entfernung der Amalgamfüllungen wird eine Ausleittherapie empfohlen.

Zusammenfassung

- Veränderungen im Zahn-Kiefer-Bereich gehören zu den häufigsten Störfeldern.
- Ein normaler Röntgenstatus schließt ein Störfeld nicht aus.
- Bei der neuraltherapeutischen Zahntestung finden sich ca. 50 % falsch negative Resultate.
- Anamnestische Zusammenhänge sind im Zahn-Kiefer-Bereich schwierig zu erkennen (lange Latenzzeit bis zur Störfeldwirkung).
- Behutsame Zahnsanierung (Gefahr des „Zweitschlags“).

10.4 Neuraldiagnostik/ Reaktionsmöglichkeiten

Die folgenden Gesetzmäßigkeiten nach Hopfer [246] zeigen auf, dass die neuraltherapeutischen Interventionen oft eine Fragestellung an den Organismus sind. Die Antworten, die uns der Organismus gibt, müssen richtig interpretiert werden.

10.4.1 Phänomene bei Behandlungen am Erkrankungsort (lokal/segmental)

Intervall Tritt nach jeder Behandlung ein deutlich längeres beschwerdearmes oder beschwerdefreies Intervall ein, macht es Sinn, mit der lokalen/segmentalen Neuraltherapie fortzufahren.

„Reaktionsphänomen“ Reproduzierbare, passagere Verschlimmerung (ca. 1–2 Tage). Danach „Rückkehr“ in den Ausgangszustand. In diesem Fall muss angenommen werden, dass die Symptomatik störfeldinduziert ist. Dies bedeutet, dass eine weitere lokale/segmentale Therapie kaum Erfolg bringen wird. Es muss vielmehr das Störfeld gesucht und therapiert (evtl. eliminiert) werden. Je nach Situation auch Suche nach anderen Gründen (z. B. somatoforme Schmerzerkrankung).

„Retrogrades Phänomen“ Wenn sich bei lokaler/segmentaler Neuraltherapie plötzlich eine bisher asymptomatische, fernabgelegene Stelle mit (meist) Schmerzsensationen meldet, dann ist diese Stelle mit größter Wahrscheinlichkeit das verantwortliche Störfeld.

Hierzu ein Beispiel: Lokale/segmentale Neuraltherapie im Bereich der schmerzhaften Schulter bringt keine Besserung. Dafür schmerzt neu der Zahn 35. Erst ein Anspritzen dieses Zahns bringt Beschwerdefreiheit in der Schulter. Bei Rezidiven muss die zahnärztliche Sanierung erfolgen.

10.4.2 Phänomene bei Behandlungen am Störfeld

„Huneke-Sekundenphänomen“ Nach der neuraltherapeutischen Intervention an einem Störfeld fallen die von hier ausgehenden Fernbeschwerden sofort für mindestens 20 Stunden weg (im Zahn-Kiefer-Bereich 8 Stunden). Dieser Vorgang ist reproduzierbar; dann muss sich das beschwerdefreie Intervall jedoch noch weiter verlängern.

„Sofortphänomen“/„Nachbarschaftsreaktion“ Bei der Neuraltherapie am Störfeld fallen die Fernbeschwerden nur für eine bis wenige Stunden weg. Dies bedeutet, dass wir uns nicht am Störfeld selbst, sondern in dessen Nachbarschaft befinden. Häufig ist dies bei der Tonsilleninjektion der Fall, wenn das Störfeld im Weisheitszahnbereich liegt.

„Umgekehrtes Phänomen“ Nach der neuraltherapeutischen Intervention an das Störfeld verstärken sich für kurze Zeit die Fernbeschwerden. Stellt sich anschließend eine Beschwerdefreiheit für 20 Stunden (Zahn-Kiefer-Bereich 8 Stunden) ein, so ist dies gleich zu werten wie ein Huneke-Phänomen.

„Verzögertes Phänomen“ In den ersten Stunden nach der Injektion an das verantwortliche Störfeld bessern sich die Fernbeschwerden noch nicht. Stellt sich anschließend eine Beschwerdefreiheit für 20 Stunden (Zahn-Kiefer-Bereich 8 Stunden) ein, so ist dies gleich zu werten wie ein Huneke-Phänomen (häufig beim Störfeld Lunge).

„Euphorie" Oft kommt es nach erfolgreicher neuraltherapeutischer Intervention im Störfeld zu einer raschen Stimmungsaufhellung bis zur Euphorie.

„Zwangsweinen" Zeitweise kann sofort nach einer Neuraltherapie im Störfeld ein „Heulzwang" auftreten, auch bei Patienten, die weder Sorgen haben noch traurig sind.

„Flushphänomen" oder „Knallkopf" Rötung von Gesicht und Hals, verbunden mit Hitzegefühl, tritt ab und zu nach Behandlung am Störfeld auf.

Keine Reaktion Selten tritt nach lokaler/segmentaler Neuraltherapie oder Behandlung am vermuteten Störfeld überhaupt keine Reaktion auf. Dann muss an eine Blockade im Grundregulationssystem gedacht werden. Auch andere Gründe müssen in Betracht gezogen werden, z. B. irreversibles Schmerzgedächtnis, sekundärer Krankheitsgewinn, somatoforme Schmerzerkrankungen.

10.5 Allgemeiner Ablauf der Therapie

Nach Interpretation von Anamnese („Erst-/Zweitschlag") und Untersuchung (Projektionssymptome, Narben etc.) legen wir fest, wie wir bei der ersten Therapiesitzung vorgehen. Sofern das Krankheitsbild nicht schon zu Beginn etwas anderes fordert, beginnen wir mit wenigen einfachen Injektionen.

Wenn sich z. B. ein Schulterschmerz nach lokaler/segmentaler Therapie bessert, fahren wir mit dieser Art Therapie fort (bei akuten Schmerzen bereits nach wenigen Tagen, sonst nach ca. einer Woche), wenn folgende Voraussetzungen erfüllt sind (diese gelten sowohl für die Segment- als auch für die Störfeldtherapie): Mit jeder Wiederholung muss sich das beschwerdearme respektive beschwerdefreie Intervall deutlich verlängern und bei Wiederauftreten von Schmerz oder Funktionsstörung muss die Intensität geringer sein (▶ Abb. 10.4). Bessert sich der Schulterschmerz durch lokale/segmentale Therapie jedoch nicht (und tritt eventuell ein Reaktions- oder retrogrades Phänomen auf), dann ist die Störfeldtherapie angesagt.

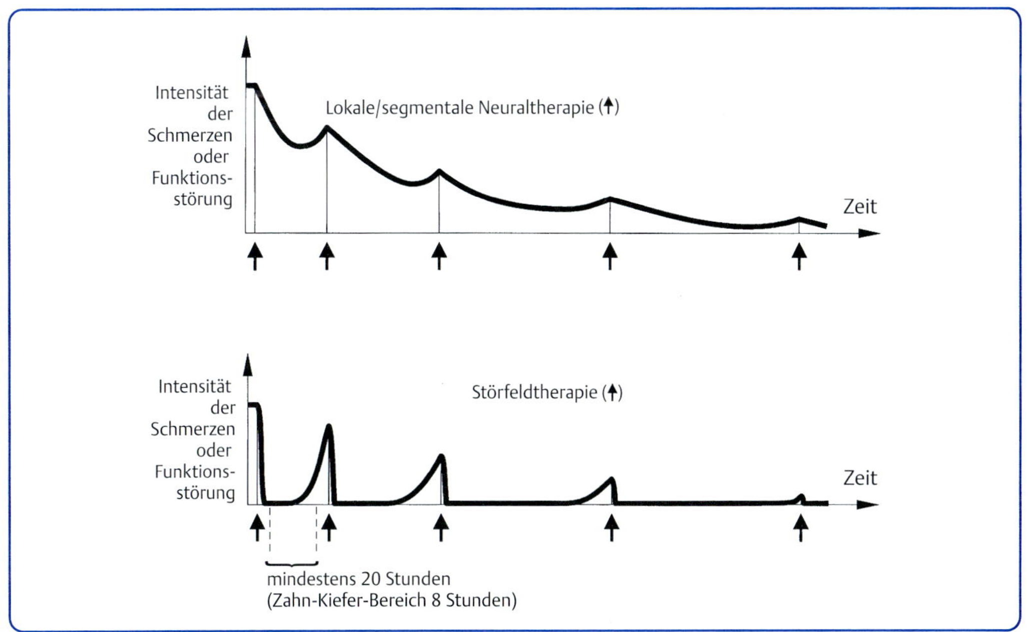

▶ **Abb. 10.4** Anforderung bei den verschiedenen Arten von Neuraltherapie (schematisch; klassische Reaktionsform.) Die übrigen Reaktionsformen sind im Kap. 10.4 dargestellt.

Da die Neuraltherapie auch diagnostischen Zwecken dient („Fragestellung an den Organismus"), ist es wichtig, die ganzheitlichen Reaktionsformen (Phänomene) zu kennen und gut zu dokumentieren, damit ein individuelles, klares Prozedere möglich wird.

Orientierung an der Häufigkeit Falls uns bei der Störfeldsuche die Anamnese keine eindeutigen Hinweise („Zweitschlag") gibt, behelfen wir uns mit der Häufigkeit: Die häufigsten Störfelder sind im Kopfbereich zu finden und hier am häufigsten die Tonsillen und der Zahn-Kiefer-Bereich.

Blockade des Grundregulationssystems Zeigt ein Patient auch bei einem anamnestisch fast sicheren Störfeld überhaupt keine Reaktion, muss an eine Blockade des Grundregulationssystems gedacht werden (Belastung durch Medikamente wie Kortikosteroide, Antibiotika, Psychopharmaka, Zytostatika etc., durch Schwermetalle, durch mehrere Störfelder, durch psychischen Stress etc.). Das (zunächst klinisch erfolglose) Anspritzen vermuteter Störfelder kann übrigens im Sinne einer Entlastung der Systeme (Grundregulationssystem, Sympathikus) bewirken, dass die Regulationsblockade durchbrochen wird.

Erneute Therapie im Segment Es kann vorkommen, dass nach einem zunächst erfolglosen Anspritzen von verdächtigen Störfeldern der nochmalige Therapieversuch im Segment plötzlich Erfolg zeigt. Das kann wie folgt erklärt werden [229]: Das Störfeld hat direkt auf das Krankheitsgeschehen keinen Einfluss gehabt. Es hat jedoch eine Regulationsstörung verursacht, die anfänglich das Ansprechen auf die Segmenttherapie verhinderte. Nach Ausschaltung des Störfelds und der von ihm bewirkten Regulationsstarre kann die erneute Therapie über das Segment wieder erfolgreich sein.

In diesem Sinne kann eine solcherart kombinierte Segment-Störfeld-Therapie bestimmten Patienten helfen.

! Beachte

Vor jeder Injektion muss abgeklärt werden, ob nicht eine Kontraindikation vorliegt. Das Risiko für Komplikationen muss individuell abgeschätzt werden (siehe Kap. 8, Kap. 9). Wichtige Grundsätze (z. B. keine Injektion in ein hirnwärts führendes Gefäß oder in den Liquorraum) müssen selbstverständlich sein.

11 Injektionstechniken und Indikationen

Aufgrund der präzisen Anamnese und Untersuchung gilt es zu entscheiden, welche Injektionstechniken bei bestimmten Krankheitsbildern zum Einsatz kommen. Dabei ist das Einbeziehen der Neurophysiologie (siehe Kap. 2, Kap. 3) eine wichtige Entscheidungsgrundlage.

11.1 Vorbemerkungen

Hat man sich nach Anamnese und Untersuchung für ein bestimmtes Vorgehen entschieden, so müssen vor jeder Injektion **4 Fragen** geklärt sein:

- Einstichstelle,
- Einstichrichtung,
- Einstichtiefe,
- **Besonderes:**
  - z. B. Kenntnis wichtiger anatomischer Nachbarstrukturen,
  - Komplikationsmöglichkeiten der jeweiligen Injektion in Bezug auf die Schwere des Leidens abschätzen,
  - Tendenz zu vasovagalen Reaktionen beachten,
  - Kontraindikationen ausschließen etc.

Falls möglich sind bei der Lagerung des Patienten Symmetrien einzuhalten. Dadurch wird die räumliche Vorstellung besser, was sich auf eine exaktere Nadelrichtung auswirkt.

Praxis

Patient *und* Arzt sollten in einer möglichst lockeren und bequemen Stellung sein.

Die injizierende Hand muss irgendwie abgestützt sein – der Fantasie sind hier fast keine Grenzen gesetzt. Dadurch kann die Nadel exakter geführt werden, das Gefühl für die Gewebestrukturen wird besser und zudem wird ein Zittern praktisch verschwinden. Insbesondere für den Anfänger ist es wichtig, zunächst mit wenigen, einfachen Injektionen zu beginnen. Für schwierigere, eingreifendere Injektionen – z. B. an Ganglien – braucht es neben der Erfahrung eine klare Indikation und einen entsprechenden Leidensdruck.

Es empfiehlt sich, langsam infiltrierend und unter Vorspritzen kleiner Mengen (stetiger Stempeldruck) vorzugehen. Einerseits werden dadurch auch tiefe Injektionen praktisch als schmerzfrei empfunden, andererseits erkennen wir aufgrund des Widerstandes, in welcher Gewebeschicht sich die Nadel befindet.

11.2 Die Quaddel

Mittels feinster Nadel werden vorwiegend Corium und Epidermis infiltriert, sodass dann vorübergehend das Bild einer „Apfelsinenhaut" zustande kommt (▶ Abb. 11.1). Bei sehr schmerzempfindlichen Patienten empfiehlt es sich, die Quaddel langsam entstehen zu lassen. Die Quaddel ist in der Regel weit schmerzhafter als die tiefen Injektionen, ist doch die Haut besonders reich an Schmerzfasern.

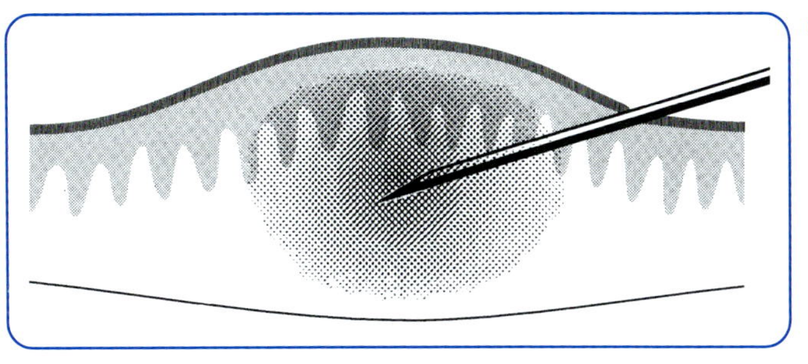

▶ **Abb. 11.1** Die Quaddel.

Wissen

Der Wert der Hautquaddel wird oft unterschätzt. Über neurophysiologische Hemmmechanismen (unter anderem Gate Control) werden günstige Effekte erzielt. Auch bei einem Circulus vitiosus in der Segmentreflektorik kann eine Quaddeltherapie bereits effektvoll unterstützend wirken.

Es empfiehlt sich, auch vor tieferen Injektionen, eine Quaddel zu setzen:

- Bereits die Quaddel wird reflektorisch einen Effekt haben,
- zudem verspürt der Patient während der tieferen Injektion kaum mehr Schmerzen,
- nicht zuletzt bedeutet die Mitte der Quaddel eine praktische Markierung.

Bei erkrankten Gelenken (entzündlich, degenerativ, Distorsionen etc.) empfiehlt es sich, stets eine Quaddelreihe um den Gelenkspalt zu setzen, unabhängig davon, ob noch zusätzliche Injektionen notwendig sind. Dasselbe gilt für erkrankte Wirbelsäulenabschnitte: als Basisbehandlung Quaddelreihen paravertebral beidseitig (siehe Kap. 11.11.2).

11.3 Narben

Unterschwellige, von Narben ausgehende Impulse können als nozizeptive Reize Störungen im Grundregulationssystem und in verschiedenen neuronalen Reflexbögen verursachen. In diesem Sinne sind Narben als potenzielle Störfelder zu beachten (auch wenn sie reizlos erscheinen). Bei entsprechendem anamnestischem Verdacht muss beispielsweise auch die Episiotomienarbe infiltriert werden. Hier ist es besonders wichtig, dass die Patientin das Vorgehen richtig verstanden hat. Der Nabel als „erste Narbe des Menschen“ [121] muss im Zweifelsfall (z. B. „Allergie seit Geburt“) auch mitbehandelt werden (Quaddeln kreisförmig um den Nabel und mit feinster Nadel ½ cm tief, mitten ins Narbengewebe). Auch Impfnarben, Zahnextraktions- und Tonsillektomienarben etc. dürfen nicht vergessen werden. Bei Status nach Frakturen sollte je nach Situation ein Depot präperiostal gesetzt werden.

Die Narben werden mit feinster Nadel tangential unterspritzt. Danach soll in die Tiefe injiziert werden (z. B. präperiostal, präperitoneal). Allfällige Narbenkanäle bei den Ein- und Ausstichstellen nach Wundnaht müssen ebenso infiltriert werden wie Dränageaustrittsstellen (▶ **Abb. 11.2**).

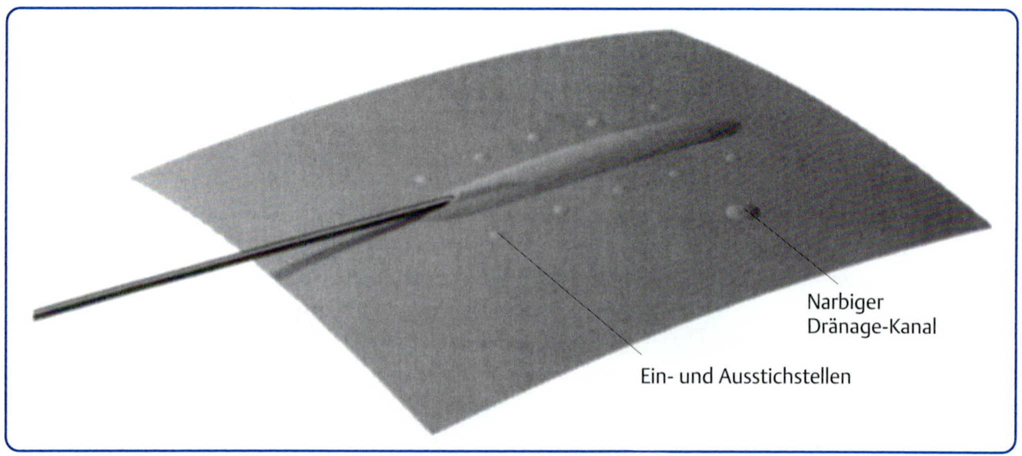

▶ **Abb. 11.2** Die Narbeninfiltration.

11.4
Triggerpunkte

Diese in Ruhe, bei Bewegung oder auf Druck schmerzhaften, verhärteten Stellen in der Muskulatur (myofasziale Triggerpunkte), in Bändern oder im Sehnenbereich mit ausstrahlendem Schmerz werden direkt mit Procain infiltriert. Über den Zonen des ausstrahlenden Schmerzes („referred pain“) setzen wir Quaddeln (die Schmerzen ziehen entlang kinetischer Muskelketten). Oft zeigen uns die Patienten nur diese vom Triggerpunkt entfernten Schmerzzonen. Therapieren wir nur dort, werden wir keinen Erfolg haben.

Beispiel Parietaler Kopfschmerz infolge eines Triggerpunkts im M. splenius capitis. Die Injektion unter die Galea aponeurotica (obwohl in anderen Fällen sehr hilfreich) wird diesen Kopfschmerz nicht beseitigen können. Dieses Ziel wird hier nur erreicht durch Injektion in den Triggerpunkt des M. splenius capitis (▶ **Abb. 11.3**).

Nach der Infiltration der Triggerpunkte muss der entsprechende Muskel gedehnt werden und der Patient soll sich bewegen. Bei Rezidiven muss der entsprechende Wirbelsäulenabschnitt untersucht und neural- und/oder manualtherapeutisch behandelt werden.

Beim Triggerpunktgeschehen und bei der pseudoradikulären Symptomatik ist der Sympathikus immer mitbeteiligt. Deshalb ist zusätzlich zur Triggerpunktinfiltration in hartnäckigen Fällen eine Injektion an den Truncus sympathicus (Ganglion stellatum oder lumbaler Grenzstrang) angezeigt. Falls dann – trotz des Fehlens von belastender Tätigkeit – immer noch Rezidive auftreten, muss auch an eine Pathologie des segmental zugehörigen inneren Organs gedacht werden (Verschaltungen siehe Kap. 2 und 3). Ist dies nicht der Fall, kommt ein Störfeld in Betracht.

Beachte

Gegenüber dem „Dry Needling“ oder der Akupunktur hat die Neuraltherapie („Wet Needling“) nicht nur klinisch, sondern auch pathophysiologisch entscheidende Vorteile: „Löschen“ von Engrammen („Reset“); Beheben von Acidose und Mikrozirkulationsstörung u. a. durch das Procain.

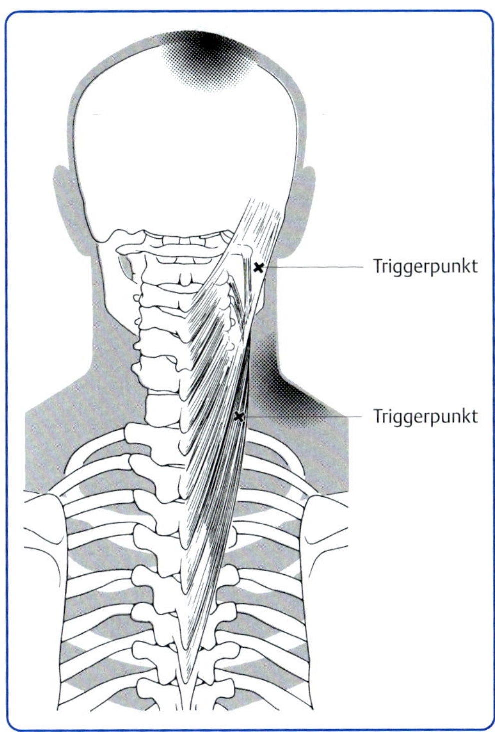

▶ **Abb. 11.3** Triggerpunkte in den Mm. splenius capitis und cervicis mit ausstrahlenden Schmerzen („referred pain“).

11.5
Intra- und periartikuläre Injektionen

Bei der segmentalen Neuraltherapie von Gelenkerkrankungen richtet sich die Injektionstechnik nach dem Resultat der vorangegangenen Untersuchung.

Praxis

Prinzipiell kann vorerst bei jedem degenerativ oder entzündlich erkrankten Gelenk eine Quaddelreihe über dem Gelenkspalt gesetzt werden.

Eine sorgfältige Testung der periartikulären Strukturen (druckdolente Sehnenansätze, schmerzhafte Bursae, Muskeltestung, Aufsuchen von Triggerpunkten) ist notwendig für weitere gezielte Injektionen. Ferner ist die neurologische und zirkulatorische Situation zu beachten. Insbesondere bei stammnahen Gelenken müssen die entsprechenden Wirbelsäulenabschnitte mituntersucht und -therapiert werden. Dasselbe gilt für die Nachbargelenke. Die Narben im entsprechenden Segment müssen ebenfalls mitgespritzt werden. Bei Nichtansprechen der Therapie oder im Falle eines Reaktionsphänomens muss nach einem Störfeld gesucht werden. Weiter muss beachtet werden, dass bei Funktionsstörungen innerer Organe Schmerzen in den Gelenk- und Wirbelsäulenbereich projiziert werden können (z. B. Leber-Gallenblasen-Bereich: rechte Schulter und paravertebral thorakolumbal rechts).

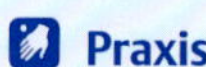

Praxis

Bei sorgfältiger Testung und Therapie der periartikulären Strukturen kann eventuell auf eine intraartikuläre Injektion verzichtet werden. Oft ist schon eine Injektion *an* die Gelenkkapsel, die ja ebenfalls von sympathischem Geflecht mitversorgt ist, sehr hilfreich.

Selbstverständlich muss vor einer intraartikulären Injektion ein allfälliger Erguss abpunktiert und ggf. analysiert werden. Weitere Voraussetzungen bei intraartikulären Punktionen sind die Desinfektion und das sorgfältige Arbeiten – auch hier wichtig, auch wenn das Procain eine antiseptische Wirkung entfaltet (einerseits direkt medikamentös, andererseits indirekt durch Verbesserung der Zirkulation am Ort der Injektion).

11.6 Intra- und perivasale Injektionen

Arterien und Venen (auch Lymphgefäße und periphere Nerven!) sind von einem Geflecht vegetativer Nervenfasern umgeben (▶ Abb. 11.4).

Als Basisinjektion bei jeder Neuraltherapie kann 1 ml Procain 1 % in und an die V. cubitalis (Seite der Erkrankung) injiziert werden. Dadurch kann eine „vegetativ“ stabilisierende Wirkung auf alle Organsysteme stattfinden. Ebenfalls ist dadurch eine kreislaufstabilisierende Wirkung zu erwarten.

Das Procain hat auch eine allgemeine „endoanästhetische“ Wirkung [545]: günstige Modulierung von Glomus caroticum, Lungendehnungsrezeptoren, viszeralen und anderen Rezeptoren.

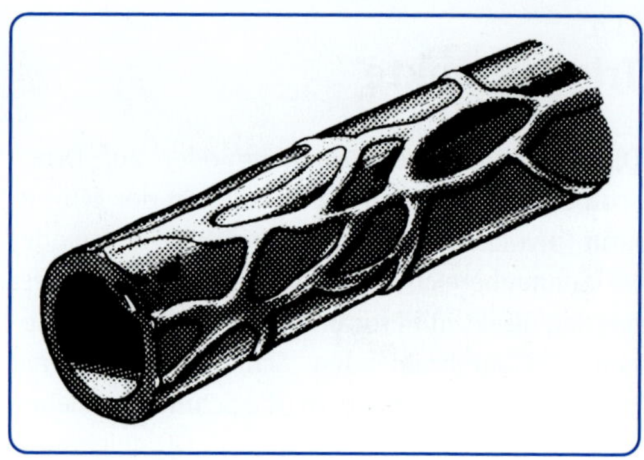

▶ **Abb. 11.4** Periarterielles sympathisches Geflecht.

Membranstabilisierung, Spasmolyse etc. sind weitere dem Procain zuzuschreibende Wirkungen.

Durch intra- und periarterielle Injektionen können Fehlsteuerungen des Sympathikus in Bezug auf Durchblutung und Versorgung der nachfolgenden Gewebe oft lang anhaltend behoben werden.

Cave

Es darf jedoch niemals in ein hirnwärts ziehendes Gefäß oder in den Liquorraum injiziert werden (Gefahren siehe Kap. 8 und Kap. 9).

Um sicher zu sein, dass die Nadel nicht in einem hirnwärts führenden Gefäß liegt, muss aspiriert werden. Dabei kann es sein, dass beim Aspirationsvorgang Endothel an die Nadelöffnung angesaugt wird. Zur Vergewisserung, dass nicht falsch negativ aspiriert wurde, muss die Spritze um 180° gedreht und es muss nochmals aspiriert werden (▶ Abb. 11.5).

Die Technik der wichtigsten intraarteriellen Injektionen ist bei den entsprechenden Körperregionen dargestellt.

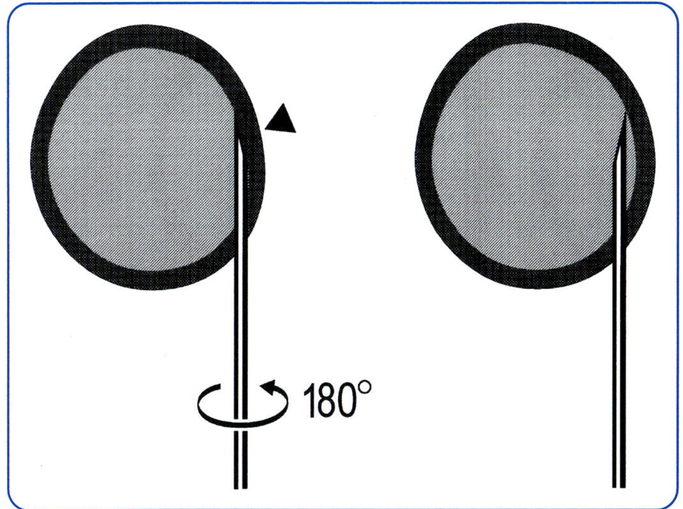

▶ **Abb. 11.5** Aspiration: Durch den Unterdruck kann Endothel an die Nadelöffnung angesaugt werden: aus Sicherheitsgründen Drehung der Nadel um 180° und erneute Aspiration.

11.7 Zahn-Kiefer-Bereich

Der Untersuchungsgang und die Pathologie wurden in Kap. 10.3 beschrieben.

11.7.1 Zur Anatomie und Pathophysiologie

Morphologisch-pathophysiologisch ist die so häufige Störfeldwirkung im Zahn-Kiefer-Bereich über 3 „Wege“ erklärbar:

- Über das **ubiquitär vorhandene Grundregulationssystem** (sogar Dentinkanälchen enthalten wesentliche Elemente der Grundsubstanz).
- Über **Afferenzen des Trigeminus**: Dessen spinale Kerngebiete reichen bis in die Höhe der Spinalsegmente C2/C3 und können über weitere Verschaltungen beispielsweise Verspannungszustände der Halsmuskulatur oder eine Neuralgie des N. occipitalis major auslösen. Weitere Verbindungen bestehen zu Hirnnervenkernen, insbesondere des N. vagus. Dies könnte eine Teilerklärung für viszerale Störungen bei Zahn-Kiefer-Problemen sein.
- Über **Afferenzen des Sympathikus**: Hierüber bestehen Verbindungen zu den inneren Organen und zum Plexus cervicalis. Auch über dieses System sind Erkrankungen innerer Organe und Halsmuskulaturverspannungen bei Störungen im Zahn-Kiefer-Bereich erklärbar.

11.7.2 Indikationen

Weit häufiger als zur Therapie (beispielsweise Zahnextraktionsnarben, lokale Zahnfleischprobleme, Trigeminusneuralgien) benötigen wir die Injektionen an die Zähne zur Störfeldtestung. Der hohe Prozentsatz von 50 % falsch negativen Resultaten kann durch die gleichzeitige intraligamentäre Injektion etwas herabgesetzt werden. Allerdings sollte letztere Injektion wegen der Gefahr der Lockerung des Zahnhalteapparats bei unsachgemäßer Ausführung nur von sehr routinierten Neuraltherapeuten oder vom Zahnarzt ausgeführt werden.

Zum praktischen Vorgehen siehe Kap. 10.3.2.

Material Wegen des erforderlichen hohen Druckes sind Karpulenspritzen notwendig. Nadeldurchmesser ca. 0,25 mm. Zylinderampullen mit 1 % Procain oder Lidocain.

Lagerung Patient liegend (Kopf/Nacken abgestützt).

11.7.3 Injektion an die Zahnwurzel

In die Schleimhaut und ans Periost spritzen wir bukkal und palatinal je 0,2–0,3 ml (▶ **Abb. 11.6**).

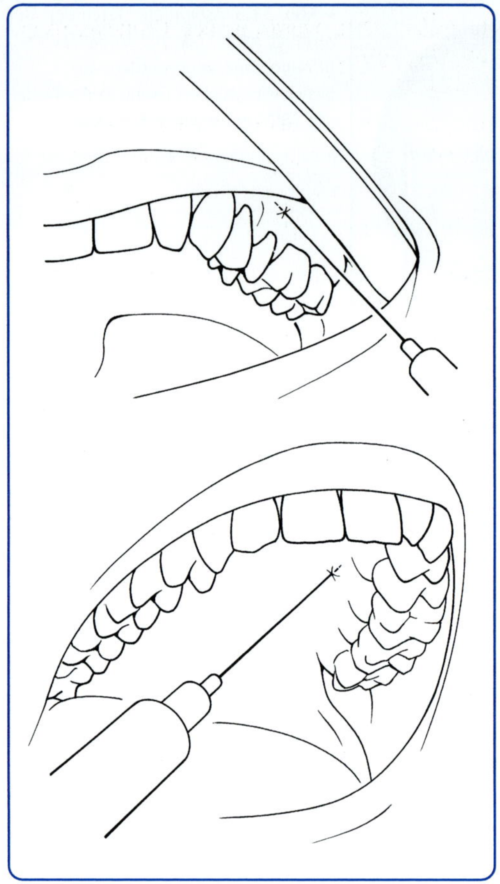

▶ **Abb. 11.6** Injektion an das Periost der Zahnwurzel (bukkal und palatinal).

11.7.4 Intraligamentäre Injektion

- Bei massiver Parodontitis soll diese Injektion nicht vorgenommen werden (außer bei Zahnextraktionen).
- Durch Aufrechterhaltung des Druckes breitet sich die Procain- oder Lidocain-Lösung im Desmodontium bis zum Apex aus und infiltriert dabei auch den umgebenden Alveolarknochen.
- Zu schnelle Injektion unter zu hohem Druck kann eine Lockerung des Zahnhalteapparats nach sich ziehen!

Technik

Material

Für diese Injektion wird eine besondere Spritze (z. B. Ligmaject oder Citoject, ▶ **Abb. 6.1**) zwecks Aufrechterhaltung eines stetigen Druckes benötigt. Nadeldurchmesser ca. 0,25 mm. Zylinderampullen mit 1 % Procain oder Lidocain.

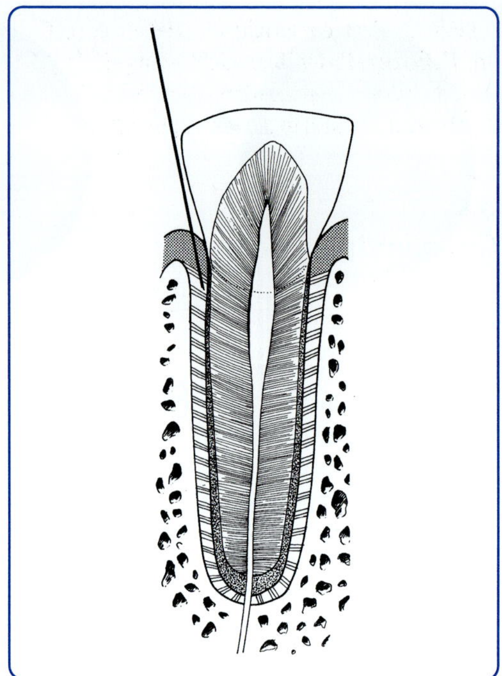

▶ **Abb. 11.7** Intraligamentäre Injektion.

Einstichstelle

Bei einwurzeligen Zähnen genügt eine Injektion mesial oder distal. Bei mehrwurzeligen Zähnen erfolgt eine Injektion mesial und distal sowie im Oberkiefer auch palatinal. Die Einstichstelle liegt zwischen Zahn und Zahnfleisch (▶ **Abb. 11.7**).

Einstichtiefe

Ungefähr 2 mm.

Injektionsmenge

Muss genau definiert sein: nicht mehr als 0,2 ml (entspricht 1 Hebelzug beim Ligmaject und 3 Hebelzügen beim Citoject). Diese Menge darf nicht schneller als in 20 Sekunden injiziert werden: Unter stetigem Druck wird der Abzugshebel des Ligmaject in dieser Zeitspanne langsam ganz durchgedrückt. Der Widerstand kann nach einigen Sekunden nachlassen, wenn die Diffusion der Anästhesielösung einsetzt. Gänzlich fehlender Widerstand zeigt eine falsche Kanülenlage an.

Beim Citoject entspricht ein Hebelzug 0,06 ml. Pro Hebelzug dürfen hier nicht weniger als 7 Sekunden verwendet werden. Dies entspricht für 3 Hebelzüge 0,18 ml in 21 Sekunden.

11.8 Ganglieninjektionen

Beachte

- **Besonders bei Ganglieninjektionen muss eine klare Indikation gegeben sein.**
- **Es muss ein Abwägen der Risiken der jeweiligen Injektion im Vergleich zum erwarteten Nutzen erfolgen.**
- **Speziell bei Ganglieninjektionen ist die kritische Einschätzung der eigenen technischen Fertigkeiten und die Beherrschung von ersten, rasch zu treffenden Maßnahmen bei Komplikationen notwendig.**

11.8.1 Ganglion stellatum

Das Ganglion stellatum (= cervicothoracicum) ist eine in 75–80 % anzutreffende Verschmelzung des untersten Ganglions des zervikalen Grenzstrangs mit dem obersten Ganglion des thorakalen Grenzstrangs. Es liegt innerhalb der Lamina praevertebralis fasciae cervicalis vor der prävertebralen Muskulatur (M. longus colli). Die Höhenlokalisation des Ganglion stellatum kann auf Höhe des Köpfchens der ersten Rippe angegeben werden (etwas variabel). Die sympathische Innervation der vom gleichseitigen Ganglion stellatum abgehenden Fasern (Divergenzprinzip) betrifft das obere Körperviertel: je die Hälfte von Kopf-, Hals- und Brustraum. Entsprechend groß ist die Indikationsliste.

Wichtig für das Verständnis verschiedener Wirkungen sind (bisher wenig beachtete) Verbindungen vom Ganglion stellatum auch zu parasympathischen Fasern (unter anderem indirekt via Ganglion cervicale superius – N. jugularis – N. vagus) [390].

Die regulierende Einflussnahme auf verschiedenste Erkrankungen geht weit über die Dauer der medikamentösen Leitungsunterbrechung hinaus (Durchbrechen eines Circulus vitiosus). Auf die Rolle des Sympathikus im Schmerz- und Entzündungsgeschehen wurde in den Grundlagenkapiteln hingewiesen.

Es existieren verschiedene Methoden der Stellatum-Injektion. Wir bevorzugen diejenige nach Leriche-Fontaine, Dosch, modifiziert nach Fischer.

Indikationen

Apoplexie, Hirnödem, Schwindel, Kopfschmerzen wie Migräne, Trigeminusneuralgie etc., Durchblutungsstörungen der Zentralarterie und Zentralvene der Retina, Glaukom, Herpes zoster ophthalmicus, Morbus Menière, Tinnitus, Hyperthyreose, Zervikal-, Zervikozephal- und Zervikobrachialsyndrom, Periarthropathia humeroscapularis, Epicondylitis humeri radialis, Skalenussyndrom, Erfrierungen im Kopf-, Arm- und Fingerbereich, Morbus Raynaud, CRPS, (Morbus Sudeck), Phantomschmerzen, Lymphödem nach Mammaamputation, Angina pectoris, paroxysmale supraventrikuläre Tachykardie, Asthma bronchiale, Pleuritis, Pneumonie, Herpes zoster, Lungenembolie etc.

Bei einigen Indikationen erfolgt die Injektion in Kombination mit konventionell-medizinischen Maßnahmen.

Kontraindikationen

Antikoagulation, schwere kardiale Dekompensation, schwere Überleitungsstörungen wie AV-Block II. bis III. Grades, pathologische Bradykardie, Rekurrensparese auf der Gegenseite, Phrenikusparese auf der Gegenseite, massives Lungenemphysem (Gefahr des Pneumothorax bei sehr hoch stehender Pleurakuppel).

Technik

Material

Nadel 20 × 0,4 mm, 3–5 ml Procain 1 %.

Lagerung

Patient liegend:

- Phase 1: Leichte Lateralflexion des Kopfes zur Seite der Injektion. Dadurch entspannt sich der M. sternocleidomastoideus zwecks leichteren Auffindens des Tuberculum caroticum.
- Phase 2: Der tastende Mittelfinger bleibt auf dem Tuberculum caroticum. Zur Injektion wird

der Kopf etwas hyperextendiert und um ca. 45° zur Gegenseite rotiert.

Einstichstelle

Stellung des Kopfes:

- Phase 1 (leichte Lateralflexion des Kopfes zur Seite der Injektion): Am Übergang vom mittleren zum unteren Drittel des M. sternocleidomastoideus wird dessen hinterer Rand aufgesucht. Zeige- und Mittelfinger des Arztes drängen diesen Muskel nach medioventral. Damit wird das darunterliegende Gefäß-Nerven-Bündel des Halses (A. carotis communis, V. jugularis interna, N. vagus) ebenfalls von der Injektionszone weggedrängt. Bei diesem Wegdrängen des M. sternocleidomastoideus tastet der Mittelfinger eine knöcherne Vorwölbung. Diese entspricht dem Tuberculum anterius des Querfortsatzes des 6. Halswirbels. Dieses bei C6 am weitesten vorspringende Tuberculum anterius heißt Tuberculum caroticum. Hier befindet sich die Injektionsstelle (▶ **Abb. 11.8**, ▶ **Abb. 11.9**).
- Es erfolgt nun die Phase 2 bezüglich Kopfstellung: leichte Hyperextension, dann Rotation von ca. 45° zur Gegenseite. Hierbei und während des gesamten Injektionsvorgangs bleibt die tastende Fingerkuppe auf dem Tuberculum caroticum. Die Fingerkuppe gleitet nun nach distal, bleibt aber in Knochenkontakt mit dem Tuberculum, sodass das Tuberculum knapp hinter dem Fingernagel noch gespürt wird. 1 mm medial des Fingernagels wird nun eingestochen.

Einstichrichtung

Je ca. 45° nach medial, kaudal und dorsal. So gleitet die Nadel knapp medial am Tuberculum caroticum vorbei.

Einstichtiefe

Individuell je nach Dicke des Gewebes ca. 12–20 mm. Diese geringe Tiefe ergibt sich durch den stetigen Fingerdruck auf dem Tuberculum mit gleichzeitigem Wegdrängen des M. sternocleidomastoideus. Ein (sehr geringer) Widerstand an der Nadelspitze zeigt an, dass die Lamina praevertebralis fasciae cervicalis getroffen wurde, in die das Stellatum eingebettet ist (▶ **Abb. 11.9**).

Praxis

Auch ohne Fühlen dieses Widerstands injizieren wir in der oben genannten Tiefe nach Aspiration vorerst 0,2 ml. Bei guter Verträglichkeit injizieren wir langsam unter stetiger Beobachtung des Patienten 3–5 ml.

Hinweise

- Die Injektionsstelle liegt wegen des sicheren knöchernen Palpationspunkts bewusst etwas kranial des Ganglion stellatum. Das Lokalanästhetikum fließt von hier an das kaudal dieser Stelle liegende Ganglion stellatum. Mit sanfter Massage in kaudaler Richtung kann nachgeholfen werden.
- Bei jungen Patienten kann das Tuberculum caroticum als relativ spitze Vorwölbung getastet werden. Dies ist nicht mehr der Fall bei älteren Menschen: Durch Verdickung der Faszie und allgemeine Konsistenzvermehrung des Gewebes wird in der Regel nur noch eine sich wie ein „flacher Hügel“ anfühlende Vorwölbung getastet.
- Bei zu großen Injektionsmengen kann durch Diffusion an den N. recurrens eine vorübergehende Heiserkeit auftreten.
- Dasselbe kann beim N. phrenicus passieren: Die passagere Zwerchfellparese ist klinisch ohne Bedeutung, falls keine schwere Lungenerkrankung vorliegt.
- Aus diesen Gründen soll die Stellatum-Injektion in derselben Sitzung nur auf einer Seite vorgenommen werden.

Praxis

Die Patienten weisen nach dieser Injektion vorübergehend einen Horner-Symptomenkomplex auf (Ptosis, Miosis, Enophthalmus). Das obere Körperviertel wird infolge verstärkter Durchblutung wärmer.

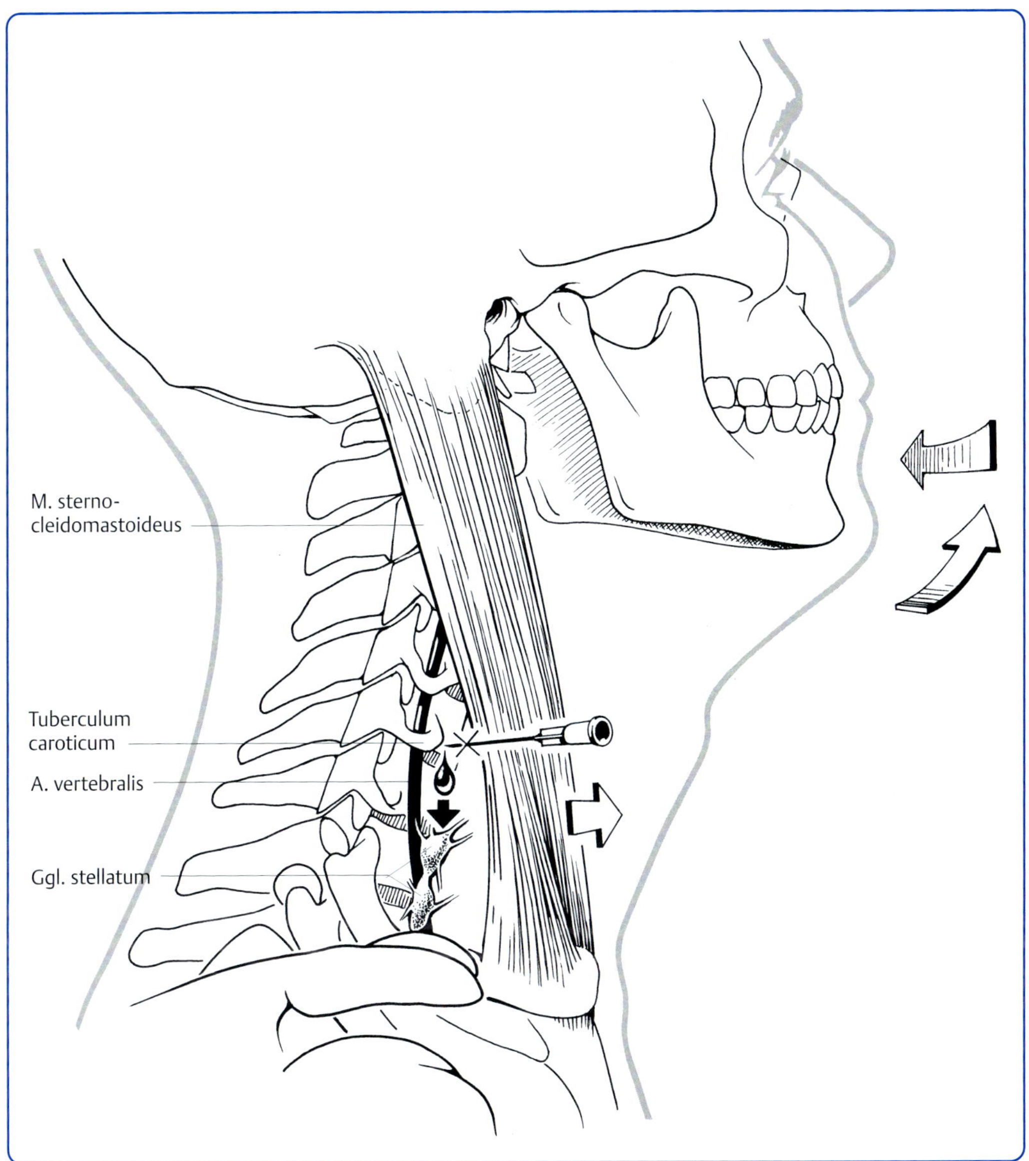

▸ **Abb. 11.8** Injektion an das Ganglion stellatum.

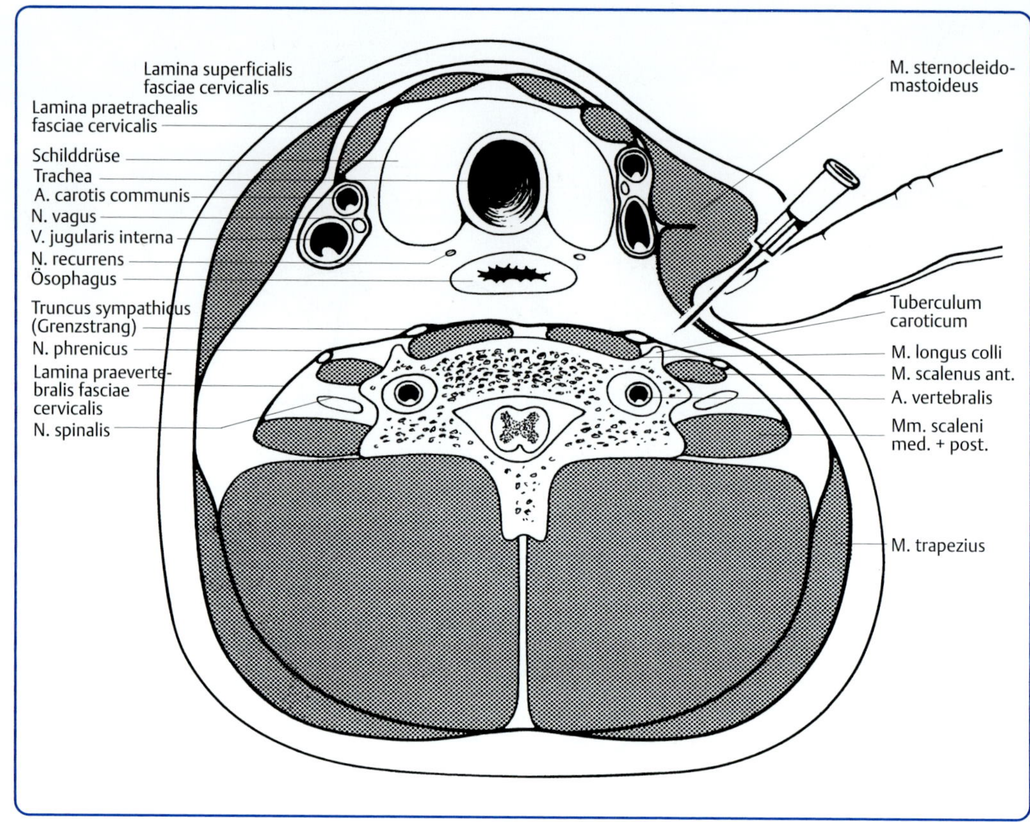

► **Abb. 11.9** Injektion an das Ganglion stellatum im Querschnitt.

11.8.2 Ganglion cervicale superius (supremum)

Dieses lang gestreckte Ganglion hat seine obere Begrenzung ca. 1,5–2 cm unter der Schädelbasis. Es liegt auf dem M. longus capitis und mediodorsal der A. carotis interna und des N. vagus. Es bestehen Verbindungen zum N. glossopharyngeus, zum N. vagus (über den N. jugularis) sowie zum N. hypoglossus.

Indikationen

Für den Kopfbereich gilt im Prinzip dieselbe Indikationsliste wie beim Ganglion stellatum. Einige Autoren (z. B. Hausammann [234]) berichten über eine günstige Einflussnahme auf den Hypothalamus/die Hypophyse und möglicherweise auf psychische Erkrankungen wie Depressionen.

Technik nach Orsoni

Material

Nadel 60 × 0,6 mm, 5 ml Procain 1 %.

Lagerung

Patient liegend, Kopf geradeaus.

Einstichstelle

Eine waagrechte Linie wird knapp 1 Querfinger oberhalb des Angulus mandibulae gezogen. Eine 2. Hilfslinie zieht vom Vorderrand des Processus mastoideus senkrecht nach unten. Am Schnittpunkt liegt die Einstichstelle (► **Abb. 11.10**).

Einstichrichtung/Einstichtiefe

Senkrecht zur Haut (Richtung Mastoid der Gegenseite). Nach 3–4 cm trifft die Nadel auf den Querfortsatz von C 2. Die Nadel wird etwas zurückgezogen, die Richtung in dem Sinne leicht verändert, dass die Nadel noch 1 cm weit ventral des Querfortsatzes vorgeschoben werden kann.

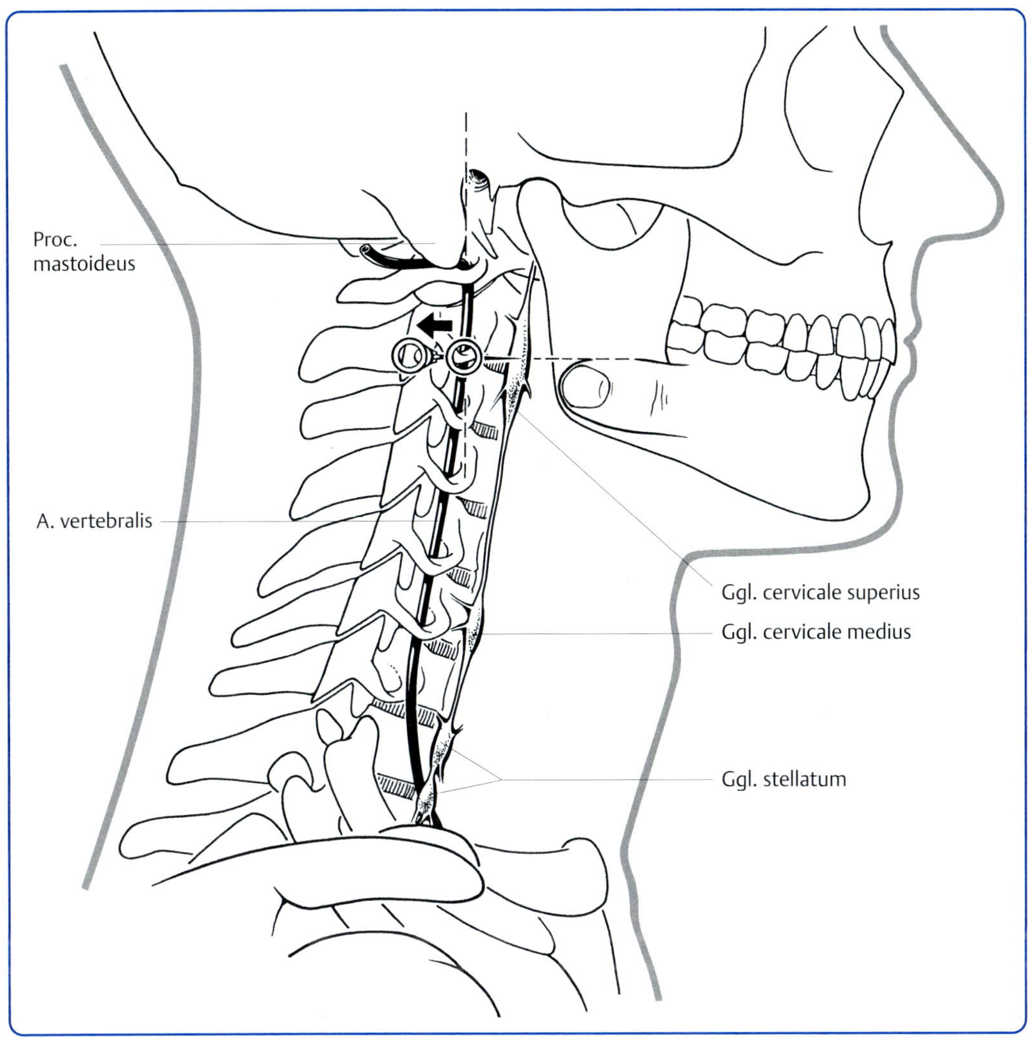

▸ **Abb. 11.10** Injektion an das Ganglion cervicale superius.

Praxis
Nach zweimaliger Aspiration (sehr wichtig wegen der Nähe des Liquorraums, der A. vertebralis und A. carotis interna) und kleiner Testinjektion deponiert man 3–4 ml.

Technik nach Mertens, modifiziert von Hausammann

Hausammann hat die Technik nach Mertens modifiziert und in CT-Sequenzen dokumentiert [234]. Der Vorteil dieser Technik liegt in der dünneren und kürzeren Nadel sowie im verminderten Risiko der Punktion von Liquor oder der A. vertebralis/ A. carotis interna sowie des N. vagus. Dennoch bleibt dieses Risiko bestehen.

Praxis
Wegen der dünnkalibrigen Nadel muss genügend lange aspiriert werden.

Material

Nadel 40 × 0,4 mm, 3–4 ml Procain 1 %.

Lagerung

Patient liegend, Kopf um 45° zur Gegenseite rotiert.

Einstichstelle

Dorsale Verlängerung des Mandibulaunterrands (ca. 1,5 cm), von hier aus 0,75 cm senkrecht nach kranial.

 **Praxis**

Der Einstichpunkt liegt immer ventral des M. sternocleidomastoideus!

Einstichrichtung

Entsprechender Punkt der Gegenseite.

Einstichtiefe

4 cm.

Hinweise

Die Injektion an das Ganglion cervicale superius ist eine der unangenehmsten Injektionen in der Neuraltherapie. Aus diesem Grund sollen die Patienten gut auf mögliche kurz andauernde Nebenerscheinungen vorbereitet werden:

- Horner-Syndrom,
- Kloßgefühl im Hals,
- Sprachstörungen (Rekurrensparese),
- leichter Schwindel,
- leichte Tachykardie,
- partielle Parese der Zungenmuskulatur,
- Hustenreiz,
- eventuell kurzzeitiger Blutdruck- und Pulsanstieg.

Cave

Da zudem der Querfortsatz (Technik nach Orsoni) nicht leicht zu treffen ist (die Mandibula ist bei individueller Variation nicht immer eine gute Referenz zur Höhenlokalisation) sowie der Liquorraum via Foramen intervertebrale, die A. vertebralis, die A. carotis interna und der N. vagus benachbart sind, besteht hier eine relativ große Gefahr der versehentlichen Punktion dieser Gebilde (Aspiration!). Deshalb sollte diese Injektion (gilt für beide Techniken) nur durch sehr erfahrene Neuraltherapeuten vorgenommen werden. Es kann auf die einfachere Injektion an das Ganglion stellatum ausgewichen werden.

11.8.3 Ganglion ciliare

Das Ganglion ciliare liegt variabel 1–2 cm hinter dem Bulbus, dessen Länge etwa 24 mm beträgt. Es befindet sich lateral des N. opticus und medial des M. rectus lateralis. Dicht hinter dem Ganglion verzweigt sich die A. ophthalmica.

Durch das Ganglion ciliare ziehen verschiedene Typen von Nerven:

- Ein **parasympathischer Anteil** aus dem Nucleus Edinger-Westphal begleitet den N. oculomotorius. Er schaltet im Ganglion auf postganglionäre Fasern um. Unter anderem werden M. sphincter pupillae und M. ciliaris innerviert.
- Ein **sympathischer Anteil** stammt aus dem Plexus caroticus internus und findet den Weg zum Auge über die A. ophthalmica. Die Fasern durchlaufen das Ganglion ohne Umschaltung. Innerviert werden unter anderem die Gefäße des Auges, der M. dilatator pupillae, der M. orbitalis sowie die Mm. tarsales superior und inferior.
- Ein **sensibler Anteil** zieht als Ast des N. nasociliaris (aus dem N. ophthalmicus) durch das Ganglion.

Indikationen

Bei Zirkulationsstörungen (arteriell und venös) des Auges ist die Injektion an das Ganglion stellatum zu bevorzugen. Akutes Glaukom (im Notfall). Beim chronischen Glaukom keine gesicherte Wirkung.

Cave

Keine Injektion bei Hydrophthalmie (frühkindliches Glaukom mit vergrößertem Auge).

Hartnäckige Kopfschmerzen im Bereich des Auges (ohne pathologische Abklärungsbefunde). Auch bei dringendem Verdacht auf Störfeldcharakter des Auges, z. B. nach Eingriffen.

Erkrankungen der Retina (außer Ablatio retinae): Da der Sympathikus Entzündungen mit nachfolgender Degeneration (zum Teil indirekt über Störfelder, vor allem im Zahn-Kiefer-Bereich) der Retina unterhalten kann, sind auch hier in erster Linie die Injektion an das Ganglion stellatum und die Störfeldtherapie indiziert.

Beachte
Die vorderen Augenabschnitte (inklusive Glandula lacrimalis) werden zum Teil über das Ganglion pterygopalatinum versorgt.

Technik

Material

Nadel 40 × 0,4 mm, 2 ml Procain 1 %.

Cave
Wird eine 40 mm lange Nadel verwendet, darf diese wegen der Verletzungsgefahr für die A. ophthalmica auf keinen Fall weiter als 35 mm eingeführt werden.

Lagerung

Patient sitzend, Hinterkopf gut abgestützt.

Einstichstelle

Am Unterlid im unteren, lateralen Orbitawinkel, das heißt beim rechten Auge bei Uhrzeiger 7 Uhr, beim linken Auge bei Uhrzeiger 5 Uhr. Der linke Zeigefinger des Arztes drückt den Bulbus sanft kraniomedial. Zudem blickt der Patient nach kraniomedial. Dadurch kontrahiert sich der M. obliquus inferior und die Kanüle gleitet leicht unter diesem Muskel hindurch (▶ **Abb. 11.11**).

Einstichrichtung und Einstichtiefe

- Zunächst wird unter lockerem Knochenkontakt horizontal und parallel zur Sagittalebene 2 cm tief eingestochen. Es wird langsam infiltrierend vorgegangen, um kleinere Gefäße vor der Nadelspitze zu verdrängen.
- Nach 2 cm wird die Richtung nach leichtem Zurückziehen (1–2 mm) geändert: nach kraniomedial in Richtung Fissura orbitalis superior. In dieser Richtung wird die Nadel maximal weitere 1,5 cm langsam infiltrierend vorgeschoben (▶ **Abb. 11.12**).

Hier befinden wir uns nun vor dem Ganglion ciliare und es wird 1 ml Procain 1 % deponiert (nach Aspiration). Die Nadel darf niemals weiter als insgesamt 35 mm eingeführt werden.

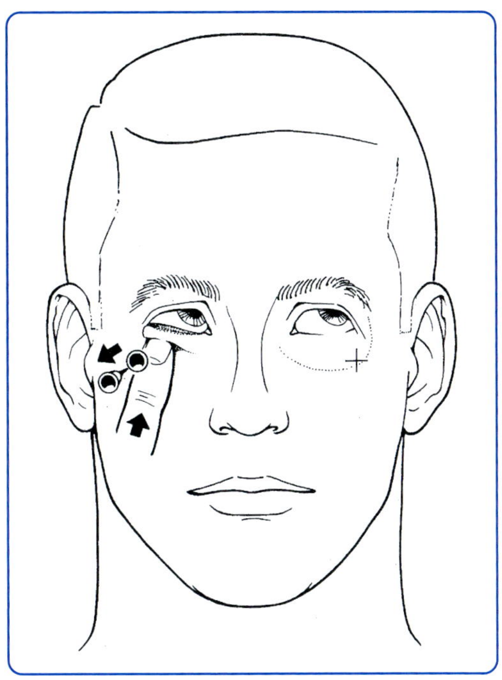

▶ **Abb. 11.11** Injektion an das Ganglion ciliare.

Hinweise

- Die normalerweise kurz dauernde Sehstörung kommt durch die Mydriasis, durch einen je nach Medikamentenmenge kurz dauernden Exophthalmus und durch eine mögliche passagere Augenmuskelparese zustande. Die Mydrasis dauert länger (je nach Menge des Procains manchmal 2 Stunden), als es der üblichen Wirkzeit des Procains entspricht. Scheinbar baut sich das Procain retrobulbär langsamer ab.
- Ein venöses Hämatom ist völlig harmlos.
- Meist heilt auch ein dramatisch aussehendes arterielles Hämatom komplikationslos ab, dennoch empfiehlt sich hier eine sofortige augenärztliche Kontrolle.
- Bei den meisten Augenerkrankungen sind – wie bei den „Indikationen" erwähnt – die Injektionen an das Ganglion stellatum und pterygopalatinum sowie die Störfeldtherapie wichtiger als die Injektion an das Ganglion ciliare.
- Die Injektion an das Ganglion ciliare sollte nur in augenärztlicher Absprache (und Kontrolle des Resultats) erfolgen.
- Diese Injektion sollte zudem nur von sehr erfahrenen Neuraltherapeuten durchgeführt werden.

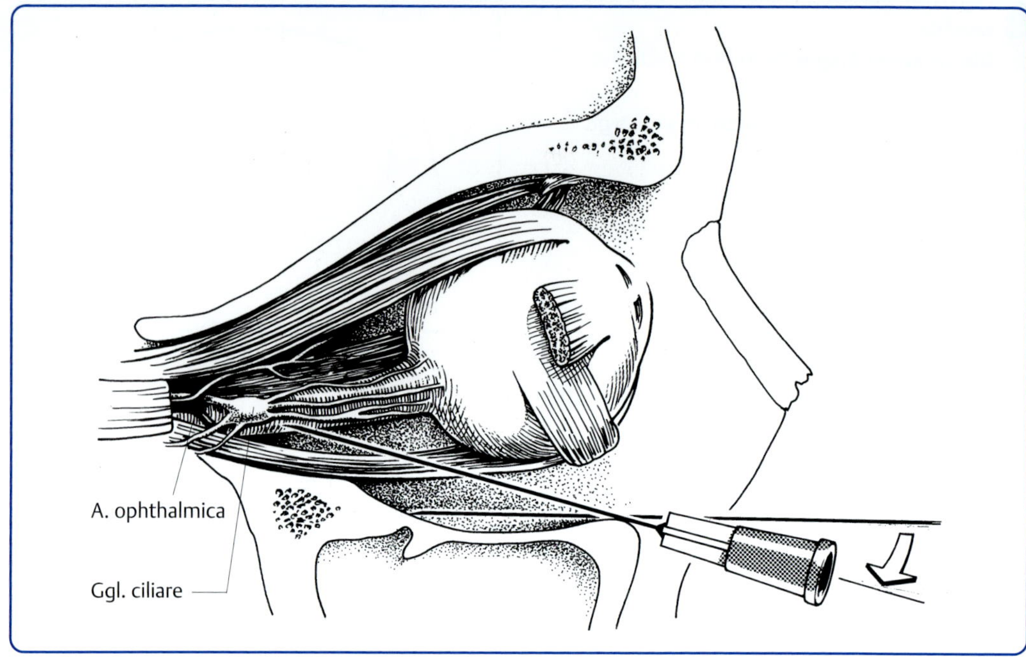

▸ **Abb. 11.12** Injektion an das Ganglion ciliare (seitliche Ansicht).

11.8.4 Ganglion pterygopalatinum

Dieses Ganglion liegt in der Fossa pterygopalatina dicht unterhalb und etwas lateral des N. maxillaris. Deshalb wird dieser bei der Injektion meist mitbetroffen (sensible Versorgung von: Zähnen des Oberkiefers, Gaumen, Sinus maxillaris, unterem Augenlid, Wange, Oberlippe, Dura mater). Ebenfalls therapeutisch mitbetroffen bei der Injektion wird das sympathische Geflecht um die A. maxillaris. Durch das Ganglion pterygopalatinum ziehen 3 verschiedenartige Typen von Nerven:

- ein **parasympathischer Anteil**: vom Nucleus salivatorius superior entlang des N. facialis (als N. intermedius) bis zum Ganglion geniculi, von hier als **N. petrosus major** zum Ganglion pterygopalatinum, wo die Umschaltung auf postganglionäre Fasern erfolgt. Letztere versorgen die Hirnhautgefäße, die Drüsen und die Schleimhaut von Nase, Nasennebenhöhlen und Gaumen. Auch die Glandula lacrimalis und Teile im vorderen Augenabschnitt werden von postganglionären Fasern erreicht.
- Ein **sympathischer Anteil** vom Plexus caroticus internus als **N. petrosus profundus** durchläuft das Ganglion ohne Umschaltung und hat im Wesentlichen das gleiche Innervationsgebiet.
- Am Eingang des Canalis pterygoideus vereinigen sich N. petrosus major und N. petrosus profundus zum **N. canalis pterygoidei**.
- Ein **sensibler Anteil** zieht als **Nn. pterygopalatini** (Ast des N. maxillaris) durch das Ganglion.

Indikationen

Sinusitis maxillaris (akut und chronisch), chronisch-entzündliche und allergische Erkrankungen des Nasenraums, Schmerzen ohne fassbaren pathologischen Befund im Gesichts- und Oberkieferbereich, Trigeminusneuralgie (vor allem des 2. Astes), Cluster Headache, Erkrankungen von Tränendrüse und Kornea, Störfeldtestung.

Technik

Material

Nadel 40 × 0,4 mm, bei breiterer Schädelform 60 × 0,6 mm, 4 ml Procain 1 %.

Lagerung

Patient liegend.

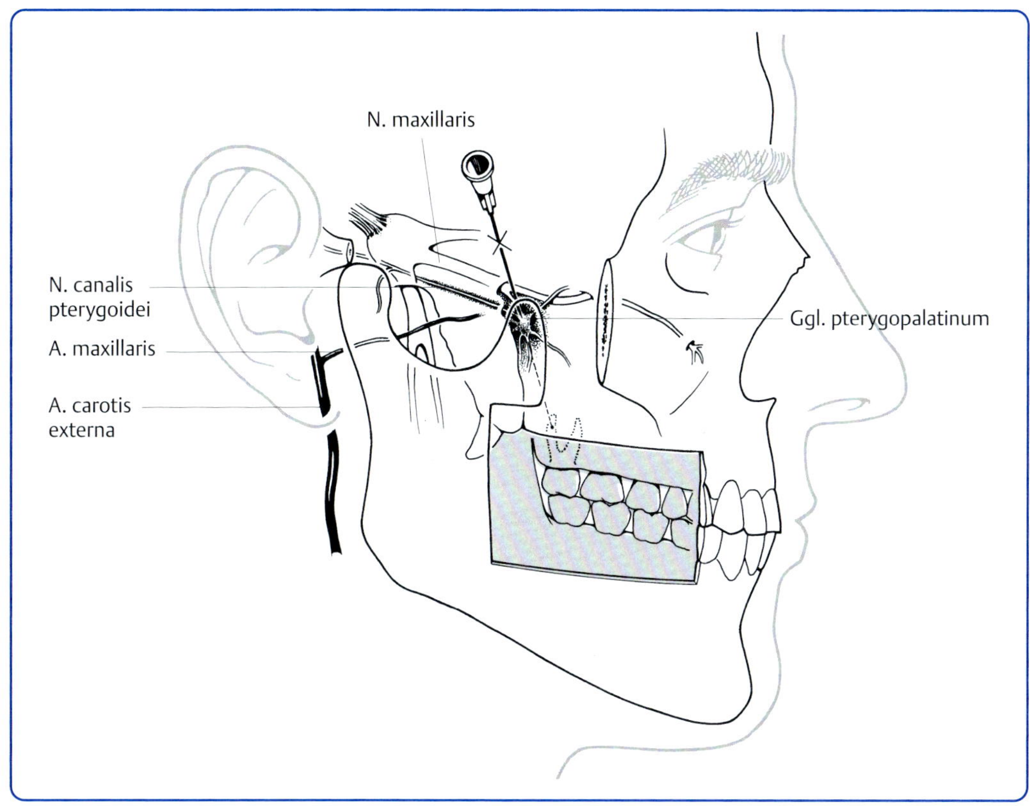

▶ **Abb. 11.13** Injektion an das Ganglion pterygopalatinum, seitliche Ansicht.

Einstichstelle
Dicht am oberen Rand des Arcus zygomaticus (Jochbogen), nach Belles und Giebel [55] knapp ventral (0,4 cm), in der Mitte zwischen Vorderrand der Ohrmuschel und lateralem Orbitarand (▶ Abb. 11.13 und ▶ Abb. 11.14).

Einstichrichtung
Nach ventrokaudal in Richtung auf die Wurzeln des oberen Weisheitszahns der Gegenseite. Die Nadel wird langsam und unter ständigem, leichtem Vorspritzen vorgeschoben.

Einstichtiefe
4–5 cm (je nach Schädelform etwas mehr oder weniger). Nach Aspiration werden langsam 3–4 ml injiziert.

Hinweis
Im Falle der Entstehung eines Hämatoms: Kompression von außen und von innen (in Höhe des Weisheitszahns wird mit dem Finger Kompression nach oben ausgeübt).

11.8.5 Ganglion trigeminale (Ganglion semilunare Gasseri)

(Injektion an die Wurzel des N. mandibularis und an das Ganglion oticum)

Aus injektionstechnischen Gründen wird das intrakraniell gelegene Ganglion trigeminale höchstens durch Diffusion des Lokalanästhetikums durch das Foramen ovale erreicht. Direkt erreichen wir nur den hier austretenden **N. mandibularis** und das medial von diesem gelegene **Ganglion oticum**.

Der N. mandibularis ist der 3. Ast des N. trigeminus (V. Hirnnerv). Sensibel versorgt er Teile der Hirnhäute, den unteren Wangenabschnitt, das Kinn, einen Teil der Schläfe, einen Teil der Ohrmuschel, des Gehörgangs und des Trommelfells,

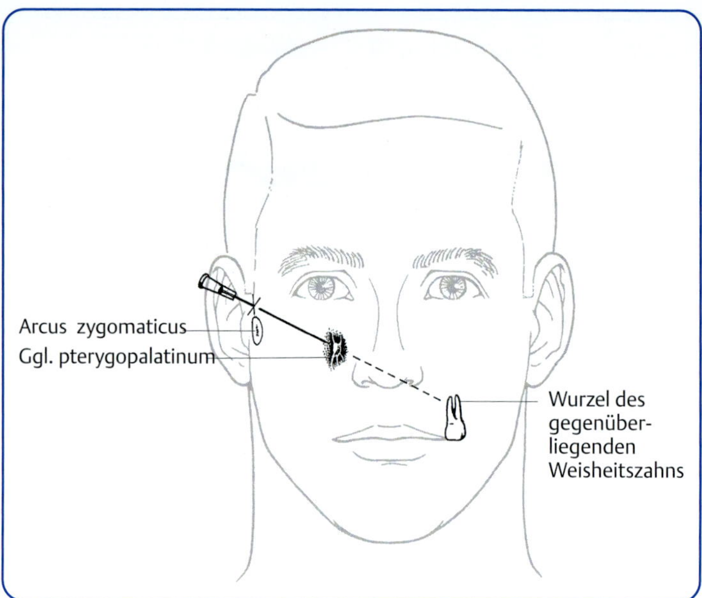

▶ **Abb. 11.14** Injektion an das Ganglion pterygopalatinum, ventrale Ansicht.

die Schleimhaut der Wange und des Mundhöhlenbodens, die vorderen 2 Drittel der Zunge, die Zähne des Unterkiefers und das Kiefergelenk. Die 3 sensiblen Hauptäste des N. mandibularis heißen:

- N. auriculotemporalis,
- N. lingualis,
- N. alveolaris inferior.

Motorisch ist der N. mandibularis zuständig für die Kaumuskulatur, die Mundbodenmuskulatur sowie für die Mm. tensor veli palatini und tensor tympani.

Diese motorischen Fasern durchlaufen das Ganglion oticum ohne Umschaltung.

Außer den genannten sensiblen und motorischen Faseranteilen finden sich im Ganglion oticum:

- ein **parasympathischer Anteil** aus dem Nucleus salivatorius inferior, anfänglich mit dem N. glossopharyngeus verlaufend, als N. petrosus minor gelangt er zum Ganglion oticum. Hier erfolgt die Umschaltung. Die postganglionären Fasern versorgen die Glandula parotis sowie die Drüsen der Wangenschleimhaut;
- ein **sympathischer Anteil** aus dem Plexus der A. meningea media;
- ein weiterer **sensibler Teil** aus dem N. mandibularis.

Indikationen

Insbesondere die Trigeminusneuralgie des 3. Astes (N. mandibularis), wenn die Infiltration der Nervenaustrittspunkte keinen Dauererfolg brachte; unklare Schmerzen im Unterkieferbereich oder beim Kauen, falls eine anderweitig zu behandelnde Pathologie ausgeschlossen wurde. Ferner bei Kiefergelenkerkrankungen und Erkrankungen der Glandula parotis.

Technik

Material

Nadel 60 × 0,6 mm, 2–3 ml Procain 1 %.

Lagerung

Patient sitzend, Hinterkopf angelehnt.

Einstichstelle

Bei leicht geöffnetem Mund unter dem Jochbogen ca. 3 cm ventral des Meatus acusticus externus (▶ **Abb. 11.15**).

Einstichrichtung

Horizontal in der Frontalebene. Nach ca. 4 cm stößt die Nadel auf den Processus pterygoideus lateralis. Die Nadel wird um ca. 2 cm zurückgezogen, in der Horizontalebene um 20° nach dorsal gerichtet und ca. 0,5–1 cm weiter vorgeschoben, als es

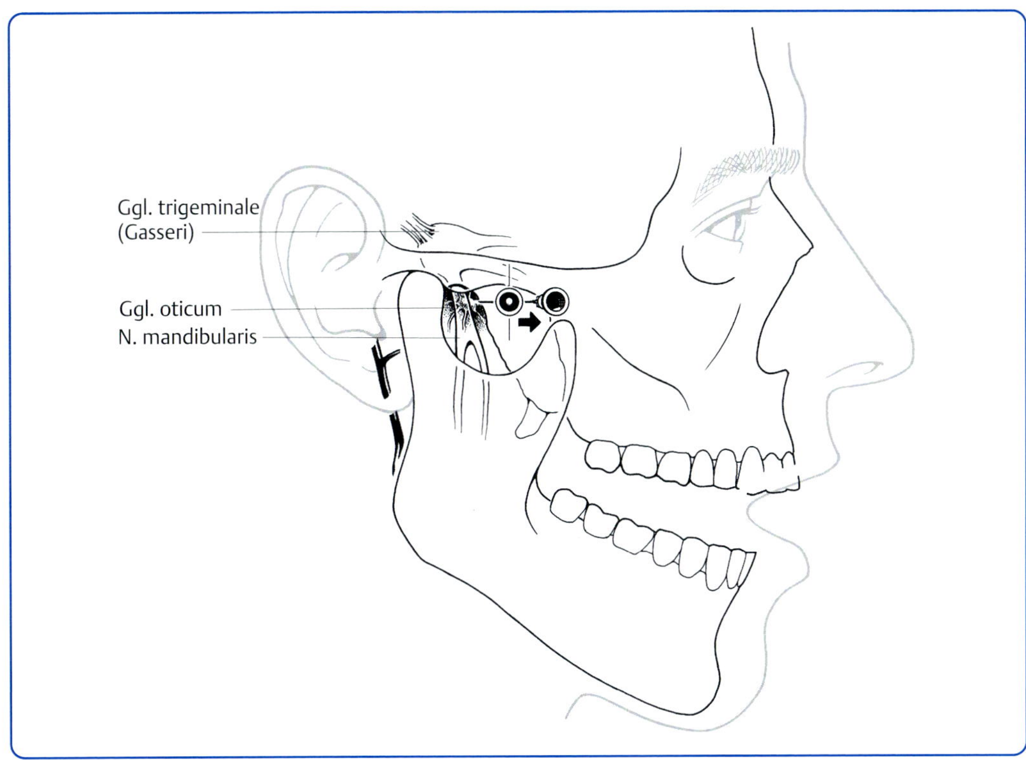

▸ **Abb. 11.15** Injektion an das Ganglion trigeminale (Gasseri), Ganglion oticum und Nervus mandibularis.

dem vorangegangenen Knochenkontakt entsprochen hat.

Einstichtiefe

Diese beträgt somit insgesamt etwa 5 cm (je nach Schädelform). Parästhesien oder Schmerzen im Ausbreitungsgebiet des N. mandibularis zeigen die richtige Nadellage an. Deponieren von 2 ml Procain nach vorausgegangener Ansaugprobe. Diese soll nicht nur bezüglich Blut, sondern auch bezüglich Liquor negativ sein (atypische Duraausstülpung durch das Foramen ovale möglich).

11.8.6 Ganglion coeliacum

Die prävertebralen Ganglia coeliaca liegen vor und zu beiden Seiten der Aorta (▸ **Abb. 11.16**). Sie liegen in einem äußerst dichten Geflecht von sympathischen und parasympathischen Fasern, das mit dem Plexus mesentericus superius zum Plexus solaris „verschmolzen" ist. Zu- und abführende Fasern liegen dicht zu allen Seiten der Ganglia. Vom Truncus sympathicus ziehen der N. splanchnicus major (Th 5–9) und der N. splanchnicus minor (Th 10–12) zum Ganglion coeliacum, wo eine Umschaltung der Efferenzen erfolgt. Auch afferente Fasern sind in diesen Nerven vorhanden.

Wissen

Die Fasern des Plexus solaris verbinden Magen, Leber, Gallenblase, Pankreas, Nebennieren, Nieren und Darm zu einer funktionellen Einheit. Bei lang dauernder Erkrankung eines Organs können die anderen miterkranken (vorerst nur mit gestörter Regulation, später mit gestörter Funktion und als Spätfolge mit organischen Veränderungen). Das Prinzip der Neuraltherapie ist eine steuernde, regulative (nicht blockierende) Einwirkung auf die Abdominalorgane. Es ist auch immer daran zu denken, dass die Oberbauchorgane einerseits von einem (fernab gelegenen) Störfeld aus beeinträchtigt sein können und dass sie andererseits selbst Störfeldcharakter aufweisen können.

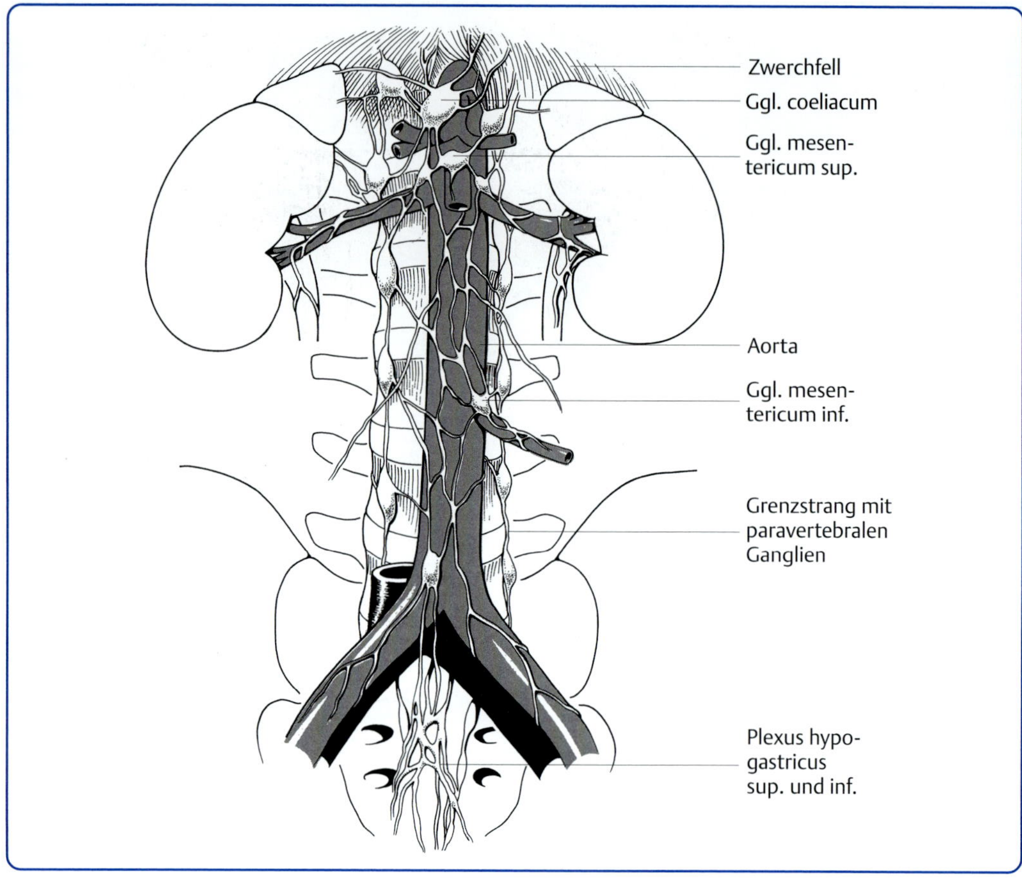

▶ **Abb. 11.16** Topografie des vegetativen Nervensystems im mittleren und unteren Rumpfbereich.

Indikationen

Entsprechend der vernetzten und divergenten Verschaltung findet sich ein weites Indikationsgebiet (die Injektion wird zum Teil adjuvant zu anderen Therapien durchgeführt):

Verdauungsinsuffizienz, Darmmotilitätsstörungen (Obstipation, paralytischer Ileus, chronische Diarrhö), Refluxerkrankungen, rezidivierendes Ulcus ventriculi oder duodeni, Gastritis, akute und chronische Hepatitis, toxische Hepatose, Gallenkolik, „Postcholezystektomiesyndrom“, akute und chronische rezidivierende Pankreatitis, M. Crohn, Nierenfunktionsstörungen, Nebenniereninsuffizienz, Tumorschmerzen des Bauchraums, Störfeldtestung.

Kontraindikationen

Allergie gegen Lokalanästhetika, hämorrhagische Diathesen, Antikoagulanzientherapie, anatomische „Hindernisse“ wie große Nierenzysten, Hufeisenniere, Aneurysmen im Oberbauchbereich, Status nach Nephrektomie auf der anderen Seite.

Technik

Material

Nadel 80 × 0,6 mm bei schlanken, 120 × 0,7 mm bei kräftigen und adipösen Personen, 5 ml Procain 1 % (wegen der zusätzlichen Infiltration beim Vorschieben der Nadel eher etwas mehr).

Lagerung

Patient sitzend, leicht vornübergebeugt, Unterarme locker auf den Oberschenkeln.

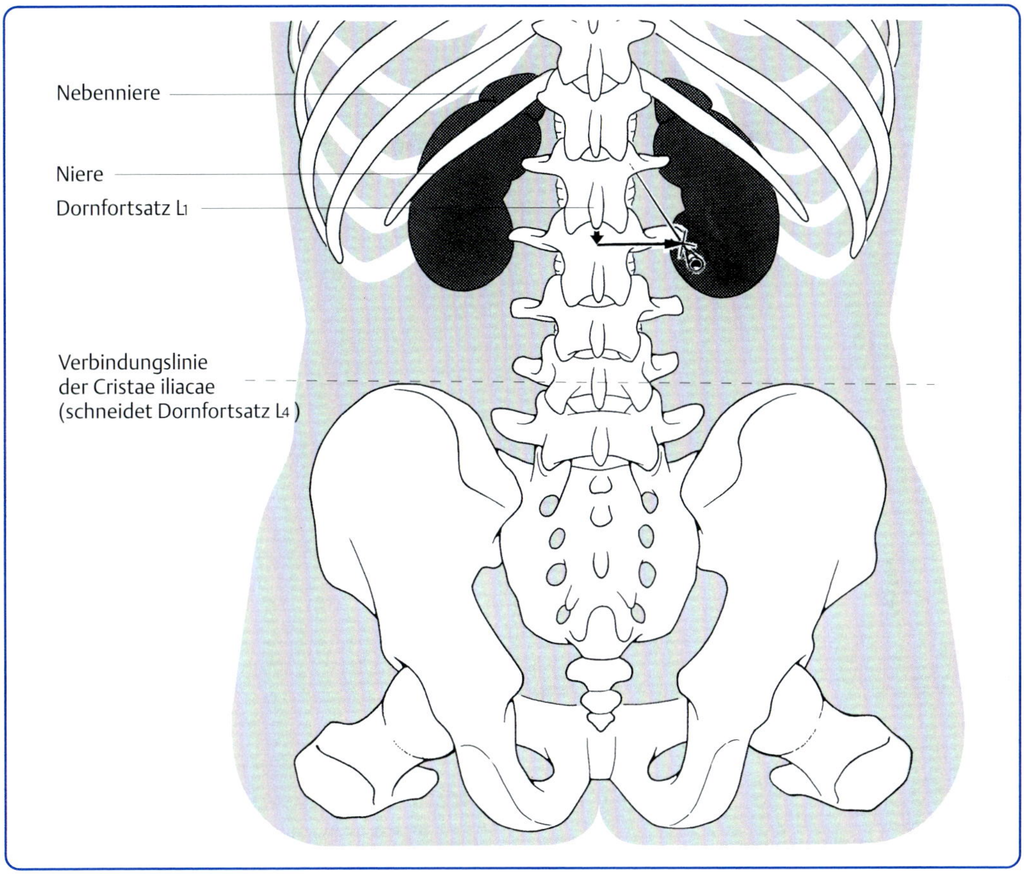

Nebenniere

Niere

Dornfortsatz L1

Verbindungslinie
der Cristae iliacae
(schneidet Dornfortsatz L4)

▶ **Abb. 11.17** Injektion an das Ganglion coeliacum, dorsale Ansicht.

Es existieren verschiedene Techniken. Wir beschränken uns auf diejenige von Killian, die Barop aktualisiert hat [46].

Einstichstelle

1 Querfinger unterhalb der Dornfortsatzunterkante von L 1 sowie 3 Querfinger rechts oder links davon ist die Einstichstelle (▶ **Abb. 11.17**).

Einstichrichtung

Ungefähr 20° medianwärts und 20° kranialwärts (▶ **Abb. 11.18** und ▶ **Abb. 11.19**). Der Patient sollte dabei entweder den Atem in Exspirationsstellung (Zwerchfell nach kranial verschoben) anhalten oder nur flach atmen, um größere Zwerchfellbewegungen (Gefahr des Pneumothorax) zu vermeiden. Die Nadel wird langsam unter stetiger leichter Infiltration vorgeschoben.

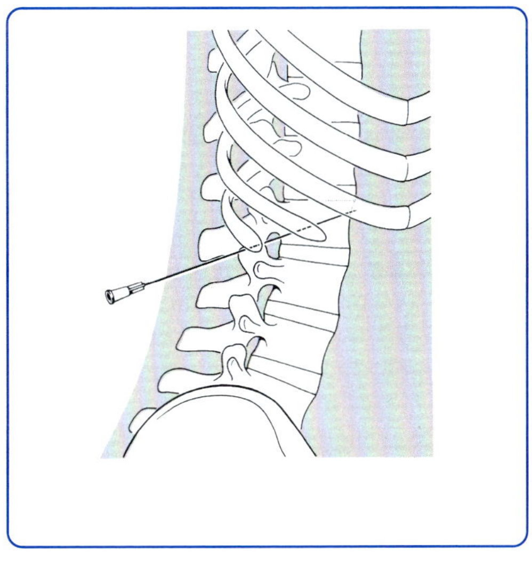

▶ **Abb. 11.18** Injektion an das Ganglion coeliacum, seitliche Ansicht.

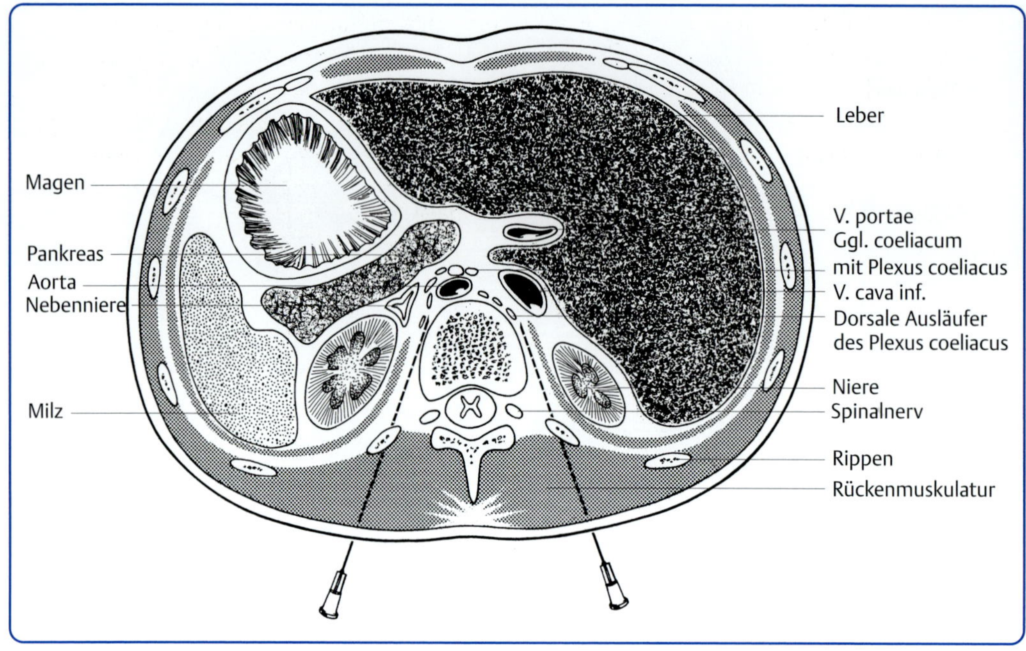

▸ **Abb. 11.19** Injektion an das Ganglion coeliacum im Querschnitt.

Einstichtiefe

Falls die Nadel bereits nach 4–5 cm auf Knochen stößt, wurde der Querfortsatz von L 1 getroffen. Die Nadelkorrektur erfolgt in der Weise, dass die Nadel *unter* diesem Querfortsatz durchgleitet.

Knochenkontakt nach 7–8 cm bedeutet, dass man am lateralen Teil des Wirbelkörpers liegt, das heißt bereits im distalen Bereich der Nn. splanchnici. Nach Aspiration deponieren wir bereits hier 2 ml.

Die Nadel muss jedoch nun mehrere Zentimeter zurückgezogen und weniger konvergent erneut vorgeschoben werden, sodass man nach insgesamt ca. 8–10 cm (je nach Körperbau) am Übergang der lateralen zur vorderen Fläche des Wirbelkörpers von L 1 liegt. Bei gekrümmtem Rücken liegt die Nadelspitze nun im oberen Bereich des 1. Lendenwirbelkörpers im Bereich der dorsalen Ausläufer des Plexus coeliacus (das Ganglion selbst liegt präaortal). Ventral vor der Nadel liegt links die Aorta, rechts die V. cava inferior. Nach zweimaliger Aspiration Deponieren von 3–4 ml.

Hinweise

- Ein Anstechen der Aorta muss vermieden werden, hat aber beim verwendeten feinen Material in der Regel keine Konsequenzen, da sich in deren Wandbereich eine kontraktionsfähige Muskelschicht sowie elastische Fasern befinden.
- Bei allen wirbelsäulennahen Injektionen ist ein Anstechen von atypischen Ausstülpungen der Leptomeningen nie ganz auszuschließen. Nach Aspiration von Liquor muss die Nadel zurückgezogen und es soll auf die Injektion am selben Tag verzichtet werden. Wird dennoch unbeabsichtigt eine Spinalanästhesie gesetzt, soll der Patient liegen bleiben und überwacht werden.
- Sollte versehentlich einmal eine Niere punktiert werden, zeigt sich dies in der Regel mit einer Makrohämaturie und Schmerzen. Der Patient soll einen Tag lang liegen bleiben und viel trinken. Es handelt sich meist um eine harmlose Komplikation bei den verwendeten sehr dünnen Nadeln. Bei der diagnostischen Nierenpunktion werden übrigens viel dickere Nadeln eingesetzt.
- Gerät bei der Ganglion-coeliacum-Injektion die Nadel versehentlich in die Lunge, entsteht ein Pneumothorax mit den Symptomen Husten und sanguinolentem Sputum. Ohne weitere Behandlung verschwindet der meist geringgradige Pneumothorax nach wenigen Tagen. Röntgenbild und Überwachung sind notwendig.

- Es ist sinnvoll, diese Injektion mit einer Injektion in die „Magengrube“ (S. 147) (s. dort) zu kombinieren. Je nach erkranktem Organ können zusätzlich Quaddeln in die entsprechenden Head'schen Zonen gesetzt werden.
- Reimers hat eine neue Technik in Seitenlage entwickelt, die gewisse Vorteile zeigt [400]. Sollten sich die guten Erfahrungen in der Langzeitdokumentation dieser Technik bestätigen, wird sie sich möglicherweise in Zukunft durchsetzen.

11.8.7 Lumbaler Grenzstrang

Die lumbalen Grenzstrangganglien liegen im ventrolateralen Wirbelkörperbereich. Sie versorgen sympathisch die unteren Extremitäten (Durchblutung!) und teilweise sympathisch die Organe des kleinen Beckens, ebenfalls die Strukturen der Lendenwirbelsäule inklusive Muskulatur und Haut.

Indikationen

Insbesondere akute und chronische arterielle Durchblutungsstörungen der unteren Extremitäten, venöse Zirkulationsstörungen mit akuten und chronischen Thrombophlebitiden, Ulcus cruris, CRPS (Morbus Sudeck), verzögerte Heilung bei Amputationsstümpfen, Erfrierungen, Status nach Verbrennungen, Polyneuropathien (falls diese nicht z. B. durch Substitutionstherapie gebessert werden können).

Technik

Material

Nadel 120 × 0,7 mm, 5 ml Procain 1 % (auf jeder Seite).

Lagerung

Wie beim Ganglion coeliacum.

Einstichstelle

Orientierung mittels Verbindungslinie beider Darmbeinkämme, die uns auf den Dornfortsatz L 4 führt. Von hier aus wählt man die gewünschte Höhe (meist L 3). 3½ Querfinger lateral der Mitte des Dornfortsatzes liegt die Einstichstelle (▶ **Abb. 11.20**). Markierung mittels Quaddel.

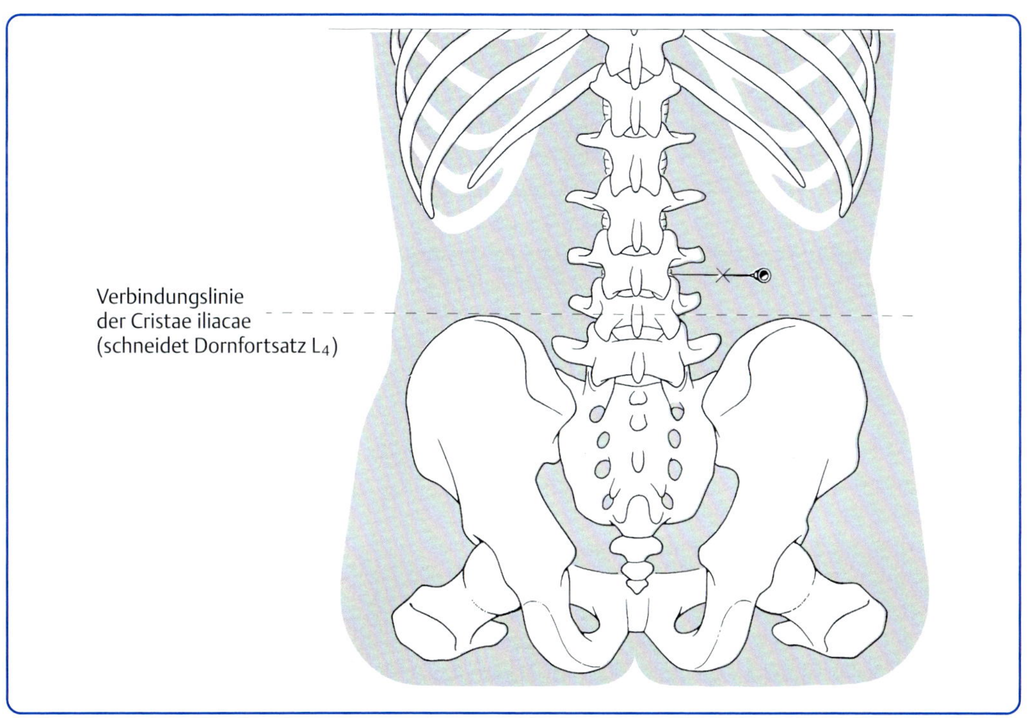

▶ **Abb. 11.20** Injektion an den lumbalen Grenzstrang, dorsale Ansicht. Die Einstichstelle könnte auch ein Segment höher (Mitte Dornfortsatz L 2) gewählt werden.

Einstichrichtung

In der Horizontalebene 25° nach medial.

Einstichtiefe

Stößt man in 4–5 cm Tiefe auf Knochen, so liegt die Nadelspitze am Processus transversus. Durch Nadelkorrektur muss dieser umgangen werden. Beim weiteren langsamen infiltrierenden Vorführen der Nadel kann diese in ca. 8 cm auf die Wirbelkörperseitenfläche stoßen. In diesem Fall war die Nadel zu weit nach medial gerichtet. Die Nadel muss herausgezogen werden, Neubeginn der Injektion.

Je nach Körperbau gelangen wir nach 8–10 cm an die lateroventrale Rundung des Wirbelkörpers in unmittelbarer Nähe des Grenzstrangs (► **Abb. 11.21** und ► **Abb. 11.22**). Deponieren von 3–5 ml nach Aspiration.

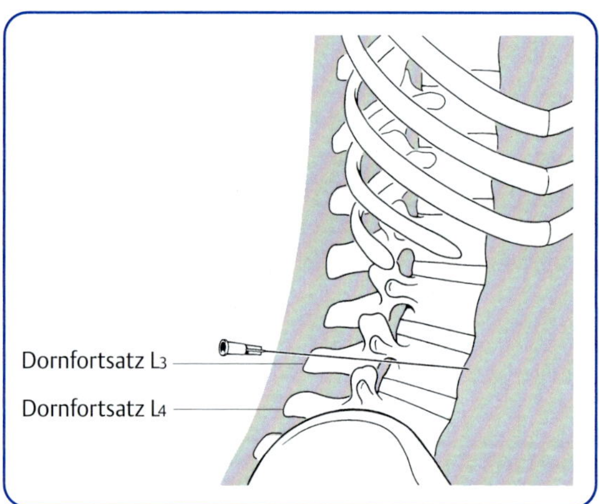

► **Abb. 11.21** Injektion an den lumbalen Grenzstrang, seitliche Ansicht.

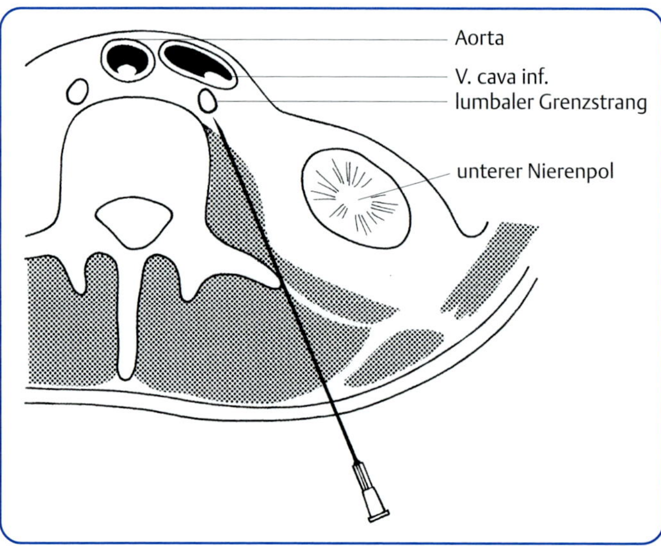

► **Abb. 11.22** Injektion an den lumbalen Grenzstrang im Querschnitt. Der untere Nierenpol ist nur relevant, wenn als Einstichhöhe L 2 (statt L 3) gewählt wird.

11.9
Kopf

Die Injektionen an die Ganglien sind im vorangegangenen Kapitel dargestellt.

11.9.1 Injektionen unter die Kopfhaut

Mit diesen Injektionen werden folgende Strukturen erreicht:

- das **periphere sensible Nervensystem** (N. trigeminus, Nn. occipitales),
- **periphere sympathische Afferenzen und Efferenzen** sowie
- die **Grundsubstanz**.

Da diese 3 Systeme eine morphologische und funktionelle Verbindung mit dem Schädelinneren herstellen, kann reflektorisch eine verbesserte intrakranielle Zirkulation erreicht werden.

Indikationen

Kopfschmerzen, Apoplexie, frisches oder altes Schädel-Hirn-Trauma, Schwindel, Konzentrations- und Gedächtnisstörungen, Status nach Meningoenzephalitis, Multiple Sklerose [202] etc.

Technik

Material

Nadel 20 × 0,4 mm (oder 12 × 0,3 mm), 0,5 ml Procain 1 % pro Injektion.

Lagerung

Patient sitzend.

Einstichstelle

Ungefähr in der Höhe der Stirnmitte setzen wir in Abständen von ca. 3 cm subgaleatische Injektionen zirkulär um den Kopf (▶ **Abb. 11.23**).

Einstichrichtung

Radiär.

Einstichtiefe

Mit lockerer Nadelführung bis zum knöchernen Widerstand, dann 1 mm zurückziehen und 0,5 ml injizieren. Palpatorisch sollen immer auch individuell druckschmerzhafte Punkte aufgesucht und therapiert werden.

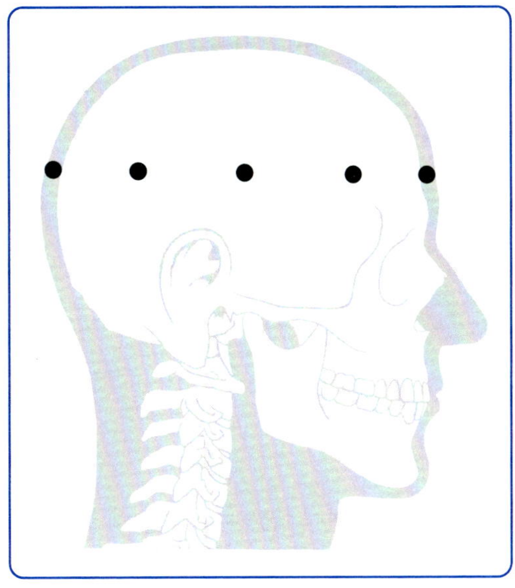

▶ **Abb. 11.23** Injektionen unter die Kopfhaut (zirkulär).

Cave
Im Bereich von Knochendefekten oder offenen Fontanellen darf nicht injiziert werden (Diffusion an die Hirnsubstanz löst Krampfanfall aus).

11.9.2 Injektionen an die Äste des Nervus trigeminus

Der V. Hirnnerv, der N. trigeminus, hat 3 Hauptäste:

- N. ophthalmicus (▶ **Tab. 11.1**),
- N. maxillaris und
- N. mandibularis.

Mit diesen vorwiegend somatosensiblen Nerven und ihren Ästen verlaufen zum Teil **sympathische** und **parasympathische** Fasern. Im Bereich der Nervenaustrittspunkte ziehen zudem **vegetative** Fasern zusätzlich mit den begleitenden Arterien und Venen. Die mit den Ästen des Trigeminus verlaufenden vegetativen Fasern sind unter anderem an der Sekretion und Durchblutung der Nasenneben- und Mundhöhle beteiligt.

Klinisch wichtig (Projektionszonen) sind die Verbindungen der Trigeminuskerne mit anderen Kerngebieten, insbesondere des N. vagus. Durch Injektionen an supraorbitale Nervenaustrittspunkte können unter Umständen über zentrale Verschal-

▸ **Tab. 11.1** Der N. ophthalmicus und seine Äste.

3 Äste des N. ophthalmicus	Endausläufer (unter anderen)
N. frontalis	→ N. supraorbitalis (R. medialis und R. lateralis)
	→ N. supratrochlearis
N. nasociliaris	→ N. ethmoidalis anterior (R. nasalis externus)
	→ N. infratrochlearis
N. lacrimalis	→ Äste am äußeren Augenwinkel

tungen Durchblutung und Funktion von Oberbauchorganen verändert werden. Über den Nucleus tractus spinalis nervi trigemini bestehen auch indirekte Verbindungen zu Vorderhornzellen im oberen Zervikalmark. So kann beispielsweise eine Entzündung der Nasennebenhöhlen einen Verspannungsschmerz im oberen HWS-Bereich verursachen.

Indikationen

Akute und chronische Sinusitis, Trigeminusneuralgie, Augenaffektionen (z. B. Konjunktivitis), Migräne, Oberbaucherkrankungen (N. supraorbitalis), Störfeldtestung.

Technik: Nervus supraorbitalis

Material
Nadel 20 × 0,4 mm (oder 12 × 0,3 mm), 0,5 ml Procain 1 %.

Lagerung
Patient liegend oder sitzend.

Einstichstelle
Etwas medial der Mitte des Orbitaoberrands können die Incisura oder das Foramen supraorbitale getastet werden (▸ **Abb. 11.24**).

Einstichrichtung
Von kraniomedial nach kaudolateral.

Einstichtiefe
Subkutan.

Technik: Nervus supratrochlearis

Material
Nadel 20 × 0,4 mm (oder 12 × 0,3 mm), 0,5 ml Procain 1 %.

Lagerung
Patient liegend oder sitzend.

Einstichstelle
Durch eine Injektion senkrecht zur Haut in der Mitte der Nasenwurzel werden durch Diffusion die Nn. supra- und infratrochleares erreicht.

Einstichtiefe
Subkutan.

Technik: Ramus nasalis externus

Material
Nadel 20 × 0,4 mm, 0,5 ml Procain 1 %.

Lagerung
Patient liegend oder sitzend.

Einstichstelle
Knapp proximal der Knochen-Knorpel-Grenze, dann von der Nasenrückenmitte ca. 1 cm nach lateral.

Einstichrichtung
Senkrechter Einstich zur Haut.

Einstichtiefe
Bis Knochenkontakt, dann 1 mm zurückziehen und infiltrieren.

Technik: Nervus lacrimalis (Äste)

Material
Nadel 20 × 0,4 mm (oder 12 × 0,3 mm), 0,5 ml Procain 1 %.

Lagerung
Patient liegend oder sitzend.

Einstichstelle

Zirka 2 mm hinter dem knöchernen Rand des lateralen Augenwinkels.

Einstichrichtung

Schräg von dorsolateral nach ventromedial.

Einstichtiefe

Subkutan.

> **Cave**
>
> **Ruhiges Arbeiten ist wichtig – die injizierende Hand muss locker abgestützt sein, damit eine Verletzung des Auges bei plötzlicher Kopfbewegung vermieden wird.**

Technik: Nervus maxillaris → Nervus infraorbitalis

Der N. maxillaris zieht durch das Foramen rotundum in die Fossa pterygopalatina. Einige seiner Fasern erreicht man durch die Injektion an das Ganglion pterygopalatinum. Ein wichtiger, der Neuraltherapie leicht zugänglicher Ast ist der N. infraorbitalis. Er gibt Äste unter anderem in den Nasenbereich, den Sinus maxillaris und die Oberkieferzähne ab.

Material

Nadel 20 × 0,4 mm (oder 12 × 0,3 mm), 0,5 ml Procain 1 %.

Lagerung

Patient liegend oder sitzend.

Einstichstelle

Knapp 1 cm unterhalb der Mitte der knöchernen Orbitabegrenzung und wenige Millimeter medial davon kann die druckdolente Nervenaustrittsstelle (Foramen infraorbitale) getastet werden (► Abb. 11.24).

Einstichrichtung

Von laterokaudal nach mediokranial.

Einstichtiefe

Bis Knochenkontakt, dann zur Infiltration 1 mm zurückziehen.

Es existiert auch eine **enorale Technik,** um an das Foramen infraorbitale zu gelangen: Zwischen Zahn 3 und 4 des Oberkiefers wird durch die Schleimhautumschlagsfalte senkrecht eingestochen und die Nadel ca. 1 cm in Richtung Orbitaunterrand vorgeschoben.

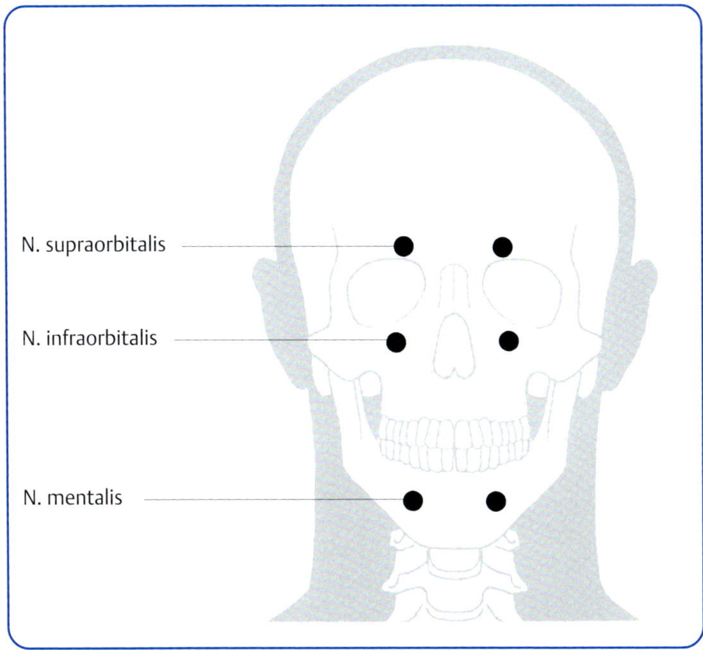

► **Abb. 11.24** Injektionen an die wichtigsten Nervenaustrittsstellen der Äste des N. trigeminus.

Technik: Nervus mandibularis → Nervus mentalis

Aus einem der Äste des N. mandibularis, dem N. alveolaris inferior, geht der N. mentalis hervor. Er verlässt den Unterkiefer durch das Foramen mentale.

Material

Nadel 20 × 0,4 mm (oder 12 × 0,3 mm), 1 ml Procain 1 %.

Lagerung

Patient liegend oder sitzend.

Einstichstelle

In der Mitte des Unterkiefers knapp distal des 4. Zahnes in der Umschlagsfalte (▶ Abb. 11.24).

Einstichrichtung

Von kraniolateral nach kaudomedial.

Einstichtiefe

Subkutan (bis Knochenkontakt, dann 1 mm zurückziehen).

11.9.3 Injektion an den Nervus occipitalis major

Der N. occipitalis major ist der Hauptast des R. dorsalis des 2. zervikalen Spinalnervs. Er versorgt neben Teilen der Nackenmuskulatur die Haut des Hinterhaupts bis zum Scheitel. Für die Reflex- und Regulationstherapien wichtig sind die zentralen Verbindungen des 2. Zervikalsegments mit dem N. trigeminus und dem N. vagus.

Hierdurch sind Okzipitalisneuralgien und Nackenverspannungen beispielsweise bei Oberbaucherkrankungen, Sinusitis, Zahnprobleme etc. erklärbar. Wegen der engen Nachbarschaft mit der A. occipitalis wird die Wirkung dieser Injektion noch verstärkt durch die Lyse des periarteriellen Sympathikus.

Indikationen

Akute und chronische Nacken-Kopfschmerzen, okzipitale Schmerzen inkl. Neurologie, Commotio cerebri u. a.

Technik

Material

Nadel 20 × 0,4 mm (oder 12 × 0,3 mm), ca. 1–2 ml Procain 1 %.

Lagerung

Patient sitzend, Kopf leicht flektiert.

Einstichstelle

Von der Mittellinie aus 3 cm lateral der Protuberantia occipitalis externa palpiert man die A. occipitalis. Dicht medial davon liegt der N. occipitalis major (▶ Abb. 11.25).

Einstichrichtung

In der Sagittalebene mit leicht nach kranial gerichteter Nadel.

Einstichtiefe

Ungefähr 1 cm.

11.9.4 Injektion an den Nervus occipitalis minor

Der N. occipitalis minor ist der oberste Hauptast des Plexus cervicalis.

Indikationen

Akute und chronische Nacken-Kopfschmerzen, okzipitale Schmerzen inkl. Neurologie, Commotio cerebri u. a.

Technik

Material

Nadel 20 × 0,4 mm (oder 12 × 0,3 mm), ca. 1–2 ml Procain 1 %.

Lagerung

Patient sitzend, Kopf leicht flektiert.

Einstichstelle

Etwa 1 fingerbreit medialseits des Hinterrands des Processus mastoideus am Unterrand des Okziputs (▶ Abb. 11.25).

Einstichrichtung

Senkrecht zur Haut.

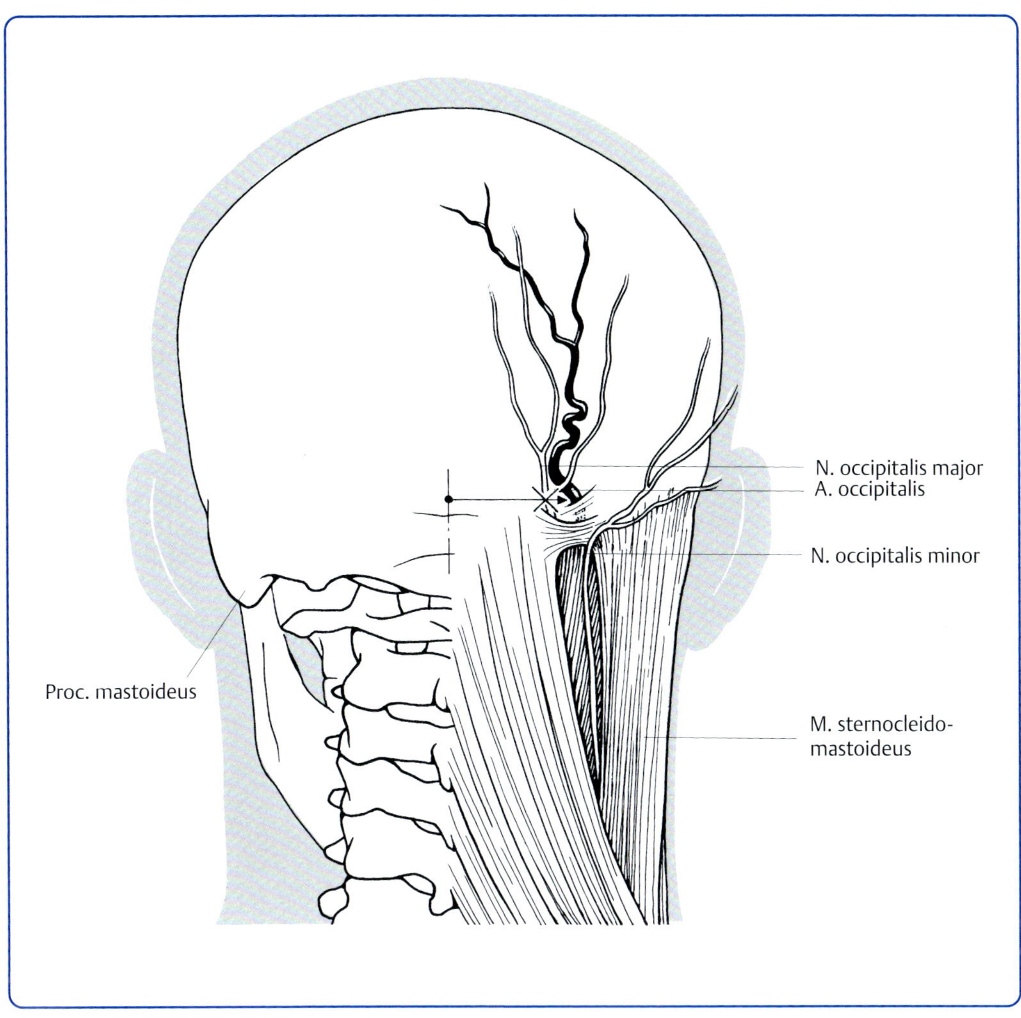

▸ **Abb. 11.25** Injektion an die Nn. occipitales major und minor.

Einstichtiefe

Subkutan (ca. 0,5 cm).

Eine 2. Einstichstelle findet sich am Punctum nervosum am Hinterrand des M. sternocleidomastoideus, ungefähr in der Mitte zwischen Ursprung und Ansatz dieses Muskels.

11.9.5 Injektion an die Arteria temporalis superficialis

Obwohl das Procain bei einer intravasalen Injektion nur ausnahmsweise ins Gehirn gelangen würde (z. B. bei Stromumkehr infolge eines Verschlusses der A. carotis interna), spritzen wir nur *an* die Arterie.

Indikationen

Arteriitis temporalis, verschiedene Arten von Kopfschmerzen, Durchblutungsstörungen.

Technik

Material

Nadel 20 × 0,4 mm (oder 12 × 0,3 mm), 2 ml Procain 1 %.

Einstichstelle

In der Schläfengegend wird die pulsierende Arterie aufgesucht, nach negativer Ansaugprobe werden 1–2 ml Procain oder Lidocain an die Arterie injiziert.

Einstichrichtung
Parallel zum Arterienverlauf.

Einstichtiefe
Wenige Millimeter.

11.9.6 Injektion an das Kiefergelenk

Indikationen

Kiefergelenkschmerzen, kraniomandibuläre Dysfunktion, Trismus.

Technik

Material
Nadel 20 × 0,4 mm (oder 12 × 0,3 mm), 1 ml Procain oder Lidocain.

Einstichstelle
Ungefähr 1 Querfinger vor dem Tragus kann der Kiefergelenkspalt beim wiederholten Öffnen und Schließen des Mundes palpiert werden (physiologische Subluxation beim weit geöffneten Mund). Quaddel über dem Gelenkspalt (▶ **Abb. 11.26**).

Einstichrichtung
Senkrecht durch die Quaddel an die Gelenkkapsel.

Einstichtiefe
Ungefähr 1–1,5 cm.

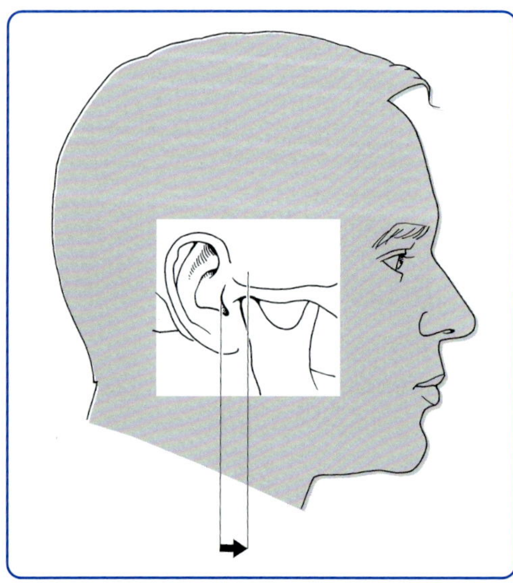

▶ **Abb. 11.26** Injektion an das Kiefergelenk.

Hinweise
- Eine passagere Fazialisparese kann in seltenen Fällen durch Diffusion des Lokalanästhetikums vorkommen. Auch aus diesem Grund ist das Procain (kurze Halbwertszeit) zu bevorzugen.
- Wichtig ist die gleichzeitige neuraltherapeutische Behandlung von Triggerpunkten der Kaumuskulatur (sowie Abklärung des „Bisses“ durch den Zahnarzt, eventuell Nachtschiene).

11.9.7 Injektion an die Tonsillen

Die Tonsillen sind als lymphatisches Organ in immunologische Prozesse eingebunden.

Die ganze Pharynxregion ist überaus reich an sympathischen und parasympathischen Fasern. Die kurzen afferenten Wege zu den entsprechenden Ganglien und ihre divergenten, weitreichenden Efferenzen können die häufige Erkrankung fern gelegener Organe zum Teil erklären.

Im Tonsillen-/Pharynxbereich befindet sich der Plexus pharyngeus mit verschiedenen afferenten und efferenten Fasern. Neben sympathischen Afferenzen (und Efferenzen) sind auch solche des N. glossopharyngeus und N. vagus vorhanden, die in Teilen von folgenden Kernen enden: Nucleus tractus solitarii und Nucleus tractus spinalis nervi trigemini (!). Von hier aus bestehen unter anderem Verschaltungen zu:

- parasympathischen Ursprungskernen des N. vagus: Nucleus dorsalis nervi vagi (originis),
- motorischen Ursprungskernen des N. vagus (und N. glossopharyngeus): Mittelteil des Nucleus ambiguus.

Interessanterweise ist der distale Teil des Nucleus ambiguus Kerngebiet des N. accessorius. Dieser Nerv ist wiederum über einen R. internus mit dem N. vagus verbunden. Die genannten Kerngebiete stehen also untereinander in verschiedenartiger Beziehung, unter anderem auch mit dem Nucleus tractus spinalis nervi trigemini. Dieser wiederum nimmt Verbindungen mit Vorderhornzellen des oberen Zervikalmarks auf, unter anderem auch mit denjenigen des N. phrenicus.

Damit ist es aus neuroanatomischen Gründen erklärbar, weshalb es bei Tonsillenstörfeldern häufig zu Nackenproblemen und viszeralen Störungen kommt. Dass aber auch abgesehen davon die vielfältigsten Erkrankungen bei Tonsillenstörfeldern (rheumatologischer Formenkreis!) auftreten können, kann über die Vernetzung mit dem ubiquitär vorhandenen Sympathikus und dem Grundsystem erklärt werden, die wiederum bei der Steuerung von immunologischen Prozessen (Entzündungen!) eine Rolle spielen.

Beachte
Die Tonsillen (respektive Tonsillektomienarben) und der Zahn-Kiefer-Bereich sind die häufigsten Störfelder.

Indikationen

Chronische Tonsillitis (bei der akuten Tonsillitis darf nur der Lymphabfluss als adjuvante Therapie gespritzt werden), rezidivierende Tonsillitis. Wichtigkeit dieser Injektion im Rahmen der Störfeldsuche, insbesondere bei Autoimmunprozessen, Allergien, Nackenbeschwerden etc.

Technik: Tonsilla palatina

Material

Nadel 80 × 0,6 mm (bei zu kurzer Nadel besteht die Gefahr des Verschluckens, wenn sie sich von der Spritze löst, zudem hat man eine schlechtere Übersicht).

Alternative: Uniject (Nadel 0,3 × 23 mm) mit „Ring" (damit kann auch aspiriert werden). Pro Injektion 0,2–0,4 ml Procain 1 %. Eine gute Lichtquelle ist notwendig.

Lagerung

Patient sitzend oder liegend (der Hinterkopf muss abgestützt sein).

Einstichstelle

In den Arcus palatoglossus im Bereich des oberen und unteren Tonsillenpols (nicht in die Tonsillen!; ▸ **Abb. 11.27**). Bei Tonsillektomierten in die Mitte der Narbe (Tonsillenloge). Wenn sich unter Sicht während der Injektion die Schleimhaut sofort deutlich wie eine Blase vorwölbt (Schleimhautquaddel), liegt man sicher nicht in einem hirnwärts ziehenden arteriellen Gefäß. Andernfalls muss zur Sicherheit wie üblich zweimal aspiriert werden.

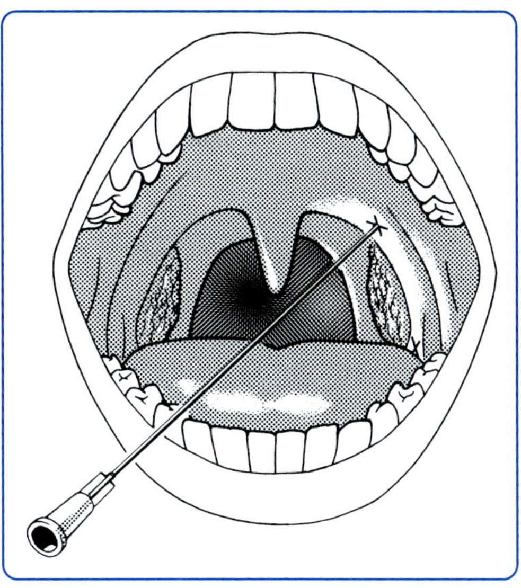

▸ **Abb. 11.27** Injektion an den oberen und unteren Tonsillenpol.

Einstichrichtung

Der Arzt steht auf der Gegenseite der zu injizierenden Tonsille. Nadelführung ungefähr zwischen den unteren Zähnen 3 und 4 in Richtung Tonsille.

Einstichtiefe

Submukös 1–2 mm tief.

Technik: Tonsilla pharyngea

Material

Nadel 80 × 0,6 mm (bei zu kurzer Nadel besteht die Gefahr des Verschluckens, wenn sie sich von der Spritze löst, zudem hat man eine schlechtere Übersicht). Pro Injektion 0,2–0,4 ml Procain 1 %. Eine gute Lichtquelle ist notwendig.

Lagerung

Patient sitzend oder liegend (der Hinterkopf muss abgestützt sein).

Einstichstelle

An der Grenze zwischen knöchernem und weichem Gaumen 1 mm neben der Mittellinie (Raphe). Die distalen 1,5 cm der Nadel werden um 45° nach oben umgebogen (▸ **Abb. 11.28**).

Einstichrichtung

In der Sagittalebene 40° nach kranial (weit geöffneter Mund).

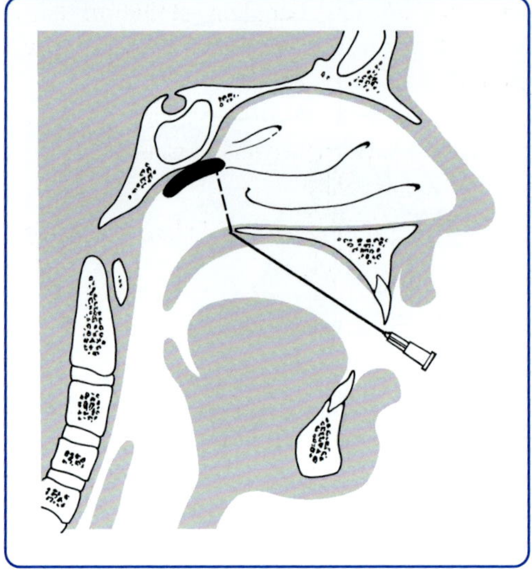

▸ **Abb. 11.28** Injektion an die Tonsilla pharyngea.

Einstichtiefe

Bis Weichteilwiderstand. Dann Nadel noch maximal 2 mm vorschieben und aspirieren.

Cave

Bei zu flacher Nadelführung kann die Rachenhinterwand am zervikookzipitalen Übergang perforiert werden mit Verletzung der Medulla oblongata (lebensgefährliche Komplikation).

Bisher erfolgte die Darstellung verschiedener Injektionstechniken am Kopf. Im nächsten Abschnitt wird nun die Anwendung dieser Techniken bei Erkrankungen der Nasennebenhöhlen, des Ohrs und des Auges erläutert.

11.9.8 Injektionen bei Erkrankungen der Nasennebenhöhlen

Anatomie und Neurophysiologie sind unter Injektionen an Nervenaustrittsstellen und „Ganglion pterygopalatinum" dargestellt.

Indikationen

Insbesondere akute und chronische Sinusitis (▸ **Abb. 11.29**) und im Rahmen der Störfeldsuche.

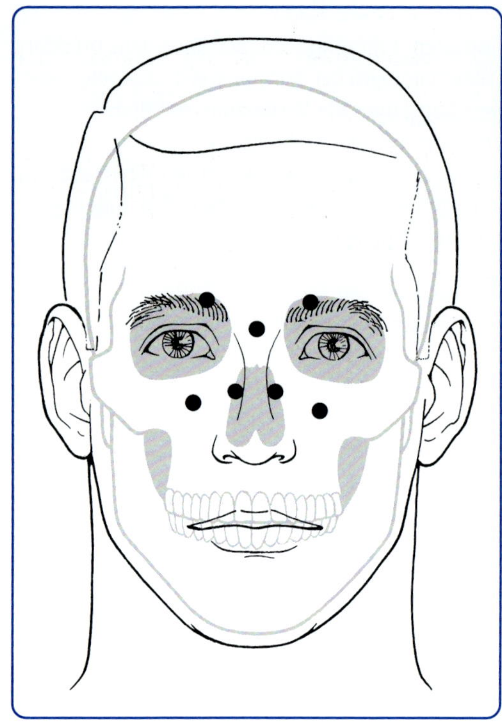

▸ **Abb. 11.29** Injektionsstellen bei Sinusitis.

Technik

Material

Für die 1. und 2. Injektionstechnik: Nadel 20 × 0,4 mm (oder 12 × 0,3 mm), 2 ml Procain 1 %.

Injektionstechniken

- **1. Injektion an Nervenaustrittspunkte des Trigeminus** (s. Kap. 11.9.2).
- **2. Injektion an den Boden der Kieferhöhle.**

Einstichstelle (für 2.)

Umschlagsfalte in ca. Höhe des 4. oberen Zahnes.

Einstichrichtung (für 2.)

Durch die Umschlagsfalte hindurch nach kraniolateral.

Einstichtiefe (für 2.)

Bis Knochenkontakt, dann ca. 1 ml injizieren.

Weitere Techniken

- **3. Injektion an das Ganglion pterygopalatinum** (s. dort).
- **4. Technik** Als ganz einfache Maßnahme können mit Procain oder Lidocain **durchtränkte Wattestäbchen** ganz vorsichtig in kraniodorsaler Richtung in die Nase eingeführt und 2–3 Minuten liegengelassen werden.

11.9.9 Injektionen bei Erkrankungen des Ohres

Es wird reflektorisch über (vor allem perivasale) sympathische Afferenzen und Efferenzen eine bessere Durchblutung des Innen-, Mittel- und äußeren Ohres erreicht. Eine bessere Durchblutung hat nicht nur einen günstigen Einfluss auf otogenen Schwindel, sondern bewirkt auch ein rascheres Abklingen von viralen oder bakteriellen Infekten.

Indikationen

Akute und chronische Otitis media, Otitis externa, Tinnitus, Morbus Menière, Neuronitis vestibularis, übriger otogener Schwindel, Hörsturz, Reisekrankheit, Ohr als Störfeld.

Injektionstechniken

Injektionen an das Mastoid Nach Umklappen des Ohrläppchens nach ventrokranial führen wir die Nadel (20 × 0,4 mm) über der Mitte des Processus mastoideus senkrecht zur Haut bis an das Periost. Nach dem Zurückziehen der Nadel deponieren wir hier ca. 1 ml Procain 1 %.

Quaddel vor dem Tragus („Tor des Ohres") Verstärkt die Wirkung der Injektion an das Mastoid. Es soll nur eine Quaddel gesetzt werden und keine subkutane Injektion, ansonsten kann eine unangenehme passagere Fazialislähmung resultieren.

Injektion im Kieferwinkel Setzen einer Quaddel und Procain-Infiltration oberflächlich subkutan. Hiermit klingen entzündliche Erkrankungen durch Verbesserung des Lymphabflusses noch schneller ab. Diese Injektion ist nicht nur bei entzündlichen Ohrenerkrankungen hilfreich, sondern auch bei Zahnextraktionen oder akuter Tonsillitis etc.

Injektion an das Ganglion stellatum (siehe Kap. 11.8.1) Insbesondere bei Schwindel, Hörsturz, Tinnitus etc. Oft sind jedoch gerade die letztgenannten „Diagnosen" störfeldbedingt (insbesondere Zahn-Kiefer-Bereich und Tonsillen!).

11.9.10 Injektionen bei Erkrankungen des Auges

Indikationen

Akutes und chronisches Glaukom, Frühstadium des Katarakts, arterielle und venöse Zirkulationsstörungen, Retinopathia diabetica, degenerative Netzhauterkrankungen, Neuritis des N. opticus, Konjunktivitis, Keratitis, Iritis, Iridozyklitis, Chorioiditis etc. Chronische Augenentzündungen sind sehr häufig störfeldbedingt (vor allem Zähne, Tonsillen!).

Injektionstechniken

- **1. Quaddeln im Bereich der Augenwinkel am lateralen Orbitarand** (wirkt beispielsweise bei einfacher Konjunktivitis bereits verblüffend gut).
- **2. Injektionen an die Austrittsstellen der Nn. supra- und infraorbitales** (siehe Kap. 11.9.2).

Die unter Punkt 1 und 2 genannten Injektionen stellen die Basis der segmentalen Therapie bei Augenerkrankungen dar. Je nach Krankheitsbild können diese Basisinjektionen ergänzt werden durch:

- **3. Injektion an das Ganglion pterygopalatinum** (insbesondere bei Problemen im Bereich der vorderen Augenabschnitte).
- **4. Injektion an das Ganglion ciliare** (insbesondere bei therapieresistenten retrobulbären Schmerzen ohne besondere Ätiologie, beim akuten und chronischen Glaukom, Durchblutungsstörungen, Entzündungen etc.; auch als Testinjektion, falls das Auge selbst ein vermutetes Störfeld ist). Die Zusammenarbeit mit dem Augenarzt ist besonders bei diesen Indikationen wichtig.
- **5. Injektion an das Ganglion stellatum**: hat zumindest eine starke durchblutungsfördernde Wirkung auch auf das Auge (gilt für das ganze gleichseitige obere Körperviertel), bei sympathisch unterhaltenen Schmerzen und (neurogenen!) Entzündungen.
- **6. Injektion an das Ganglion cervicale superius** (durchblutungsfördernde Wirkung).

 **Praxis**

Es ist wichtig, dass ein Facharzt bestimmte Kontrollen übernimmt, damit der Therapieerfolg objektiviert wird.

Bei nicht raschem Ansprechen auf die lokale/segmentale Therapie muss eine Störfeldsuche und -therapie angeschlossen werden.

11.10 Hals

Die Injektionen an die Ganglien sind in Kap. 11.8 dargestellt.

11.10.1 Injektionen im Bereich des Lymphabflusses am Hals

Durch die Sympathikolyse wird eine gesteigerte Durchblutung der Lymphknoten erreicht. Dadurch kommt ein verbesserter Lymphabfluss und damit ein rascheres Abklingen der Entzündung zustande.

Indikationen

Insbesondere akute Entzündungen im Bereich des Gesichtsschädels (Sinusitis, Abszesse etc.), im Bereich der Mundhöhle (Tonsillitis, Zähne) und im Ohrbereich. Rascheres Abklingen von Schwellungen und Schmerzen nach Zahnextraktionen.

Technik

Material
Nadel 20 × 0,4 mm (oder 12 × 0,3 mm).

Lagerung
Patient liegend oder sitzend.

Einstichstelle
Quaddeln im Bereich des Kieferwinkels sowie einige Quaddeln entlang des Vorderrands des M. sternocleidomastoideus.

11.10.2 Injektion an die Schilddrüse

Indikationen

Die Schilddrüse ist in hormonelle und vegetative Regelkreise einbezogen.

Selbstverständlich muss bei Verdacht auf eine Pathologie der Schilddrüse die konventionell-medizinische Abklärung erfolgen. Oft begegnet man in der Praxis jedoch der Situation, dass Patienten klinische Zeichen einer Über- oder Unterfunktion aufweisen, die im Labor erhobenen Schilddrüsenwerte jedoch normal sind. Die neuraltherapeutische Schilddrüseninjektion kann regulierend sowohl die klinische Über- als auch Unterfunktion zur Norm zurückführen. Eine starke vegetative Wirkung wird erzielt, wenn bei bestimmten Symptombildern die Schilddrüseninjektion kombiniert wird mit der Injektion in den „gynäkologischen Raum“ (Plexus uterovaginalis) oder an die Prostata (Plexus vesicoprostaticus).

Entsprechende Indikationen sind demnach: allgemeine vegetative Labilität (der Grund hierfür kann auch ein Störfeld sein), depressive Stimmungslage, Konzentrationsschwäche, Wechseljahrbeschwerden (hier unbedingt mit der Injektion in den „gynäkologischen Raum“ kombinieren!), Ängstlichkeit, Agitiertheit, Nervosität, Colon irritabile (zusätzlich auch Segmenttherapie des Abdomens), Schlafstörungen, Globusgefühl, hyperkinetisches Herzsyndrom (zusätzlich auch Segmenttherapie des Herzens) etc.

 **Beachte**

Die Injektion an die Schilddrüse kann kombiniert werden mit der Injektion in die „Magengrube“ bei Angstzuständen, depressiver Stimmungslage, vegetativer Dystonie usw. (siehe Kap. 11.18.5).

Kontraindikationen

Akute Thyreoiditis, Status nach Radiojodtherapie (paradoxe Reaktionen). Nach einer Szintigrafie sollte die Schilddrüse frühestens nach 2 Monaten neuraltherapeutisch behandelt werden.

Technik

Die Injektion wird beidseitig durchgeführt.

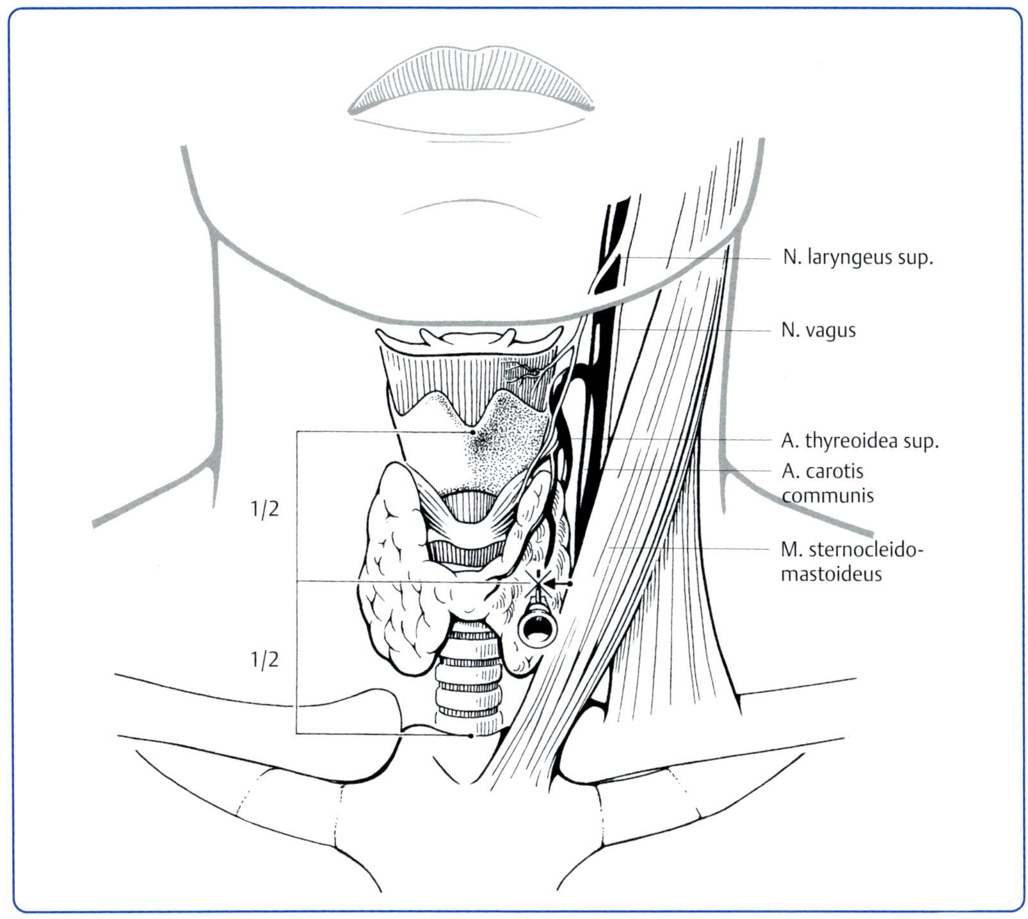

▶ **Abb. 11.30** Injektion in die Schilddrüse.

Material

Nadel 20 × 0,4 mm (oder 12 × 0,3 mm), 0,3 ml Procain 1 %.

Lagerung

Patient liegend oder sitzend.

Einstichstelle

Falls die Schilddrüse trotz Palpation während des Schluckakts schwierig abgrenzbar ist, kann die Einstichstelle wie folgt gefunden werden: Die Zeigefingerspitze der linken Hand des Untersuchers liegt über der Incisura thyreoidea superior, der Daumen im Jugulum (am Oberrand des Sternums). In der Mitte dieser Strecke, knapp medial des M. sternocleidomastoideus, liegt die Einstichstelle (▶ **Abb. 11.30**).

Einstichrichtung

An dieser Stelle erfolgt die Injektion in der Sagittalebene, die Nadel ist leicht nach kranial (20°) gerichtet. Es genügt (nach Aspiration, die wegen der dünnen Nadel langsam zu erfolgen hat), eine minimale Menge an die Kapsel und in die Schilddrüse zu injizieren.

Einstichtiefe

Ungefähr 0,5–1 cm (je nach Dicke des subkutanen Fettgewebes).

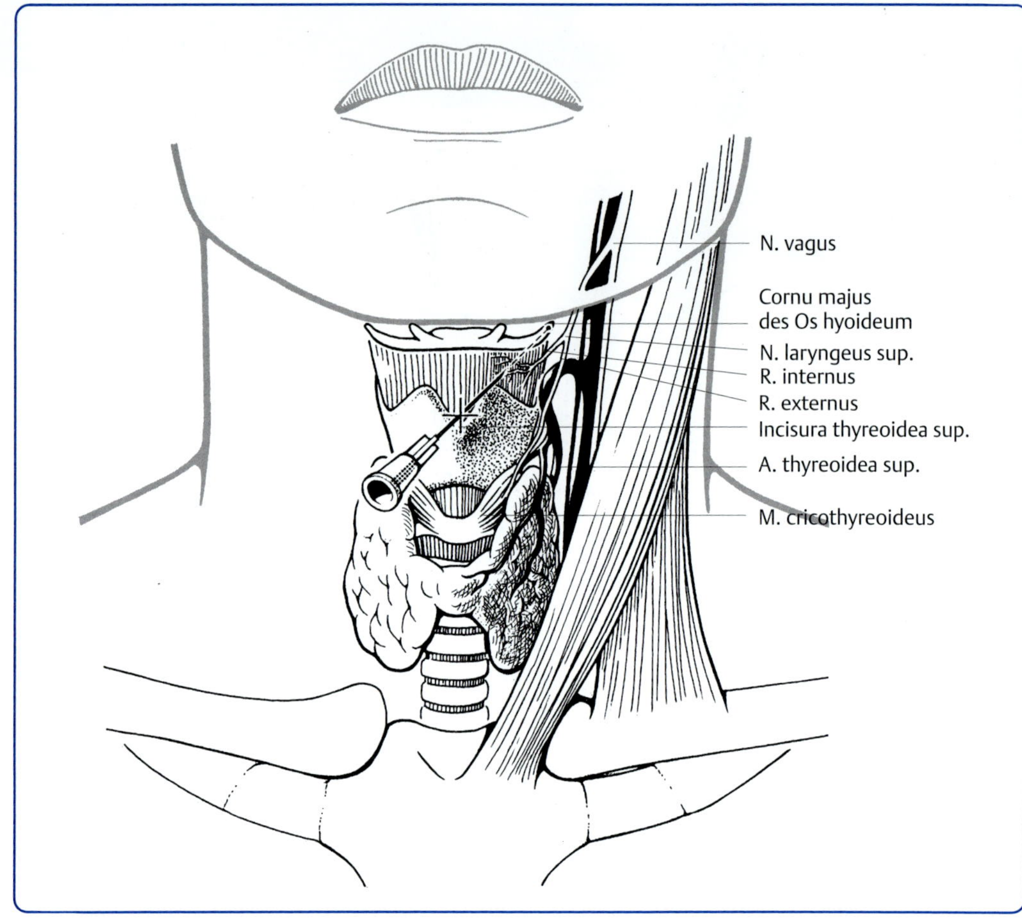

▸ **Abb. 11.31** Injektion an den N. laryngeus superior.

11.10.3 Injektion an den Nervus laryngeus superior

Als Ast des N. vagus versorgt dieser Nerv den M. cricothyreoideus (R. externus) und die Schleimhaut des Kehlkopfs (R. internus).

Indikationen

Chronischer Hustenreiz, Heiserkeit, Neuralgien etc.

Technik

Material

Nadel 20 × 0,4 mm, 0,5–1 ml Procain 1 %.

Lagerung

Patient liegend oder sitzend.

Einstichstelle

1 mm über der Incisura thyreoidea superior (▸ **Abb. 11.31**).

Einstichrichtung

Subkutan nach laterokranial in Richtung auf das Cornu majus des Zungenbeins. Knapp vor Erreichen desselben wird 1 ml deponiert (nach Aspiration). Durch Diffusion wird vor allem der R. internus umspült.

11.10.4 Injektion an den Nervus accessorius

Der N. accessorius ist der XI. Hirnnerv. Er innerviert motorisch den M. sternocleidomastoideus und den M. trapezius. Das langgezogene Wurzel-

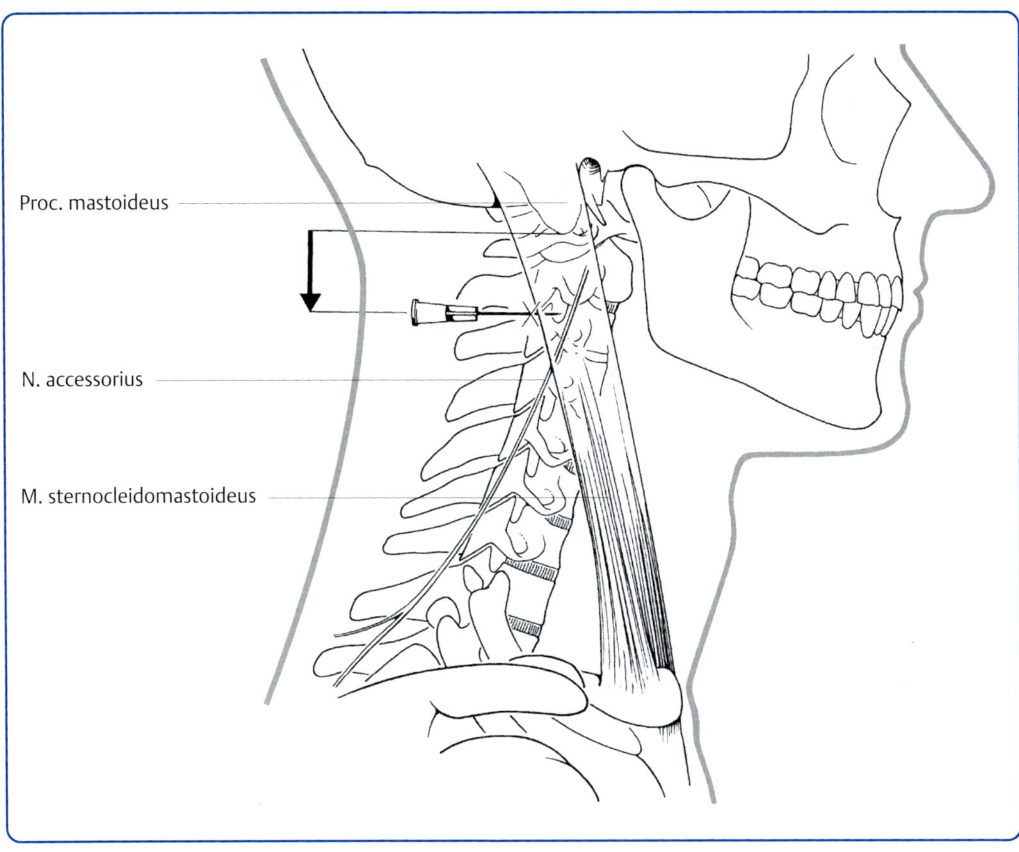

▶ **Abb. 11.32** Injektion an den N. accessorius.

gebiet des N. accessorius erstreckt sich bis in die oberen Halssegmente. Einige Faserbündel des N. accessorius spalten sich als R. internus ab und schließen sich dem N. vagus an.

Indikationen

Bei Tortikollis und sehr starken Nacken-Schultergürtel-Verspannungsschmerzen.

Technik

Material

Nadel 20 × 0,4 mm, ca. 3 ml Procain 1 %.

Lagerung

Patient sitzend.

Einstichstelle

Ungefähr 2 Querfinger unterhalb der Mastoidspitze am Hinterrand des M. sternocleidomastoideus (▶ **Abb. 11.32**).

Einstichrichtung

Horizontal nach lateroventral in den M. sternocleidomastoideus, durch den der Nerv in dieser Höhe meist zieht.

Einstichtiefe

1–1,5 cm. Langsam infiltrierendes Vorgehen.

11.11 Wirbelsäule

11.11.1 Zur Anamnese/Untersuchung

Nach sorgfältiger Anamnese und Testung (Kibler-Hautfalte, Myogelosen, Triggerpunkte, Beweglichkeit etc.) entscheidet man sich für die Art des neuraltherapeutischen Vorgehens. Wie in den Kap. 2.4 und 3.1 dargelegt, muss bei Haut- und Muskelveränderungen in den Head- und MacKenzie-Zonen sowie bei Funktionsstörungen der Wirbelsäule auch an mögliche Erkrankungen der entsprechenden inneren Organe gedacht werden (Kap. 11.18.2).

Weitere spezielle neuroanatomische Verschaltungen (siehe z. B. Adler-Langer'sche Druckpunkte, Kap. 3.1.1) müssen ebenso berücksichtigt werden.

Auch hier kann in der Regel mit einer **Quaddeltherapie** über dem gestörten Segment begonnen werden. **Triggerpunkte**, **druckdolente Ligg. interspinalia** und **Dornfortsätze** werden durch die Quaddeln hindurch infiltriert. Nach diesen einfachen ersten Maßnahmen kann individuell entschieden werden, ob zusätzliche Infiltrationen notwendig sind (Intervertebralgelenke, Iliosakralgelenke, Injektionen an Nerven).

Bei fehlendem Erfolg der lokalen/segmentalen Therapie – bei Ausschluss ungünstiger Tätigkeiten – muss an ein Störfeld gedacht werden.

Am Beispiel der „Lumboischialgie" soll die Bedeutung der Anamnese und der klinischen Untersuchung aufgezeigt werden (▶ **Tab. 11.2**, ▶ **Tab. 11.3** und ▶ **Tab. 11.4**).

Mithilfe der Anamnese werden folgende Punkte geklärt:

- Lokalisation und Ausstrahlung
- Schmerzstärke
- Schmerzqualität
- Sensibilitätsstörungen

▶ **Tab. 11.2** Beispiel: Lumboischialgie (Ursachen).

Radikulär (seltener)	Pseudoradikulär: „Referred Pain" (häufiger)
z. B. Kompression der Nervenwurzel durch eine Diskushernie	z. B. von Intervertebral-/Iliosakralgelenken oder von Triggerpunkten ausgehend

▶ **Tab. 11.3** Beispiel: Lumboischialgie (Unterscheidung).

Radikulär	Pseudoradikulär: „Referred Pain"
• Schmerz im Versorgungsgebiet der Nervenwurzel • Sensibilitätsstörungen: Dermatom • ggf. Muskelschwäche (entsprechend Nervenwurzel) • ggf. Muskeleigenreflexe vermindert (z. B. Achillessehnenreflex: S 1) • Lasègue (positiv: S 1)	• Schmerz entlang der Muskelketten • Sensibilitätsstörungen: **nicht** Dermatom • Muskelschwäche (leicht, diffus) • Muskelverkürzungen in der Schmerzzone • Störungen der Vasomotorik • Hypo-/Hyperhidrose

▶ **Tab. 11.4** Beispiel: Lumboischialgie (Untersuchung).

Inspektion	Manuelle Untersuchung	Eventuell bildgebende Untersuchung	Eventuell Labor	Eventuell Diagnostik mit Lokalanästhetikum
• Hautfarbe • Hypo-/Hyperhidrose • Muskelatrophien • Statik • Gangbild	• Hautturgor • Muskeltonus • Triggerpunkte • Sehnenansätze • Wirbelsäule • Gelenke (Beweglichkeit, Blockierungen) • neurologische Tests	*cave:* Triggerpunkte und Gelenkblockierungen sind mittels Bildgebung nicht erkennbar	• Ausschluss von Entzündungen etc.	• Ausschaltung „verdächtiger" Strukturen (Triggerpunkte, Sehnenansätze, Gelenke, Nerven, Ganglien, Narben etc.) • Störfelder

- Kraftverlust
- Husten-/Nies- und Pressschmerz
- Einfluss der Körperstellung
- Einfluss von Kälte/Wärme
- Anlaufschmerz (degenerative Veränderungen)
- Erwachen wegen Schmerz frühmorgens (Entzündung, z. B. Morbus Bechterew)
- rasche Schmerzzunahme beim Gehen, sofortige Linderung im Sitzen (enger Spinalkanal)
- Schmerzzunahme beim Gehen/Bewegen (myofasziale Beschwerden)
- Beruf/Tätigkeit/Sport
- psychosoziale Faktoren

Cave

Wegen der Komplikationsmöglichkeiten (unter anderem Lähmung der Atemmuskulatur bei versehentlicher hoher periduraler Anästhesie, Pneumothorax, Beeinträchtigung des Atem- und Kreislaufzentrums in der Medulla oblongata etc.) sollen tiefe Injektionen an Hals- und Brustwirbelsäule nur von sehr erfahrenen Neuraltherapeuten durchgeführt werden.

Da auch anatomische Besonderheiten wie z. B. Liquorzysten, veränderte Anatomie nach Operationen, vorliegen können, stellt sich insbesondere im tiefen oberen HWS-Bereich individuell die Frage nach einer Bildgebung. Ein Ersatz für die tiefen Injektionen im HWS-Bereich ist die Therapie der okzipitalen Sehnenansätze, der Okzipitalnerven und der Nervenaustrittsstellen im Gesicht (Verschaltung über den Nucleus trigeminocervicalis!).

11.11.2 Quaddeltherapie

Sie ist meist nur abschnittsweise notwendig.

Die Quaddeln werden in der Regel über der größten Vorwölbung des M. erector spinae gesetzt. Je nach Befund können sie jedoch auch paravertebral auf Höhe der Intervertebralgelenke angelegt werden. Der Abstand der Quaddeln richtet sich nach der Intensität der Beschwerden (► Abb. 11.33).

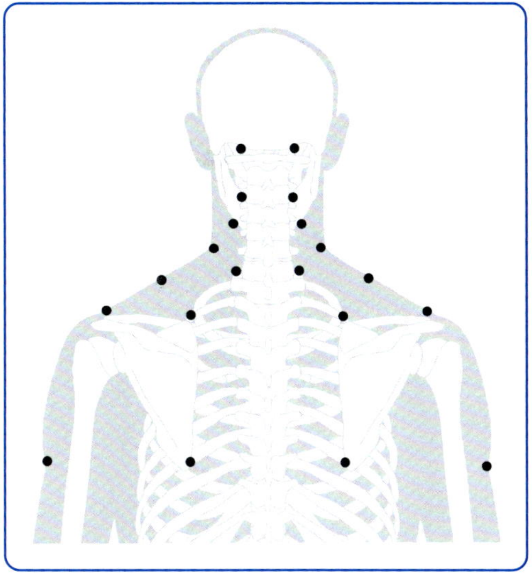

► **Abb. 11.33** Beispiel einer Quaddeltherapie im Nacken-Schultergürtel-Bereich.

11.11.3 Injektion an die Intervertebralgelenke

Indikationen

Degenerative Veränderungen, spondylogene, pseudoradikuläre Symptomatik mit Triggerpunkten, Blockierungen, Funktionsstörungen der Intervertebralgelenke im Rahmen von Erkrankungen innerer Organe („segmentreflektorischer Komplex").

Technik: Halswirbelsäulenbereich

Material

Nadel 40 × 0,4 mm, 1–2 ml Procain 1 %.

Lagerung

Patient sitzend, leicht vornübergebeugt.

Einstichstelle

Die Wirbelgelenke befinden sich in Höhe der Dornfortsätze, knapp 2 Querfinger lateral der Dornfortsatzlinie. Markierung mittels Quaddel.

Einstichrichtung

Senkrecht zur Haut in sagittaler Richtung. Der Stich soll langsam erfolgen, immer wieder etwas infiltrierend und aspirierend (um allfällige Liquortaschen sofort zu erkennen).

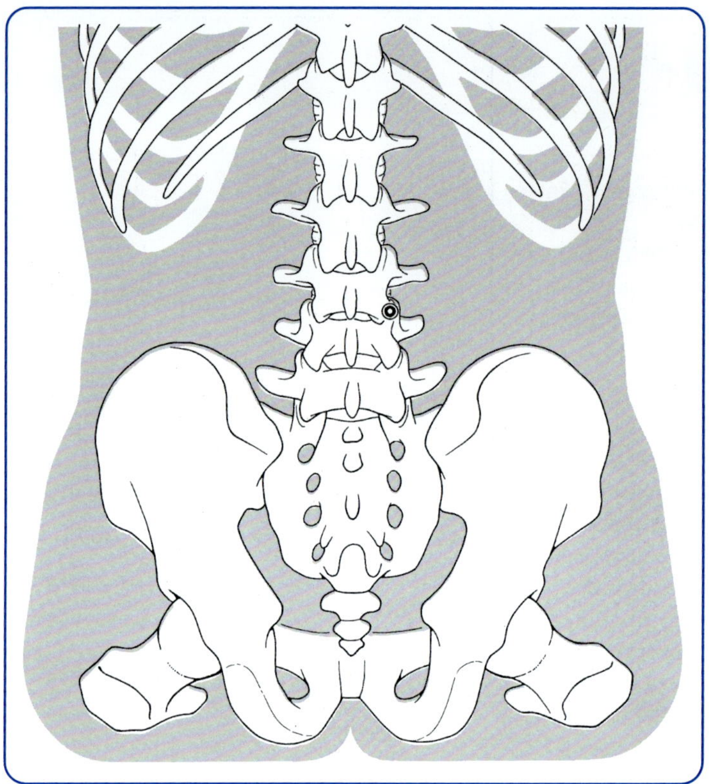

► **Abb. 11.34** Injektion an die Intervertebralgelenke, dorsale Ansicht.

Einstichtiefe

Nach 2,5–3,5 cm erfolgt Knochenkontakt. Die Nadel wird um 1 mm zurückgezogen und nach nochmaligem Aspirieren in 2 Ebenen werden 2 ml deponiert.

Technik: Brustwirbelsäulenbereich

Material

Nadel 40 × 0,4 mm, 1–2 ml Procain 1 %.

Lagerung

Patient sitzend, leicht vornübergebeugt.

Einstichstelle

Gut fingerbreit lateral der Dornfortsatzlinie, auf Höhe der Mitte zweier benachbarter Dornfortsatzspitzen, befinden sich die Wirbelgelenke (Ausnahme: im unteren Brustwirbelsäulenbereich neben der Dornfortsatzmitte). Bei der individuellen anatomischen Variabilität können solche Angaben nur Richtlinien sein.

Einstichrichtung

Siehe Halswirbelsäulenbereich.

Einstichtiefe

Siehe Halswirbelsäulenbereich.

Technik: Lendenwirbelsäulenbereich

Material

Nadel 60 × 0,6 mm, 2–3 ml Procain 1 %.

Lagerung

Patient sitzend, leicht vornübergebeugt.

Einstichstelle

Etwa 1½ Querfinger lateral der Dornfortsatzlinie, im Bereich des Dornfortsatzunterrands befinden sich die Wirbelgelenke (► **Abb. 11.34** und ► **Abb. 11.35**).

Einstichrichtung

Siehe Halswirbelsäulenbereich.

Einstichtiefe

Ungefähr 4 cm (Knochenkontakt). Aspiration!

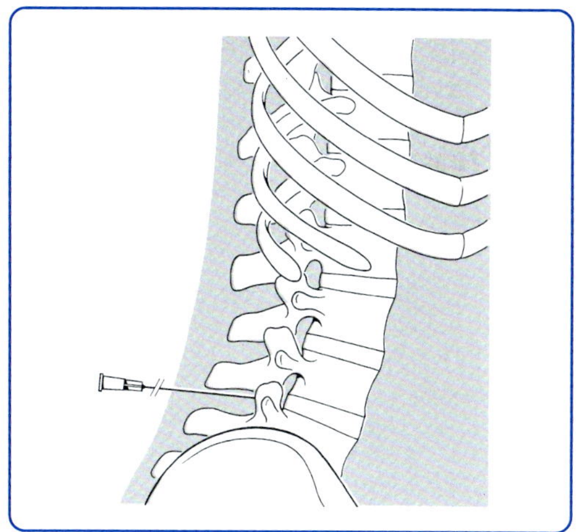

▸ **Abb. 11.35** Injektion an die Intervertebralgelenke, seitliche Ansicht.

11.11.4 Injektion an die Kostotransversalgelenke

Indikationen

Insbesondere Blockierungen.

Technik

Material

Nadel 40 × 0,4 mm, 2–3 ml Procain 1 %.

Lagerung

Patient sitzend.

Einstichstelle

Die Gelenke liegen meist wenige Millimeter unterhalb der Intervertebralgelenke, jedoch weiter lateral (2–2½ Querfinger lateral der Dornfortsatzlinie). Wegen der anatomischen Variabilität sind hier jedoch absolut zuverlässige Angaben nicht möglich.

Einstichrichtung

Senkrecht zur Haut in sagittaler Richtung.

Einstichtiefe

Knapp 3 cm (auch ohne Knochenkontakt soll die Nadel nicht tiefer eingeführt werden); Aspiration.

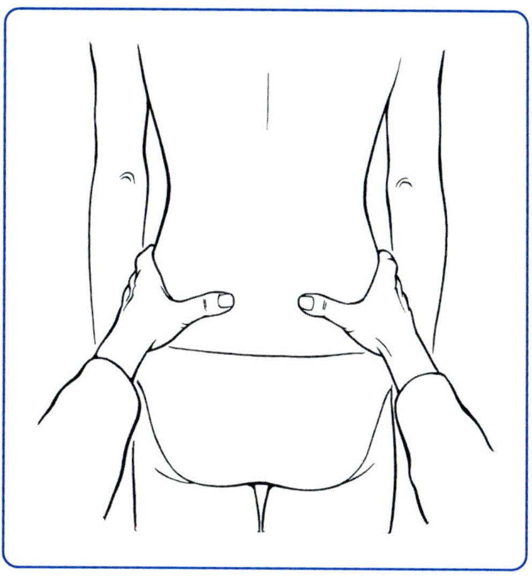

▸ **Abb. 11.36** Prüfung des Vorlaufphänomens (Lokalisation und Handstellung).

11.11.5 Injektion in das Iliosakralgelenk

Indikationen

Blockierungen und Funktionsstörungen mit zum Teil pseudoradikulärer Ausstrahlung (oft in den dorsolateralen Ober- und Unterschenkelbereich sowie in die Leistengegend) treten auf bei: mechanischer Irritation, Affektionen im kleinen Becken (Reflexzone), Störungen im Bereich von Lendenwirbelsäule oder der Gelenke der unteren Extremität. Blockierungen (Dysfunktionen) treten auch bei Beinlängendifferenzen auf. Blockierungen können am besten mit dem Vorlaufphänomen und dem Spine-Test erkannt werden.

Vorlaufphänomen Bei der Prüfung des Vorlaufphänomens liegen die Daumen des Untersuchers auf der Spina iliaca posterior superior beidseits (▸ **Abb. 11.36**). Beim Bücken wandert auf der Seite des blockierten Iliosakralgelenks die Spina iliaca posterior superior weiter nach kranial im Vergleich zur Gegenseite (▸ **Abb. 11.37**).

Spine-Test Beim Spine-Test liegt der eine Daumen des Untersuchers medial am Dornfortsatz S 1, der andere Daumen auf der Spina iliaca posterior superior (▸ **Abb. 11.38**). Der stehende Patient hebt

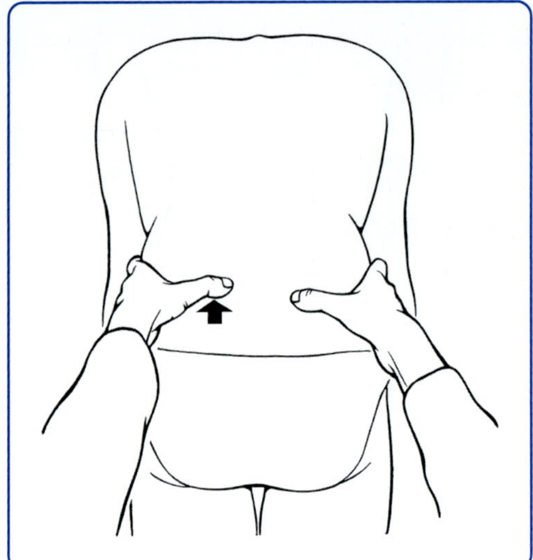

▶ **Abb. 11.37** Prüfung des Vorlaufphänomens. Der Patient bückt sich. Auf der Seite des blockierten Iliosakralgelenks wandert die Spina iliaca posterior superior im Vergleich zur Gegenseite weiter nach kranial.

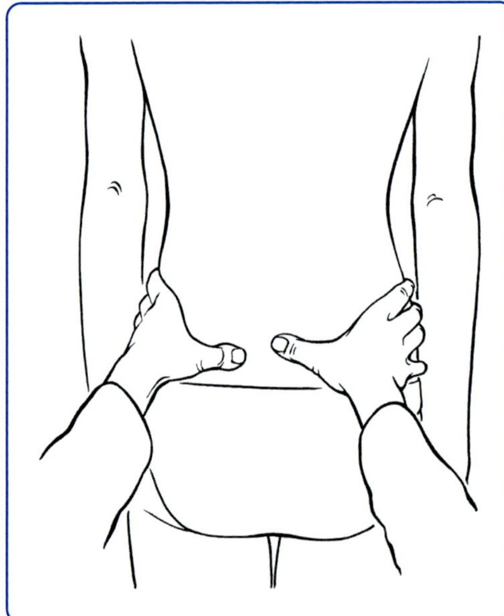

▶ **Abb. 11.38** Spine-Test. Lokalisation und Handstellung.

nun das Knie auf der Seite des zu prüfenden Iliosakralgelenks. Bei normaler Funktion des Iliosakralgelenks vergrößert sich der Abstand zwischen den beiden Daumen, bei einer Blockierung

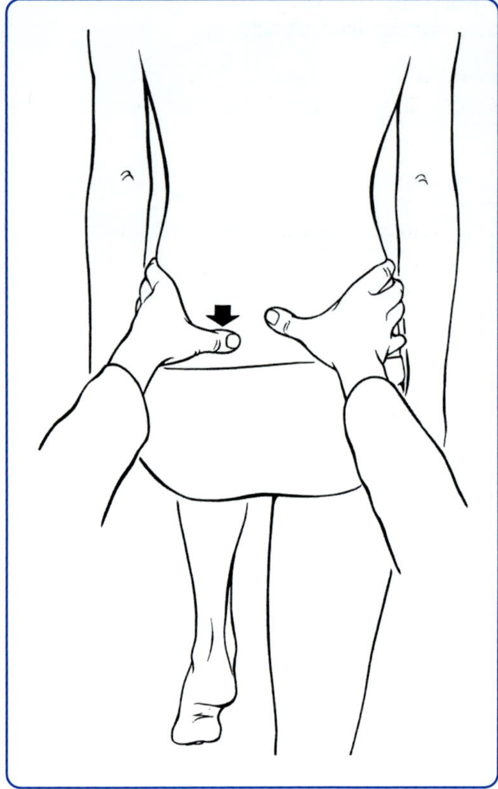

▶ **Abb. 11.39** Spine-Test. Der Patient steht und hebt das Knie auf der Seite des zu prüfenden Iliosakralgelenks. Bei normaler Funktion des Iliosakralgelenks vergrößert sich der Abstand zwischen den Daumen (bei Blockierung konstante Distanz).

bleibt die Distanz der Daumen konstant (▶ **Abb. 11.39**).

Praxis

Die Injektion an das und in das Iliosakralgelenk mit Procain ist auch bei entzündlichen Affektionen wie beispielsweise dem Formenkreis der seronegativen Spondarthritiden indiziert – diese sind jedoch meist störfeldmitbedingt. Triggerpunkte und Nachbarstrukturen (LWS, Hüften) müssen selbstverständlich auch untersucht und ggf. mittherapiert werden.

Beim Iliosakralgelenk wird ein oberer und unterer Gelenkanteil unterschieden. Entsprechend erfolgt die Injektion an 2 Stellen.

Injektionstechnik für den oberen Iliosakralgelenkabschnitt

Material
Nadel 60 × 0,6 mm (bei adipösen Patienten 80 × 0,6 mm), 5 ml Procain 1 %.

Lagerung
Patient sitzend mit locker kyphosiertem Rücken.

Einstichstelle
Palpation der Spina iliaca posterior superior. Von hier aus palpiert man ca. 2 cm weiter entlang der Crista iliaca nach kranial. Hier wird mittels Quaddel der Injektionsort markiert (wegen der Dicke des Beckenkamms ca. 1 cm weiter kranial und ca. 1 cm weiter medial, als palpiert wurde – ansonsten würde die Nadel nicht hinter, sondern auf den relativ breiten Beckenkamm gelangen; ▸ **Abb. 11.40**).

Einstichrichtung
45° nach ventrokaudal und 45° nach lateral.

Einstichtiefe
Ungefähr 4–7 cm, je nach Dicke des subkutanen Fettgewebes.

Injektionstechnik für den unteren Iliosakralgelenkabschnitt

Material
Nadel 40 × 0,4 mm (bei adipösen Patienten 60 × 0,6 mm), 5 ml Procain 1 %.

Lagerung
Patient sitzend mit locker kyphosiertem Rücken.

Einstichstelle
Ungefähr 1 cm unterhalb und ca. 0,5 cm medial der Spina iliaca posterior superior (▸ **Abb. 11.40**).

Einstichrichtung
Leicht nach kranial und 45° nach lateral.

Einstichtiefe
Ungefähr 3–6 cm, je nach Dicke des subkutanen Fettgewebes.

11.11.6 Injektion an die Nervi intercostales

Am Rippenunterrand finden sich von kranial nach kaudal Vene, Arterie und N. intercostalis.

Indikationen

Interkostalneuralgien, Herpes zoster.

Technik

Material
Nadel 40 × 0,4 mm, 1–2 ml Procain 1 %.

Lagerung
Patient sitzend oder Seitenlage. Für die Injektion an die oberen Interkostalnerven muss der Arm abduziert werden (Hand in den Nacken), damit sich die Skapula nach lateral verschiebt.

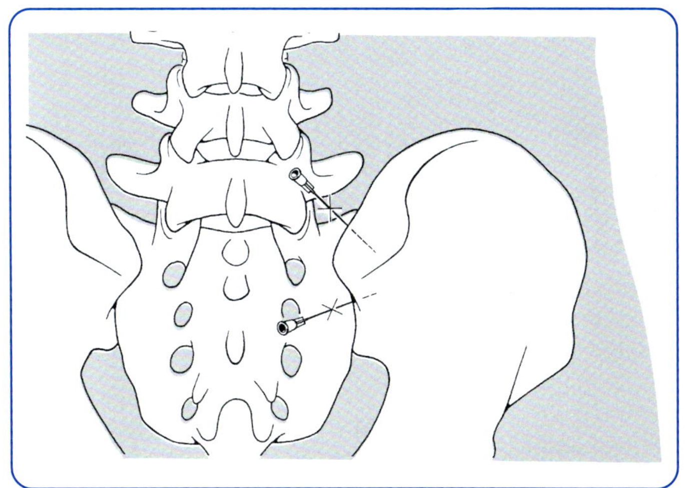

▸ **Abb. 11.40** Injektion in den oberen und unteren Iliosakralgelenkabschnitt.

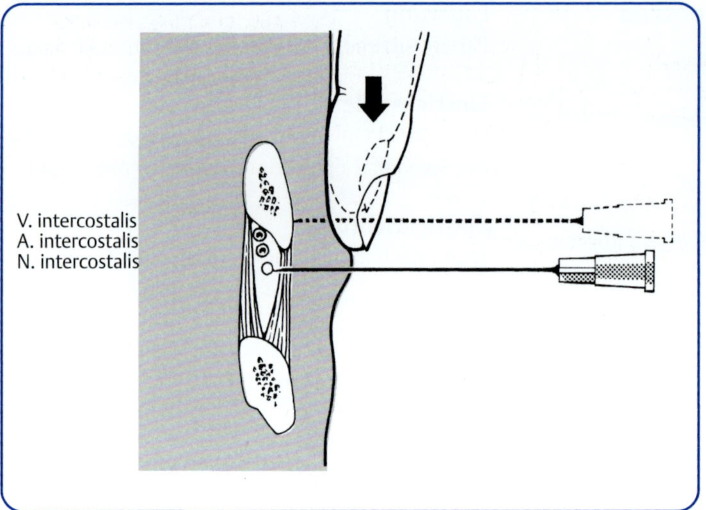

► **Abb. 11.41** Injektion an den N. intercostalis.

Einstichstelle

Lateral des M. erector spinae, ungefähr auf Höhe des Angulus costae, Palpation der entsprechenden Rippe (► **Abb. 11.41**).

Einstichrichtung und Einstichtiefe

Senkrecht auf die Rippe, bis Knochenkontakt. Zurückziehen der Nadel um 1 mm, dann wird die Haut mitsamt der Nadel (mithilfe der palpierenden Finger) nach unten an den Rippenunterrand verschoben. Nun erfolgt ein zusätzliches Vorschieben der Nadel um weitere 3 mm (nicht tiefer wegen der Gefahr eines Pneumothorax). Hier erfolgt die Injektion.

11.11.7 Injektionen an die wichtigsten Äste des Plexus lumbosacralis

Indikationen

Insbesondere radikuläre Syndrome. Durch präzise Anamnese und klinische Untersuchung kann das betroffene Segment lokalisiert werden. Ist die radikuläre Symptomatik durch eine Diskushernie verursacht, so ist zu beachten, dass beispielsweise eine Diskushernie L4/5 meistens die Nervenwurzel L5 komprimiert. Diese Nervenwurzel tritt jedoch aus dem Foramen intervertebrale L5/S1 aus.

Die Plexusbildung erfolgt durch die Rr. ventrales der Spinalnerven. Durch das stetig infiltrierende Vorgehen (Diffusion) werden auch Teile des R. dorsalis miterfasst.

Mit den somatischen Nerven ziehen auch sympathische Fasern.

Technik: Ast L4

Material

Nadel 80 × 0,6 mm, 5 ml Procain 1 %.

Lagerung

Patient sitzend, leicht vornübergebeugt.

Einstichstelle

Knapp 3 Querfinger lateral und knapp 1 Querfinger kranial der Dornfortsatzunterkante L4 (► **Abb. 11.42**). Markierung mittels Quaddel.

Einstichrichtung

Senkrecht zur Haut in der Sagittalebene.

Einstichtiefe

5–7 cm. Nach Auslösen des Blitzschmerzes (nicht Voraussetzung) im Segment L4 Nadel um 1 mm zurückziehen, aspirieren und injizieren.

Technik: Ast L5

Material

Nadel 80 × 0,6 mm, 5 ml Procain 1 %.

Lagerung

Patient sitzend, leicht vornübergebeugt.

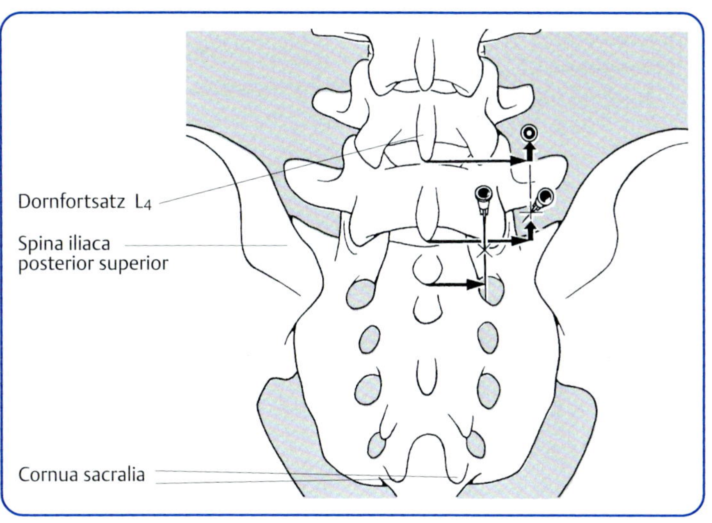

▶ **Abb. 11.42** Injektion an die wichtigsten Äste des Plexus lumbosacralis: von kranial nach kaudal: L 4, L 5, S 1.

Einstichstelle

Knapp 3 Querfinger lateral und knapp 1 Querfinger kranial der Dornfortsatzunterkante L5 (man kann hier eine Vertiefung palpieren, die von folgenden Strukturen begrenzt ist: Unterrand des Processus transversus L5, Sakrumoberrand und medialer Rand der Crista iliaca; ▶ **Abb. 11.42**).

Einstichrichtung

Fast senkrecht zur Haut, jedoch leicht in kaudaler (10°) und medialer (10°) Richtung.

Einstichtiefe

5–8 cm. Nach Auslösen des Blitzschmerzes (nicht Voraussetzung) im Segment L5 Nadel um 1 mm zurückziehen und nach negativer Aspirationsprobe injizieren.

Einerseits aufgrund der Diffusion, andererseits aufgrund der Plexusbildung (Plexus lumbosacralis) werden bei dieser Injektion auch Fasern der proximalen (L4) und distalen Wurzeln (S 1–3) mitbetroffen.

Technik: Ast S 1

Material

Nadel 80 × 0,6 mm, 5 ml Procain 1 %.

Lagerung

Patient sitzend, leicht vornübergebeugt.

Einstichstelle

Die Verbindungslinie der Darmbeinkämme schneidet den Dornfortsatz L4. Kaudalwärts ist der übernächste Dornfortsatz derjenige des 1. Sakralwirbels. Knapp 1½ Querfinger lateral seiner Unterkante liegt das Foramen sacrale 1. Durch dessen ventrale Öffnung zieht der R. ventralis S 1. Wegen der Stichrichtung nach kaudal liegt der Einstichort noch etwas darüber (je nach Dicke des subkutanen Fettgewebes).

Man kann sich auch an der Spina iliaca posterior superior orientieren: Ungefähr 2 Querfinger medial und 1 Querfinger kranial liegt der Injektionsort (▶ **Abb. 11.42**).

Einstichrichtung

Ungefähr 30° nach kaudal.

Einstichtiefe

Ungefähr 6 cm. Nach Auslösen des Blitzschmerzes (nicht Voraussetzung) im Segment S 1 Nadel um 1 mm zurückziehen und nach negativer Aspirationsprobe injizieren.

11.11.8 Epidural-sakrale Injektion

Der Epiduralraum besteht aus lockerem Gewebe, das Fett, Venen und Lymphgefäße enthält. Er stellt eine „Gleitschicht" für den Duralsack dar, der bei Bewegungen des Kopfes und der Wirbelsäule mitverschoben wird. Das kaudale Ende des Rückenmarks (Conus medullaris) reicht beim Erwachsenen bis knapp auf Höhe des 2. Lendenwirbelkörpers (L2). Der Duralsack reicht in der Regel bis auf Höhe des 2. Sakralwirbels (S2).

Wissen

Der sakrale Epiduralraum enthält die Nerven aus der Cauda equina, die den Canalis sacralis durch die ventralen und dorsalen Foramina sacralia verlassen. Entsprechend dem großen Versorgungsgebiet dieser somatischen und vegetativen Nerven ergeben sich vielfältige Indikationen. Mit den in der Neuraltherapie gebräuchlichen Mengen und Konzentrationen sprechen wir vor allem die marklosen vegetativen Fasern an. Der Patient hat dadurch kaum motorische oder sensible Ausfälle, sodass sich diese Injektion für die Praxis eignet. Durch die Unterbrechung der vegetativen Fasern wird über die Segmentreflektorik und Einflussnahme auf die Gate Control auch ein günstiger Einfluss auf die Somatomotorik und -sensibilität ausgeübt. Diese Injektion hat auch einen regulierenden Einfluss auf die Organe des kleinen Beckens, den Muskeltonus der unteren Extremitäten etc.

Indikationen

Lumboischialgien akut und chronisch, radikuläre und pseudoradikuläre Syndrome, Prostatitis, rezidivierende Adnexitis und Zystitis, Erkrankungen auch des äußeren Genitales, Proktitis, Blasen- und Enddarmfunktionsstörungen (sofern diese nicht einem Cauda-equina-Syndrom entsprechen, das der sofortigen neurochirurgischen Intervention bedarf), Durchblutungsstörungen, Morbus Sudeck, venöse Erkrankungen, nächtliche Wadenkrämpfe, Geburtshilfe (günstiger Effekt auf Schmerzen, Erschlaffung des Beckenbodens ohne Verminderung der Wehentätigkeit).

Technik

Material

Nadel 40 × 0,4 mm, 5 ml (bis 20 ml) Procain 1 %.

Bei geringeren Mengen (5–10 ml) erreichen wir nur sakrale Fasern, bei größeren Mengen auch lumbale Fasern. Für neuraltherapeutische Zwecke sind praktisch nie mehr als 10 ml erforderlich.

Lagerung

Es gibt verschiedene Möglichkeiten:

- Seitenlage mit angezogenen Knien,
- Bauchlage mit Kissen unter der Symphyse,
- Knie-Ellbogen-Lage,
- sitzend (mit dem Gesäß am hinteren Bettrand) mit vornübergeneigtem Oberkörper [513],
- stehend am hohen Untersuchungstisch mit über den Tisch gelegtem Oberkörper.

Wir bevorzugen die beiden erstgenannten Stellungen.

Einstichstelle

Tasten der Cornua sacralia (▶ **Abb. 11.42**). Diese befinden sich ca. 2 cm oberhalb der Rima ani.

Bei adipösen Patienten sind die Cornua gelegentlich schwierig aufzufinden: Nach Löfström liegen sie an der nach unten gerichteten Spitze eines gleichseitigen Dreiecks, dessen Basis die Linie zwischen den beiden Spinae iliacae posteriores superiores bildet.

Zeige- und Mittelfinger liegen nun auf den Cornua sacralia. Zwischen den Fingerkuppen wird nach vorherigem Setzen einer Quaddel eingestochen.

Einstichrichtung

Zunächst nur leicht nach kranial. Dabei wird die den Epiduralraum abschließende, derbe, etwas federnde Membran durchstochen. Nach Knochenkontakt wird die Nadel ca. 2 mm zurückgezogen und um 30–40° gesenkt, sodass sie die Verlaufsrichtung des Canalis sacralis einnimmt (▶ **Abb. 11.43**).

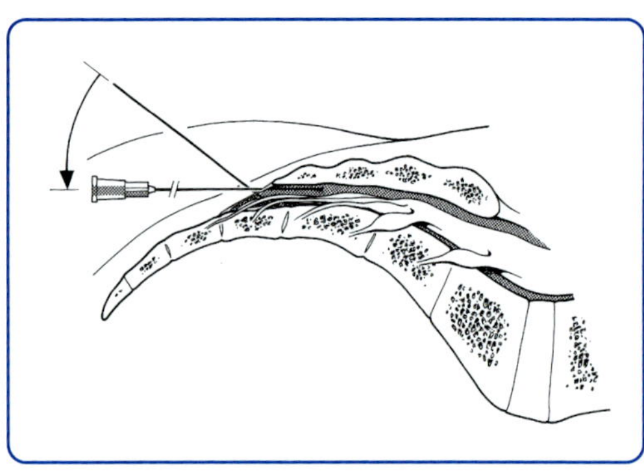

▶ **Abb. 11.43** Epidural-sakrale Injektion (eine Dorsalansicht der Cornua sacralia zeigt ▶ **Abb. 11.42**).

Einstichtiefe

Es genügt, wenn die Nadel 2 cm vorgeschoben wird. Bei anatomischen Varianten kann der Duralsack tiefer als S 2 reichen und man würde bei zu hoher Injektion eine Liquorpunktion riskieren. Enthält die Spritze nach sorgfältiger Aspiration in 2 Ebenen Blut oder Liquor, muss die Injektion aus Sicherheitsgründen vertagt werden. Das Procain muss bei richtiger Lage der Nadel fast widerstandslos injiziert werden können. Bei zu hohem Widerstand liegt die Nadelspitze subperiostal. Liegt die Nadel dorsal des Sakrums, sieht oder palpiert man während der Injektion hier eine subkutane Vorwölbung.

11.12 Obere Extremität – Schulterregion

11.12.1 Indikationen/Allgemeines

Wichtigste Indikation ist die Periarthropathia humeroscapularis. Bei dieser unspezifischen Beschreibung müssen die gereizten und veränderten Strukturen mittels Palpation und Muskeltestung aufgesucht werden.

Im Vordergrund kann beispielsweise eine Supraspinatustendinitis stehen, eine Bursitis subacromiodeltoidea, ein Triggerpunkt im M. infraspinatus, eine Peritendinitis der langen Bizepssehne im Sulcus intertubercularis, ein degenerativ erkrankter Kapsel-Band-Apparat etc. Gereizte Strukturen können auch als Folge von Omarthrose oder Akromioklavikulargelenkarthrose entstehen.

Falls nicht eine Indikation zur Operation besteht, können auch frische und alte Verletzungen des Schultergelenks neuraltherapeutisch behandelt werden.

Funktionell zum Schultergelenk gehören das Akromioklavikulargelenk, das Sternoklavikulargelenk, die skapulothorakale Gleitverbindung und die Wirbelsäule. Diese Strukturen sollten mitbehandelt werden.

! Beachte

Schulterschmerzen können auch über vegetative Afferenzen des N. phrenicus als Organreflektorik auftreten (links z. B. bei Magen- oder Herzerkrankungen, rechts bei Leber-Gallenblasen-Erkrankungen).

Narben in der Region sind schon zu Beginn zu infiltrieren. Auch Impfnarben dürfen nicht vergessen werden. Oft bringt eine zusätzliche Injektion an das Ganglion stellatum einen Zusatznutzen, besonders bei begleitenden trophischen und zirkulatorischen Störungen oder beim sympathisch unterhaltenen Schmerz. Bei Versagen der lokalen Therapie ist an ein Störfeld zu denken.

In Anbetracht der Häufigkeit von Schulterproblemen in der täglichen Praxis und der schwierigen Einordnung der Beschwerden (äußerst komplexes Gelenk) wird das Schultergelenk hier ausführlicher dargestellt als die übrigen Gelenke.

11.12.2 Untersuchung der Schulter in der Praxis

Schulterschmerzen werden in der Praxis wohl am häufigsten als „Periarthritis humeroscapularis" bezeichnet. Diese ungenaue Diagnose führt oft zu nicht klar indizierten weiteren Abklärungen oder zu unspezifischen therapeutischen Maßnahmen und sollte deshalb verlassen werden. Haben Schmerzen und Funktionseinbußen ihre Ursache im Schulterbereich selbst, können diese mit einer exakten Anamnese und einer genauen klinischen Untersuchung in den meisten Fällen einer bestimmten anatomischen Struktur zugeordnet werden. Auch die Identifizierung einer irritierten Struktur schließt ein Störfeldgeschehen nicht aus.

Kurze Pathophysiologie

Schulterschmerzen und/oder Funktionseinbußen können bedingt sein durch:

- Erkrankungen im Schultergürtelbereich selbst: degenerative und entzündliche Veränderungen (auch im Rahmen entzündlicher Systemerkrankungen), Triggerpunkte, posttraumatische Zustände, Läsionen von peripheren Nerven etc.,
- ausstrahlende Schmerzen ausgehend vom Nacken-/Halswirbelsäulenbereich (pseudoradikuläres und radikuläres Geschehen),
- intramedulläre Prozesse,
- Thoracic-Outlet-Syndrom,
- Morbus Sudeck,
- arterielle und venöse Durchblutungsstörungen,
- Affektionen im distalen Bereich der oberen Extremität (z. B. Karpaltunnelsyndrom, Ganglion etc.),

- Schulterschmerz als Projektionssymptomatik bei Erkrankungen von Organen des Thoraxraums und des Oberbauchs: Vermittelt über nozizeptive vegetative Afferenzen entlang des (sonst als „rein“ motorischer Nerv bekannten) N. phrenicus können die Segmente C3/C4/C5 schmerzhaft irritiert sein [46],
- Störfelder: am häufigsten Zahn-Kiefer-Bereich, Tonsillen, Nasennebenhöhlen, Narben [46], Kap. 11.18.2.

Funktionelle Anatomie, Klinik und Untersuchungstechnik

Allgemeines

Zuerst erfolgt eine präzise **Anamnese** über Lokalisation, Schmerzqualität, Tageszeit der Schmerzen, Auslösen der Schmerzen (Ruhe, Bewegung, direktes Liegen auf der Schulter, postprandial, Anstrengung etc.), Begleiterkrankungen, Fieber, Medikamente, berufliche und sportliche Tätigkeiten etc.

Bei der **Inspektion** wird unter anderem auf Muskelatrophien, Rötungen, Schwellungen, Deformitäten geachtet.

Bei der **Untersuchung** sollte zunächst mit der Beweglichkeitsprüfung und der Palpation der Halswirbelsäule begonnen werden. Anschließend erfolgt ein kursorischer Neurostatus der oberen Extremitäten, um nicht z. B. ein radikuläres Geschehen zu verpassen. In der Regel erfolgt die Untersuchung am sitzenden Patienten.

Praxis

Vermutet man die Pathologie in der Schulter selbst, wird ein systematischer klinischer Untersuchungsgang die gestörte Struktur in den weitaus meisten Fällen aufdecken:

- Eine sorgfältige Palpation der wichtigsten Strukturen im Schulterbereich muss in jedem Fall erfolgen.
- Bei der Untersuchung der Beweglichkeit sind der sogenannte Nackengriff (Außenrotation/Abduktion) und der Schürzengriff (Innenrotation/Adduktion) vorerst grob orientierend.
- Prinzipiell bewährt es sich, die passive und die aktive Beweglichkeit zu prüfen sowie die Bewegungen gegen Widerstand ausführen zu lassen. Es ist immer auch seitenvergleichend zu prüfen.

Obere Extremität und Rumpf sind durch folgende knöcherne Kette verbunden: Humerus – Glenohumeralgelenk – Skapula – Akromioklavikulargelenk – Sternoklavikulargelenk – Sternum – Rippen – Wirbelsäule.

Beachte

Der große Bewegungsumfang der Schulter geht auf Kosten der Stabilität. Ossäre und ligamentäre Stabilität sind gering, umso wichtiger ist ein gut entwickelter, kräftiger Muskelmantel.

Die Schulter besitzt 5 Gelenke (wobei die Gleitverbindungen keine echten Gelenke sind):

- Glenohumeralgelenk,
- subakromiale Gleitverbindung,
- Akromioklavikulargelenk,
- Sternoklavikulargelenk,
- skapulothorakale Gleitverbindung.

Diese Gelenke bilden eine funktionelle Einheit. Eine vollumfängliche Schulterbeweglichkeit ist nur möglich bei freier Bewegung in allen 5 Gelenken.

Glenohumeralgelenk

Funktionelle Anatomie

Dieses Kugelgelenk besitzt eine flache Gelenkpfanne und eine schlaffe Kapsel. Die Pfanne wird durch eine faserknorpelige Gelenklippe (Labrum glenoidale) vergrößert. Die geringe Stabilität wird einerseits durch die lange Bizepssehne, die zum Teil intraartikulär verläuft, andererseits durch die sogenannte Rotatorenmanschette (die weiter unten besprochen wird) verbessert.

Klinik

Es werden hier die beiden Extreme der zu schlaffen Gelenkkapsel (Instabilität) und der geschrumpften Gelenkkapsel (Schultersteife, Frozen Shoulder) besprochen.

Die **Instabilität** findet sich bei posttraumatischen Zuständen oder bei angeborener Hyperlaxität. Charakteristisch sind Schmerzen und/oder plötzliche Schwäche in bestimmten Positionen des Armes, je nach Hauptlokalisation der Instabilität.

Die **Frozen Shoulder** (kapsuläre Schultersteife) tritt vorwiegend bei älteren Erwachsenen auf, häufig nach Immobilisierung, Zervikobrachialgien etc. Es handelt sich um eine schmerzhafte, unspezifische, blande Entzündung der Schultergelenkkapsel, die mit der Zeit schrumpft. Dabei verändert sich die Grundsubstanz der Kapsel. Die Ursache ist unbekannt. Autoimmunphänomene werden diskutiert.

Hier muss an die wichtige Rolle des Sympathikus bei der neurogenen Entzündung, beim Schmerz und bei Immunphänomenen erinnert werden. Der Sympathikus seinerseits kann über Störfelder irritiert sein. Es bestehen diffuse Schmerzen, auch nachts. Die Beweglichkeit ist in allen Richtungen eingeschränkt. In der Regel heilt die Krankheit nach Monaten bis Jahren ohne schwerere Folgen spontan aus.

Untersuchung

Instabilität

Apprehension-Test Bei der häufigen vorderen Instabilität wird der sogenannte Apprehension-Test angewandt [492]: Hierbei wird der Arm passiv in Abduktion und Außenrotation gebracht, der Untersucher drückt dabei vorsichtig auf den proximalen Humerus (▸ **Abb. 11.44**). Schmerzen sind ein Zeichen für eine vordere Instabilität.

Test für die vordere und hintere Schublade [492] Mit der einen Hand fasst der Untersucher die Spina scapulae und den Processus coracoideus, mit der anderen den proximalen Humerus: Der Humerus wird nach vorne geschoben (vordere Schublade). Wenn die Verschiebung des Humeruskopfs mehr als die Hälfte seines Durchmessers beträgt, ist dies als pathologisch zu werten (▸ **Abb. 11.45**). In derselben Art wird die hintere Schublade getestet.

Sulkus-Zeichen Das Sulkus-Zeichen [492] ist ein Zeichen der unteren Instabilität (Hyperlaxität): Hier zieht der Untersucher vorsichtig am Arm des Patienten nach distal und palpiert einen „leeren Raum" (Sulkus) zwischen dem lateralen Akromionrand und dem Humeruskopf. Im Normalfall lässt sich ein solches Sulkus-Phänomen nicht nachweisen.

Frozen Shoulder (Schultersteife)

Hier ist vor allem die passive Beweglichkeit in alle Richtungen im Glenohumeralgelenk vermindert, oft besonders die Außenrotation [492]. Beispiels-

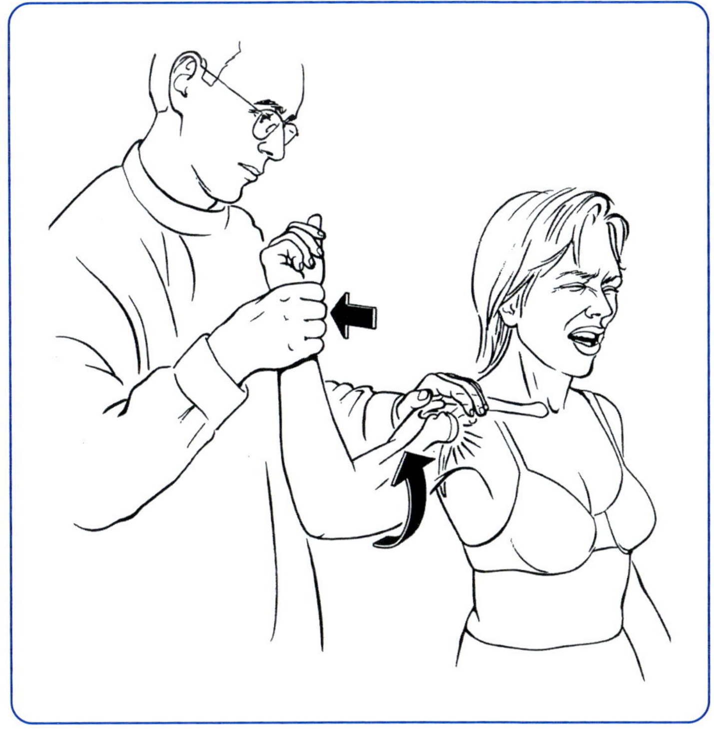

▸ **Abb. 11.44** Apprehension-Test.

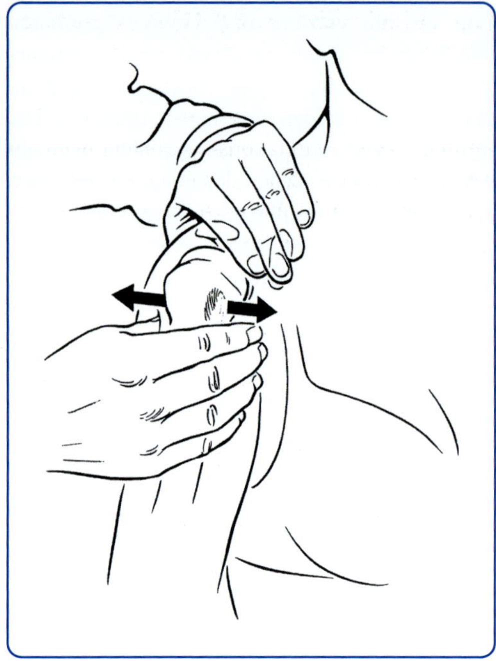

▶ **Abb. 11.45** Vordere und hintere Schublade.

weise besteht auch bei der Abduktion ein zu frühes Mitbewegen der Skapula.

Subakromiale Gleitverbindung

Funktionelle Anatomie

Die riesige Bursa subacromiodeltoidea liegt unter dem Akromioklavikulargelenk und unter dem M. deltoideus sowie über der Rotatorenmanschette und dem proximalen Humerus.

Klinik

Impingementsyndrom

Das sogenannte „Impingement" ist ein schmerzhaftes, subakromiales Engpasssyndrom. Es wird nach Neer in 3 Stadien eingeteilt [360]:

- **Stadium 1:** Rotatorenmanschette intakt, aber mit beginnenden Entzündungszeichen, Ödem und eventuell Hämorrhagie der Bursa subacromiodeltoidea. Entstanden posttraumatisch oder z. B. bei sportlichen Überkopfaktivitäten (Tennis). Reversibel, oft bei jüngeren Patienten.
- **Stadium 2:** Fibrose der Bursa, Tendinitis der Rotatorenmanschette mit Frühphase von degenerativen, partiellen, nicht transmuralen Rupturen.
- **Stadium 3:** Partielle und vollständige transmurale Rotatorenmanschettenrupturen. Knöcherne Veränderungen im Bereich des Akromions und des Akromioklavikulargelenks können vorkommen. Meistens ältere Patienten.

Anatomisch-strukturelle, traumatische, degenerative, funktionelle und primär entzündliche Faktoren können ein Impingementsyndrom auslösen.

Untersuchung

Beim Impingementsyndrom findet sich ein schmerzhafter Bogen („Painful Arc") zwischen 60° und 120° Abduktion oder Flexion.

Impingementtest Der Impingementtest **nach Neer** besteht in forcierter Flexion des gestreckten Armes bei gleichzeitiger Stabilisation der Skapula (▶ **Abb. 11.46**).

Test nach Hawkins und Kennedy Ebenfalls als positives Impingementzeichen ist der Test nach Hawkins und Kennedy [235] zu werten: Der im Schultergelenk um 90° abduzierte und im Ellbogengelenk um 90° flektierte Arm wird passiv innenrotiert; dabei treten Schmerzen auf (▶ **Abb. 11.47**).

Muskeltestung der Rotatorenmanschette Die sogenannte Rotatorenmanschette umfasst folgende Muskeln:

- M. supraspinatus,
- M. infraspinatus,
- M. teres minor,
- M. subscapularis.

Musculus supraspinatus

Bei Retroversion und Innenrotation ist die Sehne an ihrem Ansatz am Tuberculum majus tastbar. Da die Hauptfunktion dieses Muskels die Abduktion zwischen 0° und 90° ist, sehen die Tests wie folgt aus: Isometrische Anspannung in Neutralstellung ergibt Schwäche und/oder Schmerzen.

Test nach Jobe [492] Armstellung in Abduktion knapp unter 90°, Innenrotation (Daumen gegen unten), Anteversion von 30° (Skapulaebene): Gegen den Widerstand des Untersuchers zeigen sich eine Schwäche und/oder Schmerzen (▶ **Abb. 11.48**). Zur Unterscheidung einer schmerzbedingten Schwäche von einer echten Ruptur können 5–10 ml Lidocain

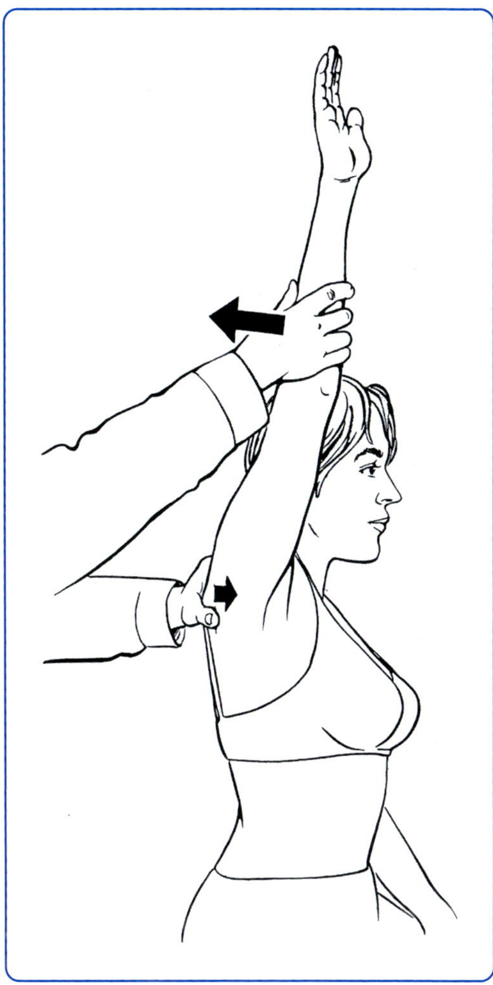

▸ **Abb. 11.46** Impingementtest nach Neer.

subakromial infiltriert werden. Falls danach die Kraft normal ist, kann eine vollständige Ruptur ausgeschlossen werden.

Musculus infraspinatus

Auch hier ist der Ansatz im Bereich des Tuberculum majus tastbar. Dieser Muskel ist (zusammen mit dem M. teres minor) vor allem für die Außenrotation zuständig. Dementsprechend erfolgt die Testung als Außenrotation gegen Widerstand (▸ **Abb. 11.49**). Eine Schwäche muss natürlich nicht nur in der Rotatorenmanschette selbst liegen, sie kann beispielsweise auch durch eine Läsion des N. suprascapularis (Tennisspieler) begründet sein.

Lag-Zeichen nach Hertel [241] Ein Lag-Zeichen deckt ein Missverhältnis zwischen passiver und aktiver Beweglichkeit auf: Der größte passive Bewegungsumfang kann dabei nicht aktiv gehalten werden. Das Außenrotations-Lag besteht in einem passiven Zurückschnellen des voll außenrotierten Armes und ist Ausdruck einer Infra- oder Supraspinatussehnenruptur. Beim sogenannten **Drop-Zeichen** kann der Patient den Arm nicht in einer Abduktions-Außenrotations-Stellung halten. Dies ist bei einer Teres-minor- und Infraspinatussehnenruptur der Fall.

Musculus subscapularis

Die Palpation erfolgt am Tuberculum minus (Arm in Außenrotation). Als kräftiger Innenrotator wird er getestet, wie im Folgenden beschrieben.

Lift-off-Test nach Gerber und Krushell [201] Der Handrücken des Patienten liegt an der Wirbelsäule. Es soll Druck gegen die Hand des Untersuchers in dorsaler Richtung ausgeübt werden (▸ **Abb. 11.50**). Bei einer Ruptur der Sehne ist dies nicht mehr möglich.

Belli-Press-Test [201] Mit der Palma manus drückt der Patient auf sein Abdomen. Weicht dabei der Ellbogen nach dorsal aus, kann dies bedeuten, dass eine Läsion des M. subscapularis vorliegt.

Lag-Zeichen Auch hier existiert ein Lag-Zeichen [241]: Es besteht die Unfähigkeit, den innenrotierten und extendierten Arm hinter dem Körper mit etwas Abstand zum Rücken zu halten.

Akromioklavikulargelenk

Funktionelle Anatomie

Das Akromioklavikulargelenk besitzt 2 plane Gelenkflächen mit einem Discus articularis. Die Skapula kann im Akromioklavikulargelenk abduzierende und rotierende Bewegungen ausführen [78].

Klinik

Die Patienten beschreiben einen schmerzhaften Bogen zwischen 120° und 180° Abduktion. Hierbei findet infolge der vermehrten Rotation der Skapula auch eine vermehrte Bewegung im Akromioklavikulargelenk statt.

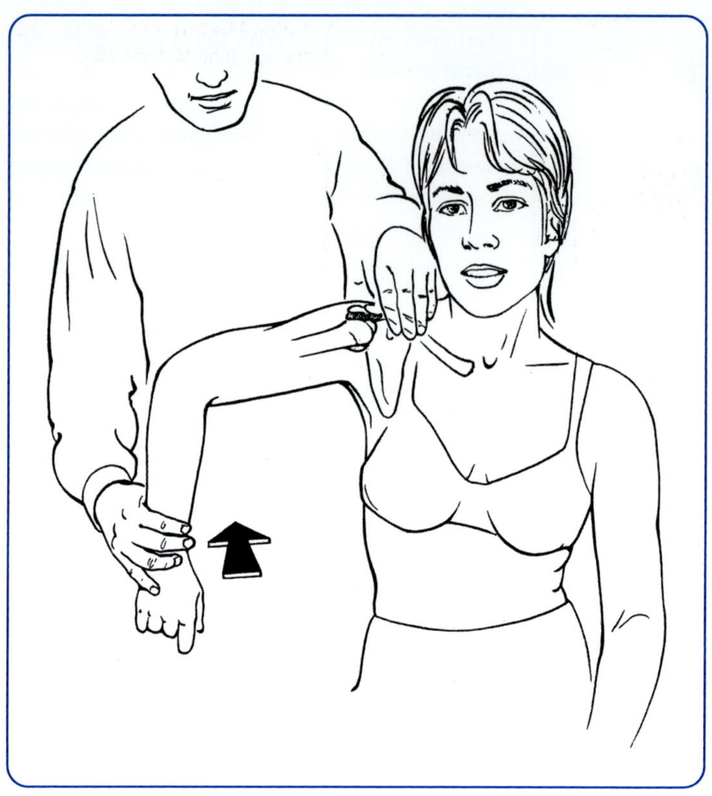

▶ **Abb. 11.47** Impingementtest nach Hawkins und Kennedy.

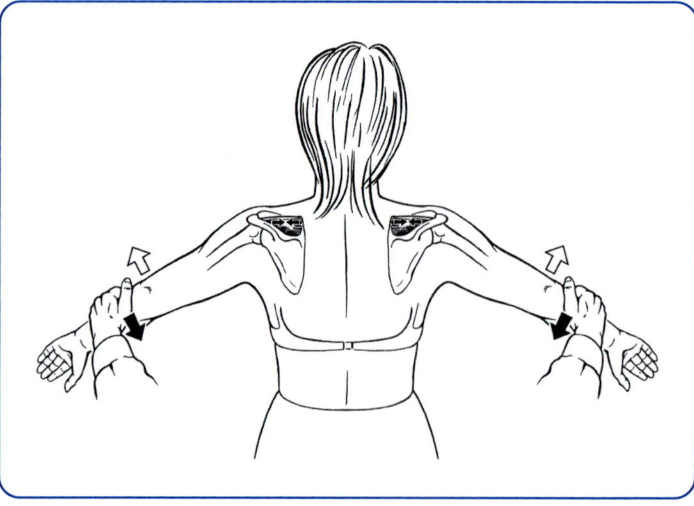

▶ **Abb. 11.48** Test für den M. supraspinatus (nach Jobe).

Untersuchung

Das Akromioklavikulargelenk wird geprüft auf Druckdolenz, auf Entzündungszeichen und auf einen Hochstand der lateralen Klavikula: Beim Druck auf die laterale Klavikula kann bei einer posttraumatischen Ruptur der Ligg. coracoclaviculare und acromioclaviculare ein sogenanntes **Klaviertastenphänomen** auftreten.

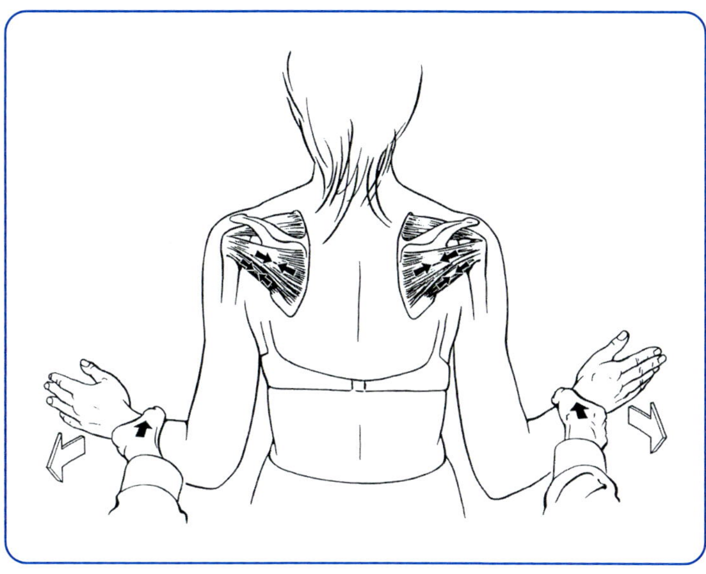

▶ **Abb. 11.49** Test für den M. infraspinatus (und M. teres minor).

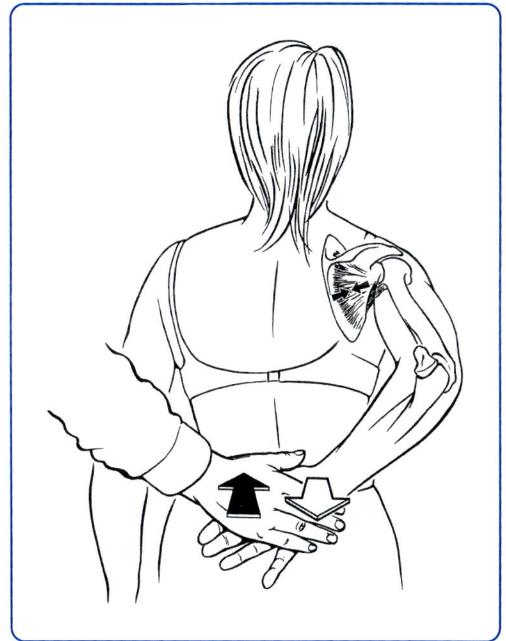

▶ **Abb. 11.50** Test für den M. subscapularis („Lift off" nach Gerber und Krushell).

Body-Cross-Test Ein weiterer Test für das Akromioklavikulargelenk ist der sogenannte Body-Cross-Test [492]: In 90°-Flexion des Armes erfolgt eine starke horizontale Adduktion (der Ellbogen wird gegen die gegenüberliegende Schulter „gedrückt"). Diese Bewegung bedeutet für das Akromioklavikulargelenk eine Kompression. Bei einer Gelenkpathologie ist diese schmerzhaft.

Sternoklavikulargelenk

Funktionelle Anatomie

Ein kompliziertes Gelenk mit inkongruenten Gelenkflächen. Diese werden durch einen Discus articularis etwas ausgeglichen, sodass funktionell praktisch ein Kugelgelenk resultiert.

Dadurch werden komplexe Bewegungen ermöglicht, wie z. B. das Kranialtreten der lateralen Klavikula in der Schlussphase der Abduktion. Für die Schulter wirkt die Klavikula somit wie eine „Führungsstange".

Klinik

Das Sternoklavikulargelenk befindet sich oft schon bei kyphotischer Fehlhaltung in einem Reizzustand mit vielfältigen Schmerzausstrahlungen in alle Richtungen [78].

Untersuchung

Palpatorisch muss hier vor allem auf Druckdolenz und Instabilität geachtet werden.

Skapulothorakale Gleitverbindung

Funktionelle Anatomie

Es bestehen 2 Gleitschichten: die eine zwischen der Thoraxwand und dem M. serratus anterior, die andere zwischen dem M. serratus anterior und dem M. subscapularis. Bei Bewegungen der Schulter nach ventral gleitet die Skapula nach ventrolateral, bei zunehmender Abduktion rotiert das Schulterblatt mit Verschiebung des Angulus inferior nach lateral.

Klinik

Auf eine Schwäche/Läsion des M. subscapularis wurde bereits eingegangen. Oft muss diese Gleitverbindung vermehrt aktiv „arbeiten", z. B. bei einer Beweglichkeitsverminderung im Glenohumeralgelenk. Manchmal findet sich eine Schwäche des M. serratus anterior (siehe „Untersuchung").

Untersuchung

Eine Schwäche des M. serratus anterior zeigt sich als sogenannte Scapula alata: Der Patient drückt mit den Händen (Daumen gegen unten) in Höhe der Schulter mit etwas Kraft gegen eine Wand: Dabei „kippt" bei einer Schwäche des M. serratus anterior der mediale Rand der Skapula nach dorsal.

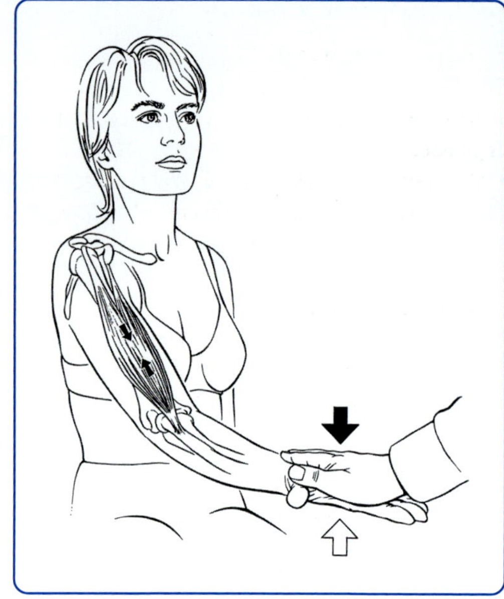

► **Abb. 11.51** Test für die lange Bizepssehne („Palm up").

Musculus biceps

Funktionelle Anatomie

Die lange Bizepssehne leistet, indem sie zum Teil intraartikulär verläuft, einen Beitrag zur Stabilität im Glenohumeralgelenk.

Klinik

Schmerzen bei Supination und Flexion gegen Widerstand deuten auf eine Pathologie im Bereich der langen Bizepssehne hin.

Untersuchung

Palm-up-Test [492] Bei leicht flektiertem Ellbogen wird die supinierte Hand gegen die Hand des Untersuchers gedrückt (► **Abb. 11.51**). Der Test ist positiv, wenn dabei ein Schmerz im Bereich der langen Bizepssehne auftritt.

Yergason-Test [528] Bei flektiertem Ellbogen wird gegen Widerstand supiniert (► **Abb. 11.52**). Der Test ist positiv, wenn dabei ein Schmerz im Bereich der langen Bizepssehne ausgelöst wird.

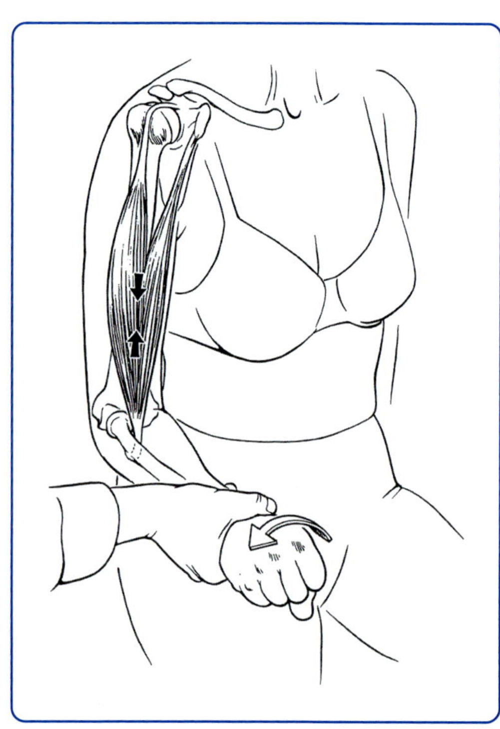

► **Abb. 11.52** Test für die lange Bizepssehne (nach Yergason).

Thoracic-Outlet-Syndrom

Funktionelle Anatomie

Der Gefäß-Nerven-Strang (Plexus brachialis und seine Äste) durchquert 3 anatomisch vorgegebene Engpässe:

- **Skalenuslücke:** zwischen M. scalenus anterior und medius (evtl. mit zusätzlicher Halsrippe).
- **Kostoklavikulärer Engpass:** zwischen Klavikula und 1. Rippe.
- **Korakoidopektoraler Engpass:** Kompression des neurovaskulären Bündels unter dem Ansatz des M. pectoralis minor am Korakoid, insbesondere bei Retroversion.

Individuelle anatomische Besonderheiten, belastende körperliche Arbeit oder posttraumatische Zustände können ein Engpasssyndrom auslösen.

Klinik

Es ist klinisch oft nicht möglich, mit Sicherheit zu entscheiden, welche anatomischen Strukturen im konkreten Fall für eine Kompression des neurovaskulären Bündels verantwortlich sind. An ein Thoracic-Outlet-Syndrom muss bei unklaren Parästhesien, muskulärer Schwäche und Schmerzen gedacht werden (nach Ausschluss anderer Ätiologien).

Die nachfolgenden klinischen Tests sind nicht absolut zuverlässig (sowohl falsch positive als auch falsch negative Ergebnisse), sodass der Anamnese eine größere Bedeutung zukommt. Viele Patienten schildern das Auftreten der Symptomatik bei Arbeiten über dem Kopf, insbesondere in Abduktions- und Außenrotationsstellung.

Untersuchung

Skalenussyndrom

Adson-Test [3] Der Patient sitzt mit locker herabhängenden Armen und hyperextendiert die Halswirbelsäule. Gleichzeitig dreht er den Kopf auf die Symptomseite und hält den Atem in Inspiration an. Der Test ist positiv, wenn dabei auf der Symptomseite der Radialispuls verschwindet und Schmerzen und/oder Parästhesien auftreten.

Kostoklavikuläres Syndrom

Parästhesien, eventuell supraklavikuläres Stenosegeräusch und/oder Abschwächung des Radialispulses können ausgelöst werden, indem im Stehen, mit lockerem Zug am gleichseitigen Arm, die Schulter des Patienten stark nach hinten und unten gedrückt wird.

Korakoidopektoraler Engpass

Hyperabduktionstest Hier werden die Arme abduziert und nach außen rotiert („Hände hoch") und während 3 Minuten in dieser Stellung gehalten. Der Test ist positiv, wenn dabei Schmerzen, Muskelschwäche, Parästhesien und eine Pulsabschwächung auftreten. Dieser Test kann auch beim kostoklavikulären Syndrom positiv ausfallen.

Triggerpunkte und pseudoradikuläre Syndrome

Allgemeines siehe Kap. 3.2 und Kap. 3.3.

Die präzise intramuskuläre Infiltration der Triggerpunkte mit einem Lokalanästhetikum lässt eine pseudoradikuläre Symptomatik in der Regel augenblicklich verschwinden. Bei nachfolgender Dehnung und Bewegung des Muskels ist diese Testung in günstigen Fällen gleichzeitig auch bereits die Therapie. In anderen Fällen müssen die Wirbelsäule und das segmental zugehörige innere Organ untersucht werden [151]. In hartnäckigen Fällen müssen sogenannte Störfelder einbezogen werden [46].

11.12.3 Quaddeltherapie

Diese „unspezifische" Reflextherapie ist oft sehr hilfreich (▸ **Abb. 11.53**).

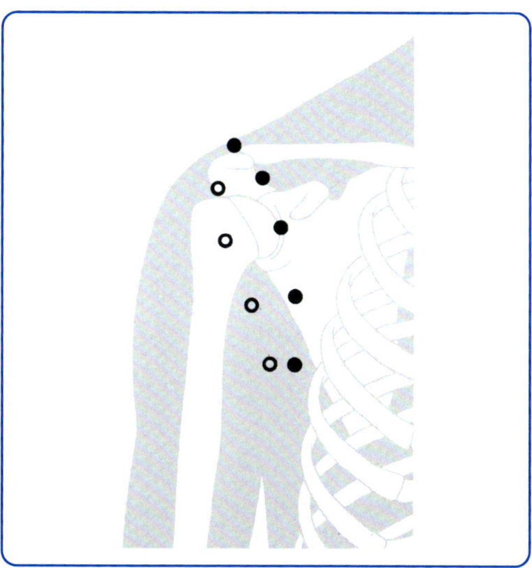

▸ **Abb. 11.53** Quaddelreihe um das Schultergelenk.

11.12.4 Infiltration in Triggerpunkte und an Sehnenansätze

Häufige Triggerpunkte des Schultergürtels sind im Bereich des oberen, vorderen Randes des M. trapezius zu finden (► **Abb. 11.54**), ferner am Ansatz des M. levator scapulae (► **Abb. 11.55**), im M. supra- und infraspinatus (► **Abb. 11.56** und ► **Abb. 11.57**), in der Skalenusgruppe (► **Abb. 11.58**) und im M. deltoideus.

Besonders häufige, starke Schmerzausstrahlungszonen („referred pain“, pseudoradikuläre Symptomatik) wurden in den Abbildungen dunkel, weitere mögliche Ausstrahlungszonen heller dargestellt.

Cave

Bei der Wahl der Tiefe der Injektionen siehe Komplikationsmöglichkeiten (S. 105).

Palpatorisches Aufsuchen, dann durch eine Quaddel ca. 1–2 ml Procain oder Lidocain in den Muskel und in dessen Insertionsbereich infiltrieren.

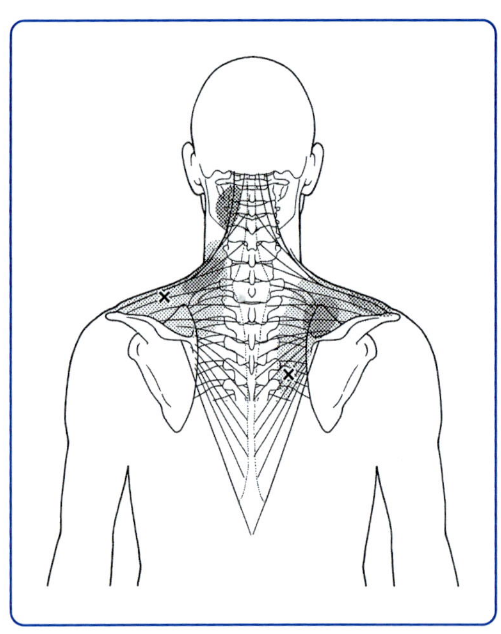

► **Abb. 11.54** Häufige Lokalisation von Triggerpunkten (x) im M. trapezius mit „referred pain“.

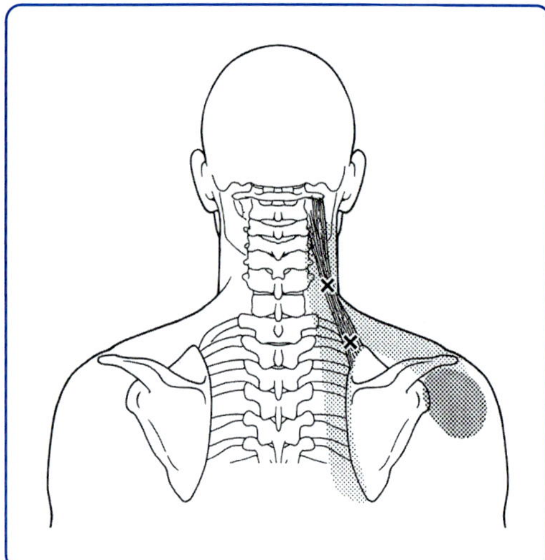

► **Abb. 11.55** Triggerpunkte (x) im M. levator scapulae mit „referred pain“

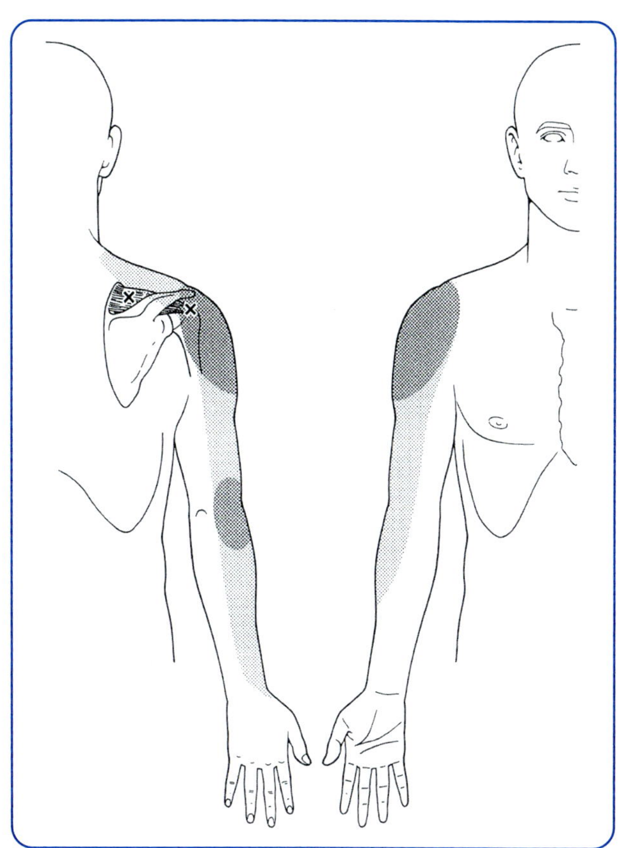

▶ **Abb. 11.56** Triggerpunkte (x) im Ansatzbereich und im M. supraspinatus mit „referred pain".

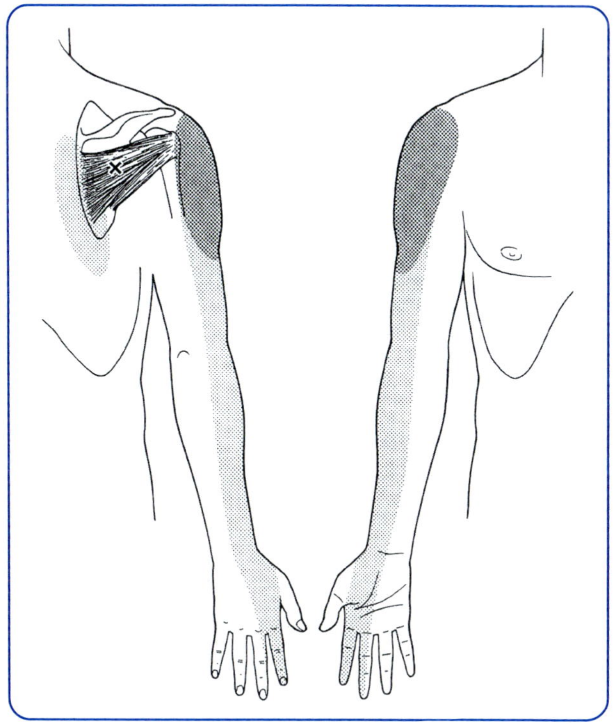

▶ **Abb. 11.57** Triggerpunkte (x) im M. infraspinatus mit „referred pain".

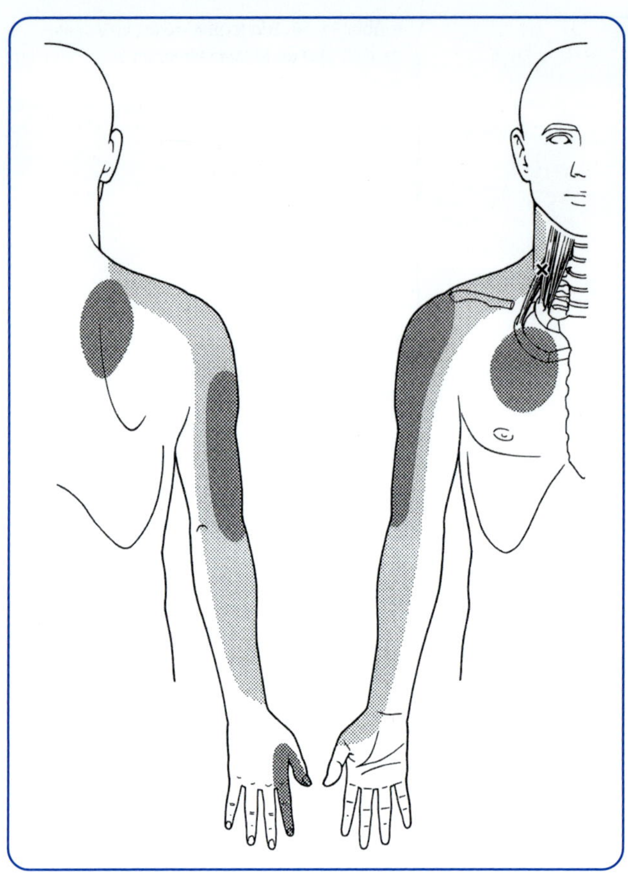

► **Abb. 11.58** Beispiel eines Triggerpunkts (x) in der Skalenusgruppe mit „referred pain".

11.12.5 Injektion an den Processus coracoideus

Indikationen

Ansatztendinose.

Technik

Material
Nadel 40 × 0,4 mm, 2–3 ml Procain 1 %.

Lagerung
Patient sitzend.

Einstichstelle
Leicht zu tasten unterhalb des lateralen Klavikulabereichs (Ursprung der Mm. pectoralis minor und coracobrachialis sowie der kurzen Bizepssehne).

Einstichrichtung
Senkrecht durch eine Hautquaddel.

Einstichtiefe
Nach Knochenkontakt Nadel 1–2 mm zurückziehen und 2–3 ml Procain oder Lidocain deponieren.

11.12.6 Injektion in den Sulcus intertubercularis

Indikationen

Peritendinitis der langen Bizepssehne.

Technik

Material
Nadel 20 × 0,4 mm (bei Adipösen 40 × 0,4 mm), 2–4 ml Procain 1 %.

Lagerung
Patient sitzend.

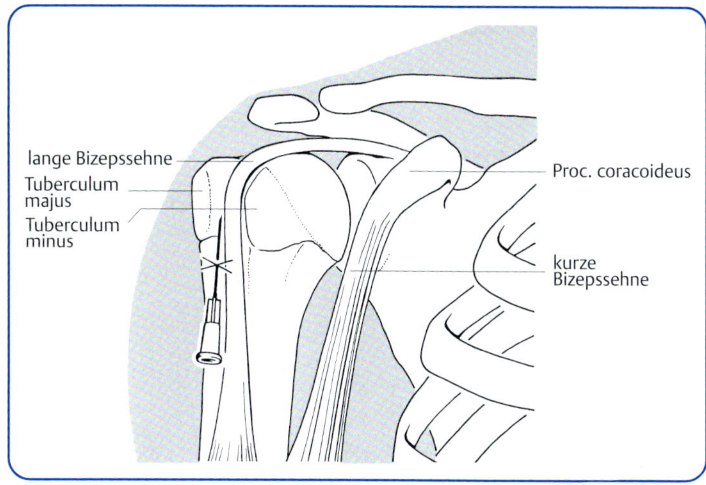

▶ **Abb. 11.59** Injektion in den Sulcus intertubercularis.

Einstichstelle

Lateroventral am Humeruskopf können Tuberculum majus und minus getastet werden. Dazwischen liegt der Sulcus intertubercularis mit der langen Bizepssehne. Knapp unterhalb des Tuberculum majus und minus liegt meist die Einstichstelle (Druckpunktmaximum palpieren!; ▶ **Abb. 11.59**).

Einstichrichtung

Durch eine Quaddel kann je nach Schmerzmaximum schräg nach proximal oder distal eingestochen werden (parallel zum Sehnenverlauf).

Einstichtiefe

1–3 cm, je nach Dicke des subkutanen Fettgewebes und des M. deltoideus. Bei starkem Widerstand beim Injizieren liegt man innerhalb der Sehne und die Nadel sollte etwas zurückgezogen werden.

11.12.7 Injektion in das Schultergelenk

Es existieren 2 gleichwertige Möglichkeiten: der ventrale und der dorsale Zugang.

Indikationen

Omarthrose, Arthritis, Frozen Shoulder, posttraumatische Schmerzen.

Technik: Ventraler Zugang

Material

Nadel 40 × 0,4 mm (evtl. 60 × 0,6 mm), 4–5 ml Procain 1 %.

Lagerung

Patient sitzend, die Unterarme liegen locker auf den Oberschenkeln.

Einstichstelle

Palpation des Processus coracoideus unter dem lateralen Klavikulabereich, ca. 0,5 cm lateral davon kann der Gelenkspalt durch passive Rotation des Oberarms aufgefunden werden (▶ **Abb. 11.60**).

Einstichrichtung

Durch eine Quaddel hindurch wird senkrecht zur Haut in sagittaler Richtung langsam infiltrierend eingestochen. Wie bei allen Gelenkinjektionen werden auch hier zusätzlich 1–2 ml an die Kapsel deponiert.

Einstichtiefe

Ungefähr 3 cm.

Technik: Dorsaler Zugang

Material

Nadel 60 × 0,6 mm (evtl. 40 × 0,4 mm), 4–5 ml Procain 1 %.

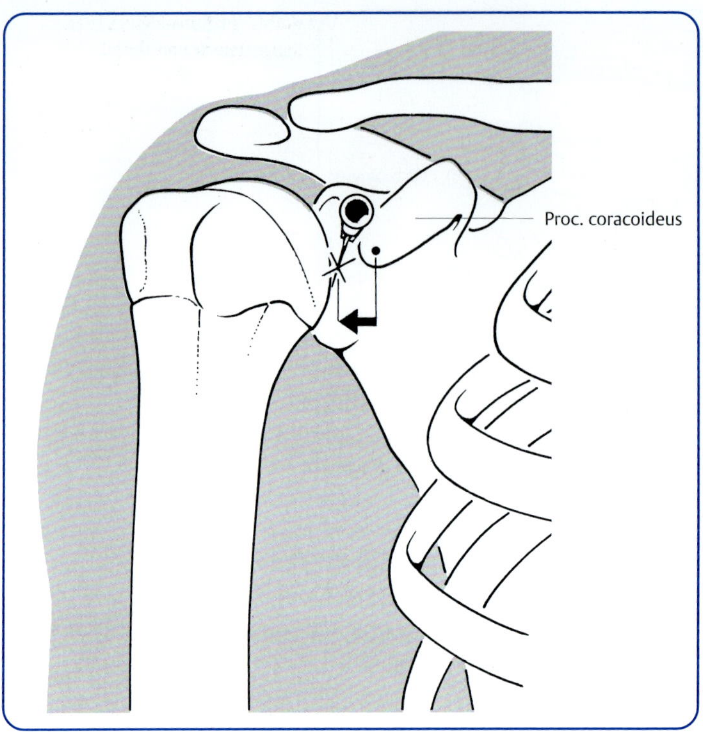

► **Abb. 11.60** Injektion in das Schultergelenk von ventral.

Lagerung

Patient in gleicher Stellung wie beim ventralen Zugang.

Einstichstelle

Aufsuchen des Angulus acromialis. Die Einstichstelle liegt ca. 2 cm kaudal und 1 cm medial davon (► Abb. 11.61).

Einstichrichtung

Durch eine Quaddel hindurch wird senkrecht zur Haut die Nadel annähernd sagittal in Richtung Processus coracoideus langsam infiltrierend vorgeschoben.

Einstichtiefe

Ungefähr 4 cm.

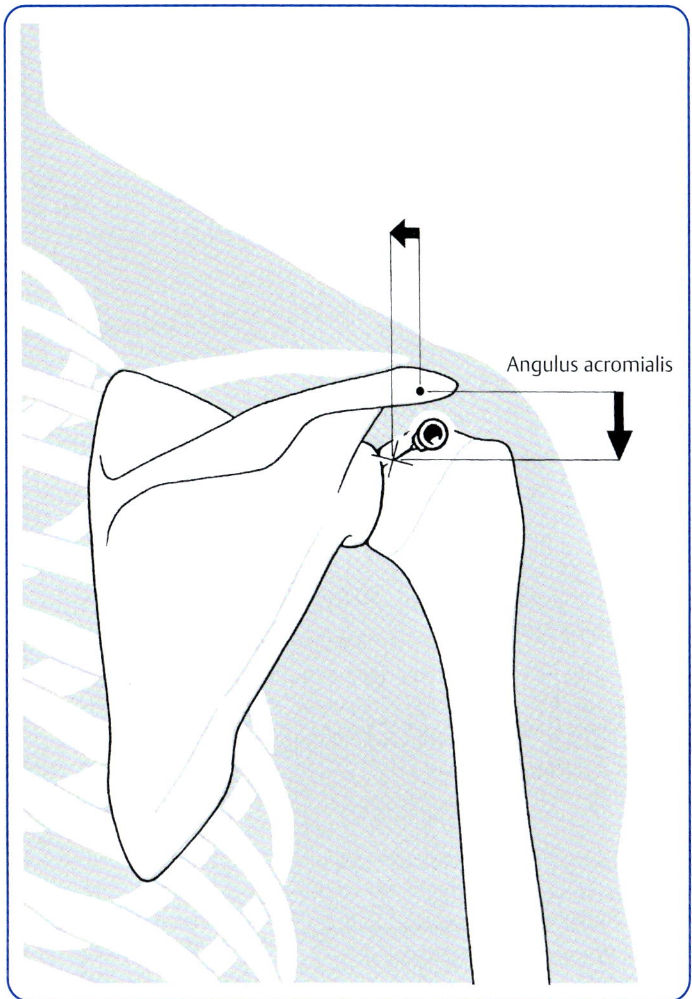

▶ **Abb. 11.61** Injektion in das Schultergelenk von dorsal.

11.12.8 Injektion in das Akromioklavikulargelenk

Indikationen

Arthrose, Arthritis, posttraumatische Schmerzen.

Technik

Material

Nadel 20 × 0,4 mm, 2 ml Procain 1 %.

Lagerung

Patient sitzend.

Einstichstelle

Palpatorisches Aufsuchen des Akromioklavikulargelenks. Die Einstichstelle liegt in der Mitte über diesem Gelenk (▶ **Abb. 11.62**).

Einstichrichtung

Durch eine Quaddel wird senkrecht von oben eingestochen. Auch hier soll zusätzlich 1 ml perikapsulär deponiert werden.

Einstichtiefe

Bei schlanken Patienten kaum 1 cm.

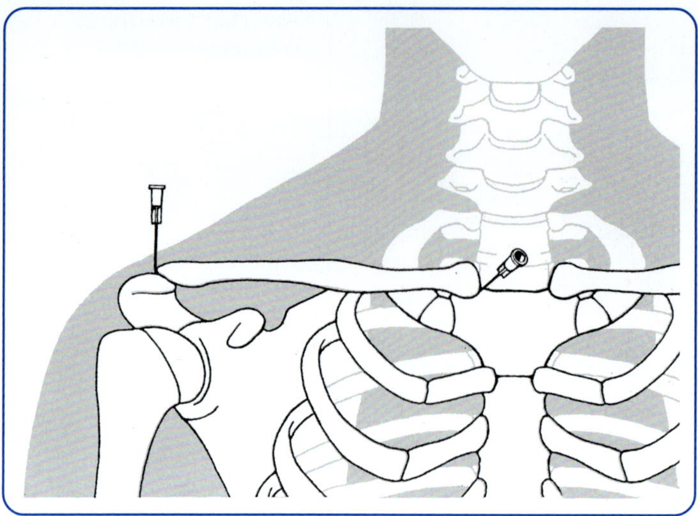

▶ **Abb. 11.62** Injektion in das Akromioklavikular- und in das Sternoklavikulargelenk.

11.12.9 Injektion in das Sternoklavikulargelenk

Dieses Gelenk sollte – wie auch das Akromioklavikulargelenk – bei praktisch allen Schultergürtelaffektionen abgetastet und mitinfiltriert werden.

Indikationen

Arthrose, Arthritis, posttraumatische Schmerzen.

Technik

Material
Nadel 20 × 0,4 mm, 2 ml Procain 1 %.

Lagerung
Patient sitzend oder liegend.

Einstichstelle
Palpatorisches Aufsuchen des Gelenkspalts (das mediale Klavikulaende bildet mit dem Manubrium sterni eine Stufe; ▶ **Abb. 11.62**).

Einstichrichtung
Von kraniomedioventral nach kaudolaterodorsal.

Einstichtiefe
Ungefähr 0,5 cm.

11.12.10 Subakromiale Injektion

Mit dieser Injektion werden folgende Strukturen getroffen: Sehnen der Rotatorenmanschette, Bursa subacromiodeltoidea, kraniale Gelenkkapsel, M. supraspinatus.

Indikationen

Reizzustand der genannten Strukturen (insbesondere bei der schmerzhaften Abduktion unterhalb der Horizontalhaltung des Arms, das heißt unterhalb von 90°).

Technik

Material
Nadel 40 × 0,4 mm (falls auch der M. supraspinatus infiltriert wird: 60 × 0,6 mm), 5 ml Procain 1 %.

Lagerung
Patient sitzend, Arme herabhängend.

Einstichstelle
In der Mitte der tastbaren Grube zwischen Akromionrand und Humeruskopf, ca. 1 cm unterhalb des Akromionrands (▶ **Abb. 11.63**).

Einstichrichtung
Von lateral nach medial annähernd in der Horizontalebene. Um nicht den Humeruskopf zu tangieren, kann die Nadel ganz leicht nach kranial (ca. 5°) ge-

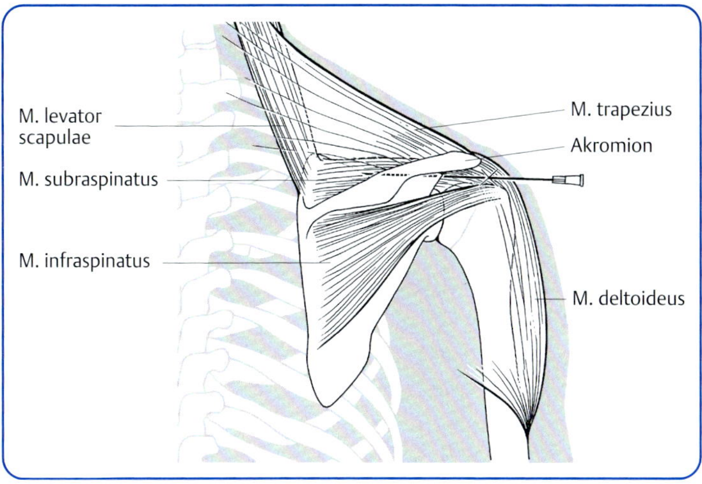

▶ **Abb. 11.63** Subakromiale Injektion.

richtet werden. Ständiges leichtes Infiltrieren während des langsamen Vorschiebens.

Einstichtiefe

Die Einstichtiefe beträgt 3–4 cm. Liegt jedoch eine Supraspinatustendinitis mit zusätzlicher Myogelose vor, kann die Nadel noch weiter (5–6 cm) vorgeschoben werden in den M. supraspinatus, der in der Fossa supraspinata oberhalb der Spina scapulae liegt.

11.12.11 Injektion an den Nervus suprascapularis

Der Nerv versorgt motorisch die Mm. supra- und infraspinatus, sensibel das Schultergelenk und dessen Umgebung. Er zieht durch die Incisura scapulae (unter dem Lig. transversum scapulae) zur Fossa supra- und infraspinata sowie zum Schultergelenk.

Indikationen

Periarthropathia humeroscapularis, Verspannungen und Schmerzen im Nacken-Schultergürtel-Bereich, Druckdolenz im Bereich der Incisura scapulae.

Technik

Material

Nadel 40 × 0,4 mm (evtl. 60 × 0,6 mm), 3–5 ml Procain 1 %.

Lagerung

Patient sitzend.

Einstichstelle

Nach Gordh wird eine Linie durch die Mitte des Angulus scapulae und durch die Mitte der Spina scapulae gezogen. Entlang dieser Linie, 2–3 cm oberhalb der Spina scapulae, findet sich die Einstichstelle (▶ **Abb. 11.64**). Hier wird eine Hautquaddel gesetzt.

Einstichrichtung

Senkrecht zur Haut in die Fossa supraspinata.

Einstichtiefe

Bis Knochenkontakt oder bei normalem Körperbau ca. 4–6 cm tief.

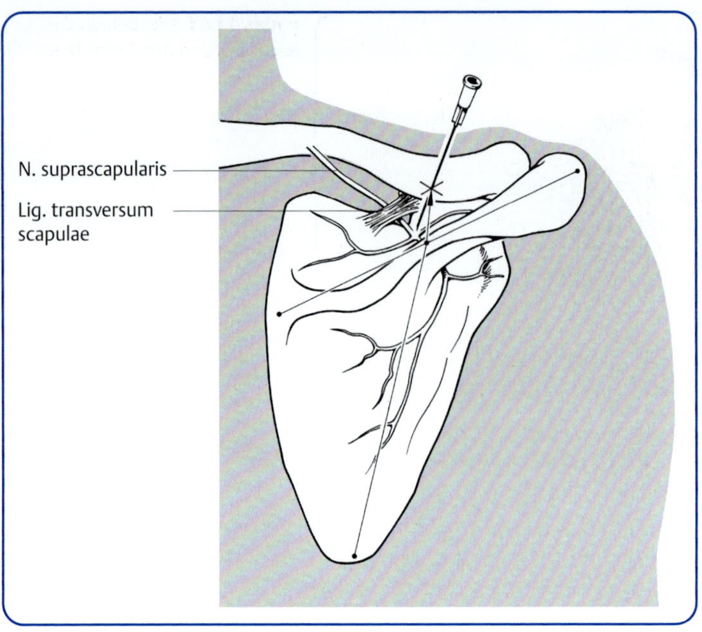

▶ **Abb. 11.64** Injektion an den N. suprascapularis.

11.12.12 Injektion an Arteria axillaris und Plexus brachialis

Zwischen Klavikula und 1. Rippe hindurch erreichen die Faszikel des infraklavikulären Teiles des Plexus brachialis die Axilla. Hier ist die A. axillaris von diesen 3 Faszikeln umgeben: einem medialen, einem lateralen und einem posterioren. Aus den 3 Faszikeln entstehen die 3 Hauptnerven des Armes. Medial der A. axillaris verläuft die gleichnamige Vene. Das ganze Gefäß-Nerven-Bündel ist von einer relativ derben Faszie umgeben.

Indikationen

Arterielle Durchblutungsstörungen wie z. B. Mikroembolien mit Spasmen, Morbus Raynaud. Bei Erfrierungen, Verbrennungen, CRPS etc. Je nach Situation kann diese Injektion mit der Injektion an das Ganglion stellatum kombiniert werden, denn hier gelten diese Indikationen ebenfalls.

Technik

Material

Nadel 40 × 0,4 mm, 5 ml Procain 1 %.

Lagerung

Patient in Rückenlage, Arm um 90° abduziert und außenrotiert, der Ellbogen ist um 90° flektiert.

Einstichstelle

Zwischen den die pulsierende Arterie palpierenden Fingern wird eingestochen (▶ **Abb. 11.65**).

Einstichrichtung

Senkrecht zur Haut (und zur Arterie).

Einstichtiefe

Nach meist spürbarem Faszienwiderstand und Mitpulsieren der Kanüle liegen wir innerhalb des Gefäß-Nerven-Bündels. Nach positiver Ansaugprobe geben wir ca. 3 ml Procain oder Lidocain 1 % in die Arterie. Deponieren wir anschließend 2 ml periarteriell, so erreichen wir einerseits periarterielle sympathische Fasern, andererseits die Fasern der Faszikel des Plexus brachialis.

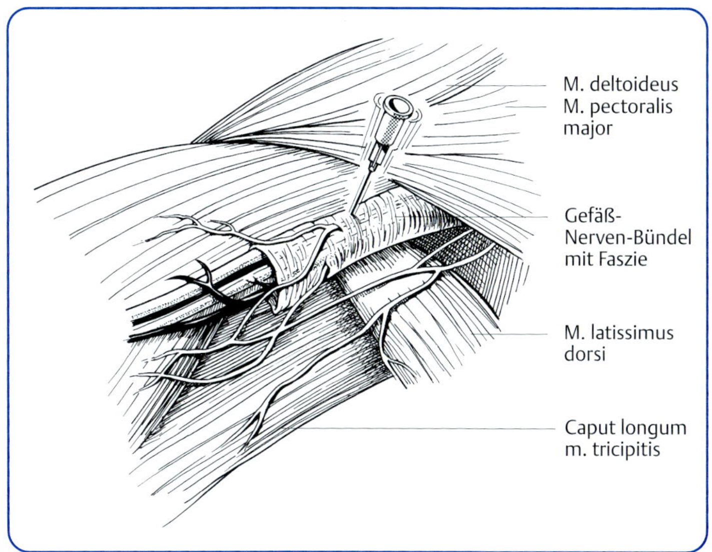

▸ **Abb. 11.65** Injektion an die A. axillaris und den Plexus brachialis.

11.13 Obere Extremität – Ellbogenregion

11.13.1 Injektion an den radialen und ulnaren Epicondylus humeri

Indikationen

Am häufigsten Epicondylitis humeri radialis. Auch bei degenerativen Ellbogengelenkerkrankungen.

Praxis

Die alleinige Infiltration an dieser Stelle wird bei Epicondylitis kaum Erfolg bringen. Stets sind Halswirbelsäule, Triggerpunkte im Schultergürtel- und Vorderarmbereich mitzubehandeln. Zu empfehlen ist auch die Injektion an das Ganglion stellatum. In vielen Fällen gelingt ein Dauererfolg nur über das Störfeld.

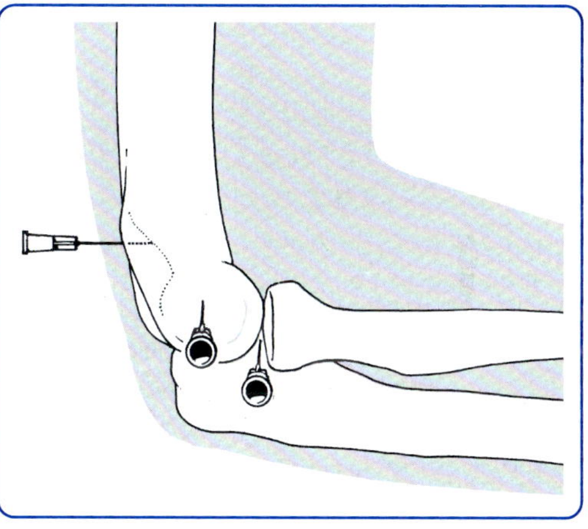

▸ **Abb. 11.66** Injektionen im Ellbogenbereich: in das Ellbogengelenk von dorsal (Fossa olecrani), an den Epicondylus humeri radialis und in das Ellbogengelenk von lateral (Humeroradialgelenk).

Technik

Material

Nadel 20 × 0,4 mm, 3 ml Procain 1 %.

Einstichstelle

Entsprechendes Druckpunktmaximum auf dem jeweiligen Epikondylus (▸ **Abb. 11.66**).

Einstichrichtung

Ungefähr senkrecht in Richtung Epikondylus (nach vorangegangenem Setzen einer Hautquaddel).

Einstichtiefe

Langsam infiltrierend bis zum sanften Knochenkontakt, dann für die eigentliche Injektion Nadel 1–2 mm zurückziehen, um eine schmerzhafte subperiostale Injektion zu vermeiden.

11.13.2 Injektion in das Ellbogengelenk

Indikationen

Arthrose, Arthritis, posttraumatische und postoperative Schmerzen.

Technik: Lateraler Zugang

Wenn Affektionen im Humeroradialgelenk im Vordergrund stehen, ist dieser Zugang zu wählen.

Material
20 × 0,4 mm Nadel (evtl. 40 × 0,4 mm), 3 ml Procain 1 %.

Lagerung
Patient liegend oder neben dem Tisch sitzend mit aufgelegtem Vorderarm. Ellbogen um ca. 90° gebeugt, Vorderarm proniert.

Einstichstelle
Durch Rotation des Vorderarms kann das Radiusköpfchen palpatorisch aufgesucht werden. Zwischen diesem und dem Epicondylus humeri radialis wird durch eine Quaddel langsam eingestochen (▶ **Abb. 11.66**). Das Kollateralband und die Kapsel werden ebenfalls infiltriert.

Einstichrichtung
Senkrecht zur Haut, parallel zum Gelenkspalt.

Einstichtiefe
Die Einstichtiefe beträgt 1–1,5 cm.

Technik: Dorsaler Zugang

Wenn Affektionen im Humeroulnargelenk im Vordergrund stehen, ist dieser Zugang zu wählen.

Material
20 × 0,4 mm Nadel (evtl. 40 × 0,4 mm), 3 ml Procain 1 %.

Lagerung
Patient liegend oder neben dem Tisch sitzend mit aufgelegtem Vorderarm. Ellbogen um ca. 90° gebeugt, Vorderarm proniert.

Einstichstelle
Knapp oberhalb des Olekranons (bei 90° Flexion) direkt über der Fossa olecrani. Durch eine Quaddel wird durch die Trizepssehne bis in die Fossa eingestochen (▶ **Abb. 11.66**).

Einstichrichtung
In Richtung des Humerusschafts horizontal bis leicht nach kaudal.

Einstichtiefe
Ungefähr 1,5–2 cm.

11.14 Obere Extremität – Hand-/Fingerregion

11.14.1 Injektion in das Handgelenk

Indikationen

Alte und frische Traumen, sofern nicht eine Operationsindikation besteht. Degenerative Erkrankungen, Tendovaginitiden. Entzündliche Erkrankungen wie chronische Polyarthritis, Karpaltunnelsyndrom etc.

Es existieren 2 Zugänge, je nach betroffenem Gebiet: der dorsoradiale und der dorsoulnare Zugang.

Technik: Dorsoradialer Zugang

Material
Nadel 20 × 0,4 mm (evtl. 12 × 0,3 mm), 2 ml Procain 1 %.

Lagerung
Patient sitzend oder liegend. Das Handgelenk ist leicht nach ulnar abduziert und leicht volar flektiert (weiches Polster unter dem Vorderarm).

Einstichstelle
Palpation des Processus styloideus radii. Dorsoulnar davon findet man den Gelenkspalt durch passives Bewegen des Handgelenks. Zwischen den Sehnen des M. extensor pollicis longus und des M. extensor indicis wird mittels Quaddel die Einstichstelle markiert (▶ **Abb. 11.67**).

Einstichrichtung
Senkrecht zur Unterlage durch die Quaddel in den Gelenkspalt.

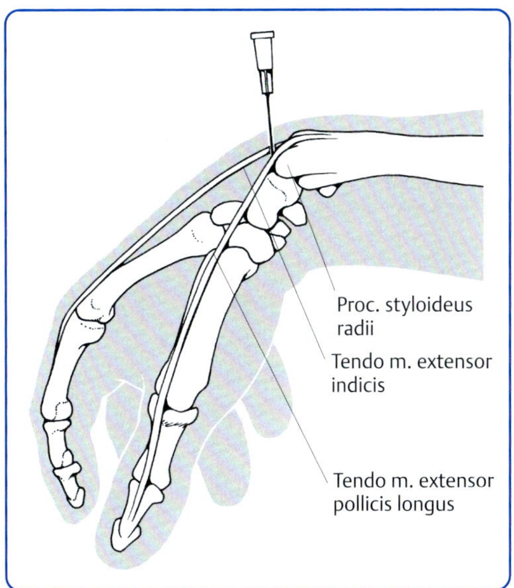

▶ **Abb. 11.67** Injektion in das Handgelenk: dorsoradialer Zugang.

Einstichtiefe

Ungefähr 1 cm.

Technik: Dorsoulnarer Zugang

Material

Nadel 20 × 0,4 mm (evtl. 12 × 0,3 mm), 2 ml Procain 1 %.

Lagerung

Vola manus auf Unterlage. Das Handgelenk ist leicht nach radial abduziert und leicht nach volar flektiert (weiches Polster unter dem Unterarm).

Einstichstelle

Palpation des Processus styloideus ulnae. Knapp dorsoradial davon findet man den Gelenkspalt durch passives Bewegen im Handgelenk. Hier wird die Einstichstelle mittels Quaddel markiert (▶ Abb. 11.68).

Einstichrichtung

Senkrecht zur Unterlage durch die Quaddel in den Gelenkspalt.

Einstichtiefe

Ungefähr 1 cm.

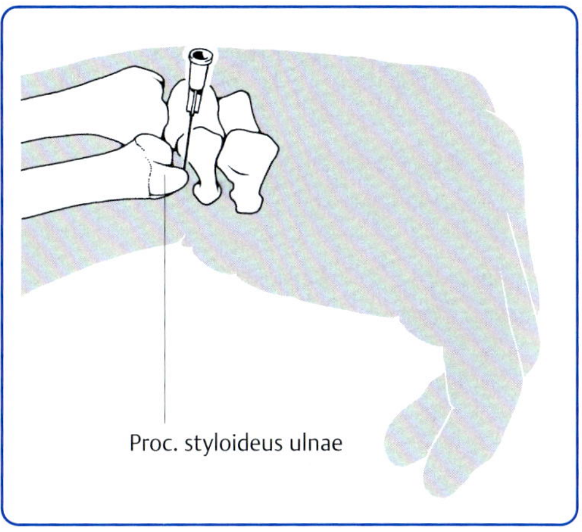

▶ **Abb. 11.68** Injektion in das Handgelenk: dorsoulnarer Zugang.

11.14.2 Injektion in das Daumensattelgelenk (Articulatio carpometacarpalis I)

Indikationen

Rhizarthrose, häufig auch alte Traumen, entzündliche Veränderungen.

Technik

Material

Nadel 20 × 0,4 mm (evtl. 12 × 0,3 mm), 1 ml Procain 1 %.

Lagerung

Die Hand liegt locker auf dem ulnaren Handrand.

Einstichstelle

Palpatorisches Aufsuchen der Basis des Os metacarpale I im distalen Bereich der Tabatière. Über dem Gelenkspalt wird die Einstichstelle mittels Quaddel markiert (▶ Abb. 11.69).

Einstichrichtung

Senkrecht zur Haut, das heißt in einem Winkel von 60° zur Unterlage.

Einstichtiefe

Ungefähr 0,5 cm.

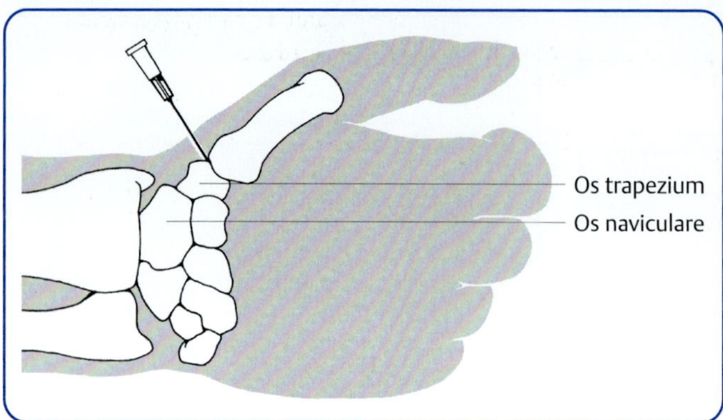

▶ **Abb. 11.69** Injektion in das Daumensattelgelenk.

11.14.3 Injektion in die übrigen Fingergelenke

Indikationen

Insbesondere chronische Polyarthritis, Status nach Traumen mit Kapselverdickung etc.

Technik

Material
Nadel 20 × 0,4 mm (evtl. 12 × 0,3 mm), 0,5–1 ml Procain 1 %.

Lagerung
Hand locker auf der Unterlage.

Einstichstelle
Palpatorisches Aufsuchen des Gelenkspalts (liegt knapp distal des Knöchelbuckels). Die Einstichstelle liegt lateral der Strecksehnen bzw. der Streckaponeurose über dem Gelenkspalt.

Einstichrichtung
Senkrecht zur Haut, tangential zur Gelenkfläche.

Einstichtiefe
Die Einstichtiefe beträgt 3–5 mm.

11.14.4 Injektion an den Nervus medianus

Die Rr. musculares dieses Nervs versorgen die Pronatoren, den größten Teil der Flexoren für das Handgelenk und die Finger sowie die Daumenballenmuskulatur mit Ausnahme des M. adductor pollicis und des Caput profundum des M. flexor pollicis brevis. Eine Medianuslähmung ergibt das Bild einer Schwurhand. Die sensiblen Äste versorgen den radialen Teil der Hand und die ersten 3½ Finger.

Indikationen

Insbesondere Karpaltunnelsyndrom. Eine antiödematöse und gleichzeitig durchblutungsfördernde Wirkung wird einerseits über begleitende Sympathikusfasern erreicht, andererseits durch das Procain selbst. Die oft sehr lange andauernde Wirkung auf Schmerzen und Parästhesien deutet auf das Unterbrechen eines Circulus vitiosus hin. Oft kann bei wiederholter Injektion (allenfalls in Kombination mit der Injektion an das Ganglion stellatum) die operative Spaltung des Retinaculum flexorum umgangen werden.

Technik

Material
Nadel 20 × 0,4 mm, Procain höchstens 0,5 ml (um den Druck im Canalis carpi nicht noch weiter zu erhöhen).

Lagerung
Patient liegend.

Einstichstelle
Zwischen den Sehnen des M. palmaris longus (nur bei ca. 80 % vorhanden) und des M. flexor carpi radialis auf Höhe des Processus styloideus ulnae (▶ **Abb. 11.70**).

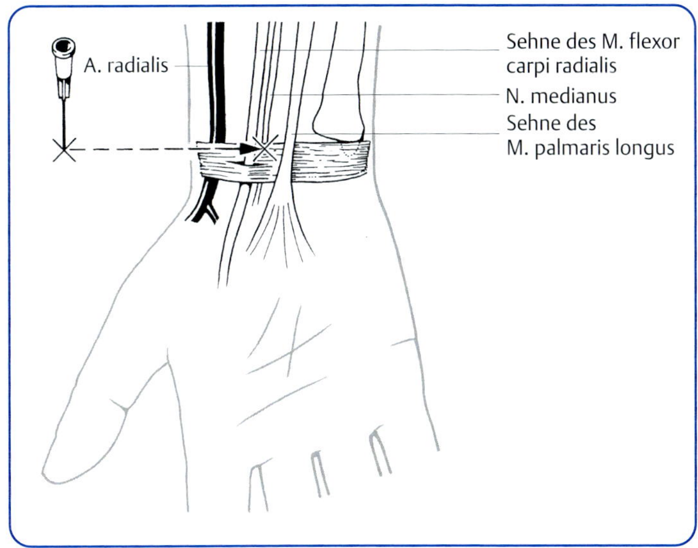

▶ **Abb. 11.70** Injektion an den N. medianus.

Einstichrichtung

45° zur Haut nach distal Richtung Canalis carpi.

Einstichtiefe

Bis zum Auslösen der Parästhesien (Zurückziehen um 1 mm), nicht tiefer als 1,5 cm.

(Man kann auch in der proximalen Beugefalte des Handgelenks zwischen den beiden oben genannten Sehnen senkrecht zur Haut einstechen, bis Parästhesien auftreten, und dann ca. 3 ml Procain an den Nerv injizieren.)

11.15 Untere Extremität – Hüftregion

11.15.1 Indikationen/Allgemeines

Bei der Periarthropathia coxae infolge einer Koxarthrose kann oft mittels kurzer Serien segmentaler Neuraltherapie (z. B. sechsmal in 4 Wochen; *Cave:* individuell!) eine Schmerzremission von vielen Monaten erreicht oder zumindest der Schmerzmittelverbrauch deutlich reduziert werden. Auch entzündliche Hüftgelenkerkrankungen können eine Indikation für die Neuraltherapie sein, zumindest adjuvant. Überbelastungsbeschwerden, Zerrungen etc. sind ebenfalls eine Indikation.

Untersuchung und eventuell Therapie der Nachbargelenke (Iliosakralgelenke, Lendenwirbelsäule, Gelenke der unteren Extremität), Berücksichtigung von allfälligen deutlichen Beinlängendifferenzen, problematischer Fußstatik etc. sind je nach Situation wichtige Voraussetzungen für einen langfristigen Therapieerfolg.

Praxis

Narben im Segment müssen schon beim ersten Mal therapiert werden.

Bei fehlendem Ansprechen auf die lokale/segmentale Neuraltherapie muss eine Störfeldsuche eingeleitet werden.

Die Neuraltherapie kann auch bei degenerativen Hüftleiden ein Diagnostikum sein: Zeigt sich auf die lokale/segmentale Therapie ein Reaktionsphänomen (zeigt ein Störfeld an), dann wird beispielsweise eine Hüfttotalprothese oder eine Physiotherapie diesem Patienten kaum helfen, bevor das Störfeld nicht eliminiert ist. Denn die Störfeldimpulse werden weiterhin über den Sympathikus und das Grundsystem dystrophe Veränderungen und damit Schmerzen in der Region unterhalten.

11.15.2 Quaddeltherapie

Quaddelreihen bogenförmig unterhalb der Crista iliaca sowie über dem Tractus iliotibialis sind als erste Maßnahmen oft schon hilfreich (▶ Abb. 11.71).

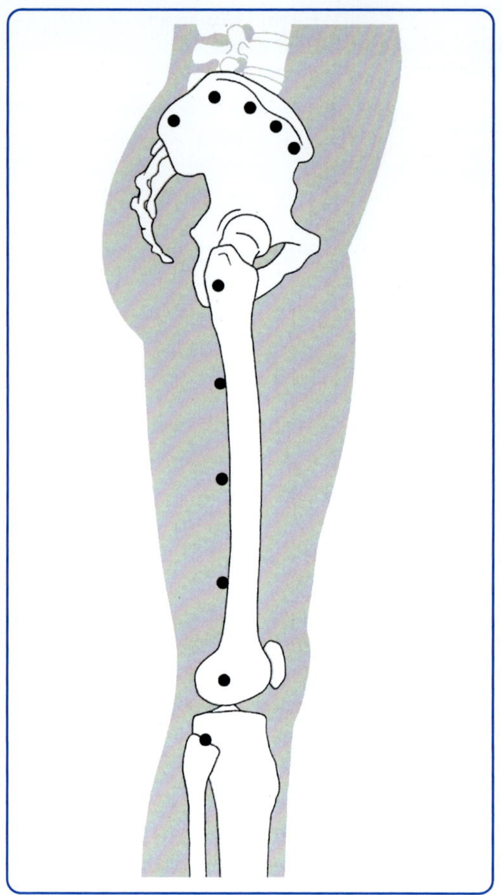

▶ **Abb. 11.71** Quaddeltherapie im Hüftbereich (Beispiel).

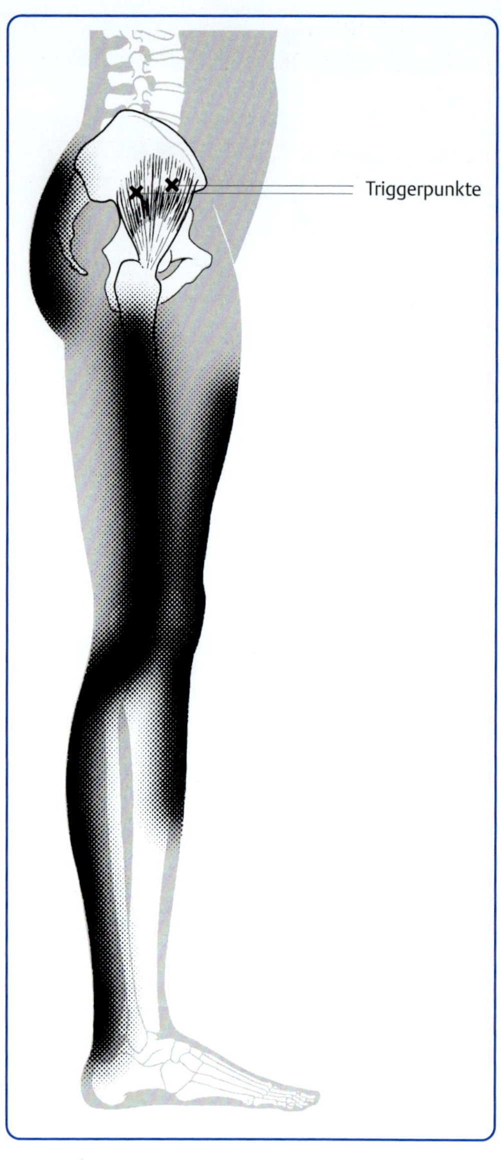

▶ **Abb. 11.72** Triggerpunkte im M. glutaeus minimus (Beispiel) mit möglicher Schmerzausstrahlung („referred pain", pseudoradikuläre Symptomatik).

11.15.3 Triggerpunkte

Sind oft im M. piriformis und im Ansatzbereich des M. glutaeus medius und minimus zu finden (▶ **Abb. 11.72**). Durch eine Quaddel über dem maximalen Druckschmerzpunkt senkrechtes Eingehen in die Tiefe (Nadel 60 × 0,6 mm, evtl. 40 × 0,4 mm) und Infiltration von 2–3 ml Procain oder Lidocain 1 %.

Cave

Falls z. B. N. ischiadicus oder N. peronaeus communis (u. a.) von der Injektion mitbetroffen sind: Motorik kontrollieren und Patienten liegen lassen, bis die passagere Lähmung durch das Procain vorüber ist (Sturzgefahr!).

11.15.4 Insertionstendopathien

Finden sich oft im Bereich des M. piriformis, des M. iliopsoas, am Trochanter minor, im Ursprungs- und Ansatzbereich der Adduktoren sowie am Pes anserinus. Begleitend zur Neuraltherapie sind hier auch Dehnungsübungen wertvoll.

11.15.5 Injektion an den Trochanter major

Indikationen

Wichtige zusätzliche Injektion bei allen Hüftgelenkerkrankungen.

Technik

Material
Nadel ca. 40 × 0,4 mm, Menge ca. 5 ml Procain 1 %.

Einstichstelle
Direkt über dem Trochanter (oder am maximalen Druckschmerzpunkt). Hier wird eine Quaddel gesetzt.

Einstichrichtung
Senkrecht zur Haut.

Einstichtiefe
Bis Knochenkontakt, dann Zurückziehen der Nadel um 1–2 mm vor der Injektion.

11.15.6 Injektion in das Hüftgelenk

Es existieren ein ventraler und ein lateraler Zugang. Wir bevorzugen den lateralen Zugang, da damit gleichzeitig ein Teil der Gefäßversorgung des Hüftgelenks (mit periarteriellem Sympathikus) in die Therapie mit einbezogen wird.

Indikationen

Degenerative und je nach Situation entzündliche Hüftgelenkerkrankungen, Zirkulationsstörungen des Hüftkopfs (hier gleichzeitig auch Injektionen in und um die A. femoralis sowie an den lumbalen Grenzstrang).

Technik

Material
Nadel 80 × 0,6 mm, 5 ml Procain 1 %.

Lagerung
Patient liegend auf der gesunden Seite. Das gesunde (untere) Bein ist ausgestreckt, das kranke (obere) in Hüfte und Knie leicht flektiert.

Einstichstelle
Knapp oberhalb der Trochanter-major-Spitze (das heißt 3 Querfinger oberhalb des lateralsten Vorsprungs des Trochanter major) wird langsam und stetig infiltrierend durch eine Quaddel eingestochen (► **Abb. 11.73** und ► **Abb. 11.74**).

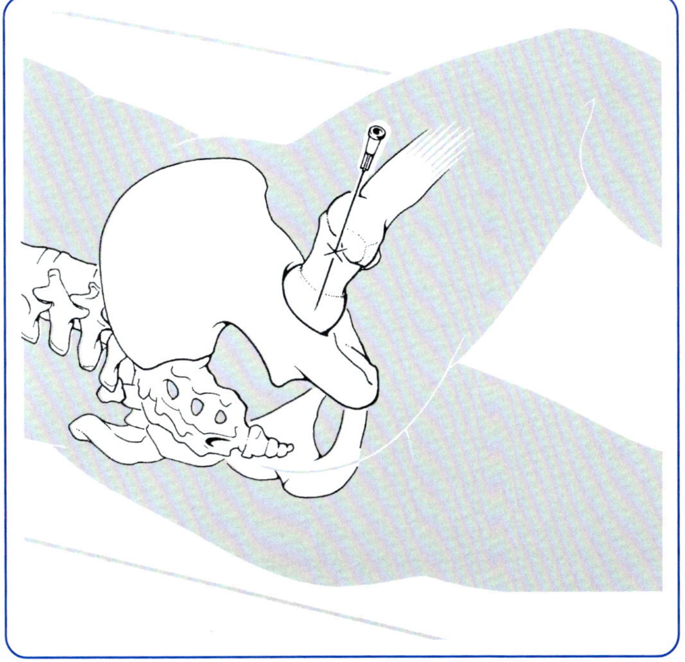

► **Abb. 11.73** Injektion in das Hüftgelenk.

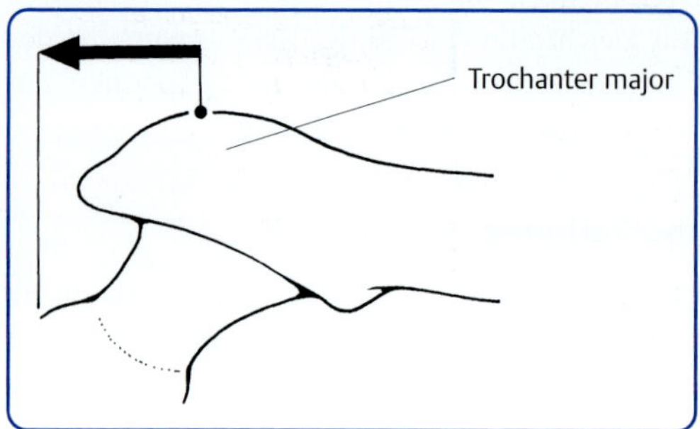

▶ **Abb. 11.74** Injektion in das Hüftgelenk. Auffinden des Injektionsortes vom Trochanter major aus.

Einstichrichtung

Senkrecht zur Haut in Richtung Gelenk (▶ **Abb. 11.73**).

Einstichtiefe

Die Einstichtiefe beträgt 6–8 cm. Nach sanftem Knochenkontakt wird die Nadel zwecks Injektion 1 mm zurückgezogen.

11.15.7 Injektion an den Nervus obturatorius (L 2–L 4)

Der N. obturatorius versorgt motorisch die Adduktoren des Oberschenkels und sensibel einen Teil der Oberschenkelinnenseite. Vom medialen Rand des M. psoas zieht der Nerv in den lateralen Bereich des kleinen Beckens und von dort durch den Canalis obturatorius zu den Adduktoren des Oberschenkels.

Indikationen

Periarthropathia coxae bei Koxarthrose, insbesondere Formen mit Tonuserhöhung im Adduktorenbereich.

Technik

Material

Nadel 20 × 0,4 mm, danach Nadel 80 × 0,6 mm, 5 ml Procain 1 %.

Lagerung

Patient liegend, der Oberschenkel ist außenrotiert und etwas abduziert.

Einstichstelle

Knapp lateral neben der Symphyse wird das Tuberculum pubicum getastet. 1 cm darunter liegt der Injektionsort (▶ **Abb. 11.75**).

Einstichrichtung und -tiefe

- Mit der kurzen Nadel nach Setzen einer Quaddel senkrecht bis zum Knochenkontakt mit dem Os pubis. Hier wird etwas „voranästhesiert".
- Mit der langen Nadel vorerst nochmals durch den gleichen Stichkanal bis zum Knochenkontakt. Dann wird die Nadel wenige Millimeter zurückgezogen und horizontal unter dem R. superior ossis pubis nach lateral und leicht nach dorsal infiltrierend ca. 7 cm vorgeschoben bis zum Knochenkontakt (Übergang des Os pubis ins Os ischii). Nach Aspiration werden 3–4 ml deponiert.

Durch die Nähe der Begleitarterie wird eine zusätzliche therapeutische Sympathikolyse des periarteriellen sympathischen Geflechts erreicht.

11.15.8 Injektion an den Nervus cutaneus femoris lateralis (L 2–L 3)

Dieser sensible Nerv versorgt die Haut am lateralen Oberschenkel.

Indikationen

Insbesondere Meralgia paraesthetica.

Technik

Material

Nadel 40 × 0,4 mm, 5 ml Procain 1 %.

Lagerung

Patient liegend.

Einstichstelle

Je ca. 2 cm kaudal und medial der Spina iliaca anterior superior (evtl. Druckpunkt). Hier wird eine Quaddel gesetzt (▶ **Abb. 11.75**).

Einstichrichtung

Infiltrierend in Richtung Spina iliaca anterior superior (im Winkel von ca. 45° in die Tiefe).

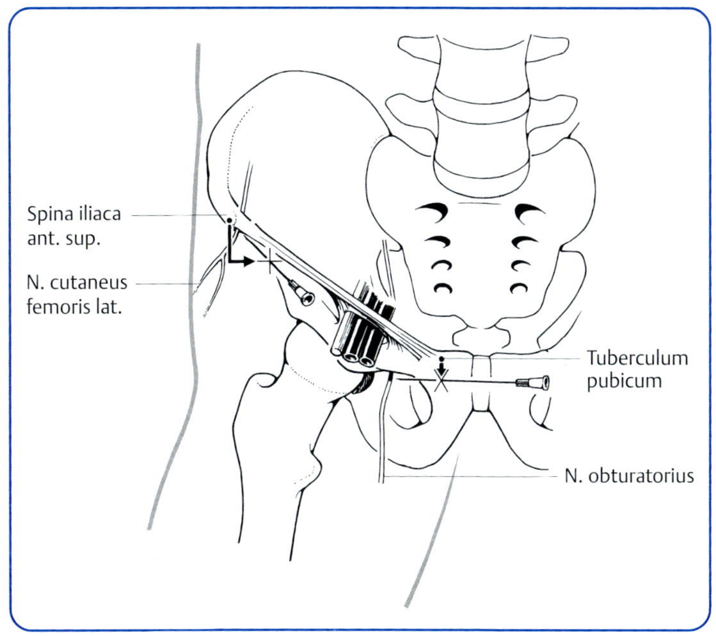

▶ **Abb. 11.75** Injektion an den N. obturatorius und an den N. cutaneus femoris lateralis.

Einstichtiefe

Ungefähr 3 cm.

11.15.9 Injektionen in und an die Arteria femoralis

Indikationen

Akute und chronische arterielle Durchblutungsstörungen. Da hier meist der Begleitspasmus – verursacht durch den Sympathikus – für die Krankheitserscheinungen verantwortlich ist, empfiehlt sich gleichzeitig eine Injektion an den lumbalen Grenzstrang. Die Durchblutungsstörungen umfassen auch arteriosklerotische Erkrankungen und diabetische Angiopathien.

Weitere Indikationen sind: Phlebitis, Ulcus cruris, CRPS, Wadenkrämpfe, entzündliche Erkrankungen am Bein, Erfrierungen, Verbrennungen etc.

Technik

Material

Nadel 20 × 0,4 mm (bei schlanken Patienten), sonst 40 × 0,4 mm, 5 ml Procain 1 %.

Lagerung

Patient liegend.

Einstichstelle

In der Inguina wird die A. femoralis zwischen Zeige- und Mittelfinger gefasst.

Einstichrichtung

Senkrecht zur Haut (und zur Arterie).

Einstichtiefe

Vorerst peri-, dann intraarteriell.

11.16 Untere Extremität – Knieregion

11.16.1 Indikationen/Allgemeines

Degenerative Erkrankungen, Reizzustände des Sehnen-Band-Apparats, soweit nicht durch massive Bandinsuffizienz bedingt. Frische und alte Verletzungen (soweit keine Operationsindikation vorliegt). Entzündliche Erkrankungen (z. B. Rheumatoide Arthritis, Kristallarthritis, seronegative Spondarthritis).

Hüftleiden zeigen sich zu Beginn oft in Form von Knieschmerzen. Nachbargelenke (auch Iliosakralgelenke, Lendenwirbelsäule) sind demnach auch hier je nach Situation einzubeziehen. Beispielsweise findet sich nach Badtke bei medialen Kniegelenkbeschwerden ohne direkt erkennbare

Ursache oft eine Blockierung im Lendenwirbelsäulenbereich L 3/L 4 und bei Beschwerden im lateralen Kniebereich eine Blockierung der Segmente L 5/S 1 [31].

Bei fehlendem Erfolg nach lokaler/segmentaler Therapie (und Ausschluss eines Meniskusleidens, einer Osteochondrosis dissecans etc.) ist auch hier die Störfeldsuche anzuschließen.

11.16.2 Quaddeltherapie

Als erste Maßnahme ist eine Quaddelreihe oft schon hilfreich: zirkulär um den Gelenkspalt, entlang des medialen und lateralen Seitenbandapparats sowie um den Rand der Patella. Eine Quaddel wird auch in der Poplitealfalte in der Mitte gesetzt (▶ Abb. 11.76).

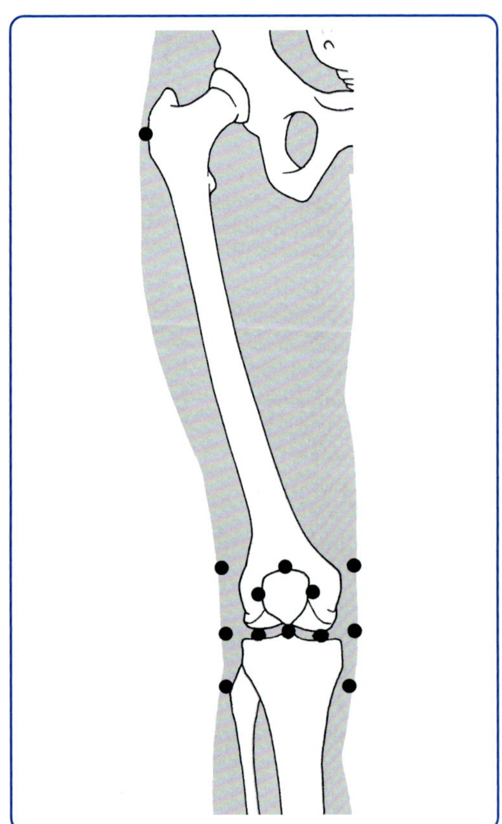

▶ **Abb. 11.76** Quaddeltherapie im Kniegelenkbereich.

11.16.3 Tiefere Injektionen im Bereich des Seitenbandapparats und des Pes anserinus

Sie erfolgen je nach festgestellten Druckdolenzen.

11.16.4 Injektion in das Kniegelenk

Wir beschränken uns auf die Beschreibung der lateralen Injektion.

Indikationen

Arthrose, Arthritis, posttraumatische und persistierende postoperative Schmerzen.

Technik

Material
Nadel 40 × 0,4 mm, 4–5 ml Procain 1 %. Bei gleichzeitiger diagnostischer Punktion dickere Nadel verwenden.

Lagerung
Patient in Rückenlage, Knie gestreckt. Die Patella wird von medial her nach lateral gedrückt.

Einstichstelle
Knapp unterhalb des lateralen Patellarands am Übergang vom oberen zum mittleren Patelladrittel wird die Einstichstelle mit einer Quaddel markiert (▶ Abb. 11.77).

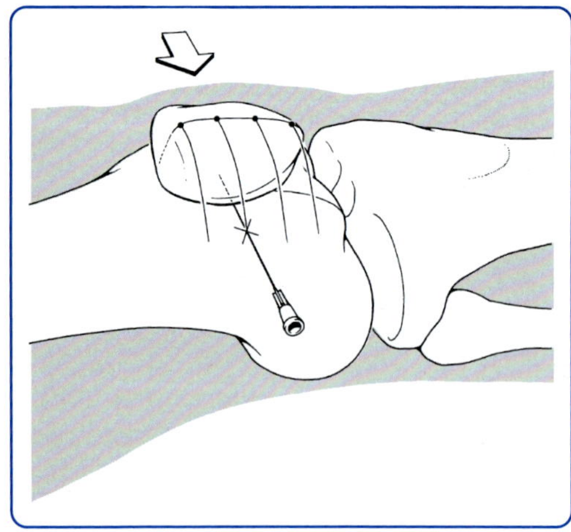

▶ **Abb. 11.77** Injektion in das Kniegelenk.

Einstichrichtung
Parallel zur Hinterfläche der Patella.

Einstichtiefe
Ungefähr 2–3 cm.

11.17 Untere Extremität – Fuß-/Zehenregion

11.17.1 Indikationen/Allgemeines

Degenerative und entzündliche Veränderungen, Überlastungsbeschwerden, alte oder frische Traumen (je nach Situation kann die Neuraltherapie alleinige oder adjuvante Therapie sein). Chronische Reizzustände sind oft störfeldbedingt, falls keine andere Ursache gefunden wurde. Trotz Untersuchung der Statik und des Sehnen-Band-Apparats sind Beschwerden der Sprunggelenke oft schwierig einzuordnen.

11.17.2 Quaddeltherapie des oberen und unteren Sprunggelenks

Ungefähr auf Höhe des entsprechenden Gelenkspalts (▶ **Abb. 11.78**). Aus dem oben letztgenannten Grund empfiehlt sich in vielen Fällen der Beginn mit diesem Vorgehen. Gleichzeitig kann ein präperiostales Depot (nach Knochenkontakt 1 mm zurückziehen) an die größte Vorwölbung des Malleolus medialis und lateralis gesetzt werden (besonderer Reichtum an vegetativen Fasern). Falls bei weiter unklaren Beschwerden keine Besserung auftritt oder sich sogar ein reproduzierbares Reaktions- oder retrogrades Phänomen zeigt, kann bereits die Störfeldsuche angeschlossen werden (falls andere Ätiologien ausgeschlossen wurden).

11.17.3 Injektion an die Achillessehne

Bei der **Peritendinitis** der Achillessehne kann beidseits entlang der Achillessehne eine Quaddelreihe gesetzt werden. In der Tiefe kann die Achillessehne umspritzt werden (nicht *in*, nur *um* die Sehne injizieren). Zusätzlich dürfen selbstverständlich konservativ orthopädische Maßnahmen nicht vergessen werden.

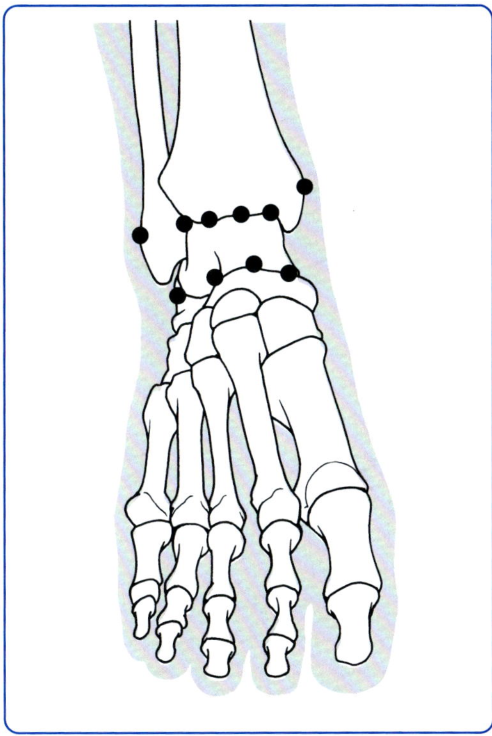

▶ **Abb. 11.78** Quaddeltherapie im oberen und unteren Sprunggelenkbereich.

Ebenso erfolgt die Therapie allfälliger Triggerpunkte der Unterschenkelmuskulatur und je nach Situation der Iliosakralgelenke und anderer Gelenke.

11.17.4 Injektion in das obere Sprunggelenk

Es existieren 2 gleichwertige Zugänge: der ventromediale (▶ **Abb. 11.79**) und der ventrolaterale Zugang (▶ **Abb. 11.80**).

Indikationen

Arthrose, Arthritis, persistierende posttraumatische Schmerzen.

Technik: Ventromedialer Zugang

Material
Nadel 40 × 0,4 mm, 2–3 ml Procain 1 %.

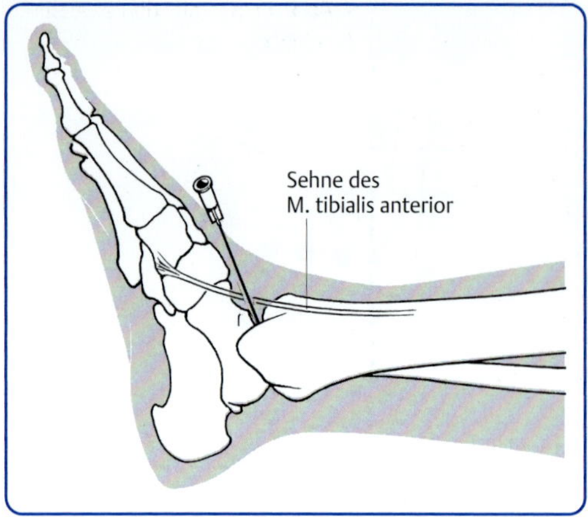

▶ **Abb. 11.79** Injektion in das obere Sprunggelenk, ventromedialer Zugang.

Lagerung

Patient in Rückenlage, Fuß in mittlerer Plantarflexionsstellung.

Einstichstelle

Ungefähr 1 cm kranial der Spitze des Malleolus medialis sowie 2–3 cm medioventral findet sich auf Höhe des Gelenkspalts eine Vertiefung. Hier liegt die Einstichstelle (knapp medial der Sehne des M. tibialis anterior; ▶ **Abb. 11.79**).

Einstichrichtung

Etwas nach kranial, tangential zum ventralen Bereich der Talusrolle.

Einstichtiefe

Ungefähr 1,5–2,5 cm.

> **Praxis**
>
> Oft genügt jedoch bereits die wiederholte vorsichtige Infiltration des medialen und lateralen Bandapparats sowie der Gelenkkapsel mit der 20 × 0,4-mm-Nadel.

Technik: Ventrolateraler Zugang

Material

Nadel 40 × 0,4 mm, 2–3 ml Procain 1 %.

Lagerung

Patient in Rückenlage, Fuß in mittlerer Plantarflexionsstellung.

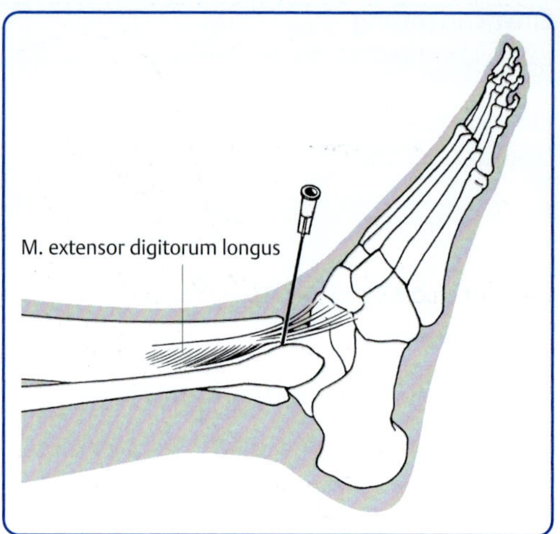

▶ **Abb. 11.80** Injektion in das obere Sprunggelenk, ventrolateraler Zugang.

Einstichstelle

Zuerst von der Spitze des lateralen Malleolus aus 2 cm nach kranial, dann nach ventromedial (2–3 cm) bis an die vordere Begrenzung des Malleolus lateralis. Durch passives Plantar- und Dorsalflektieren des Fußes kann der Gelenkspalt in dieser Vertiefung noch besser palpiert werden. Hier ist die Einstichstelle (markieren mit Quaddel). Sie liegt lateral des M. extensor digitorum longus (▶ **Abb. 11.80**).

Einstichrichtung

Etwas nach kranial, tangential zum ventralen Bereich der Talusrolle.

Einstichtiefe

Ungefähr 1,5–2,5 cm.

11.17.5 Injektion in die Zehengelenke

Hier gilt prinzipiell dasselbe für Indikation und Technik wie an den Fingergelenken.

11.17.6 Injektion an den distalen Bereich des Nervus tibialis

Im distalen Bereich versorgt dieser Nerv vor allem die Haut und die kurzen Flexoren der Planta pedis. Er zweigt sich unterhalb des Malleolus medialis in 2 Äste auf (N. plantaris medialis und lateralis).

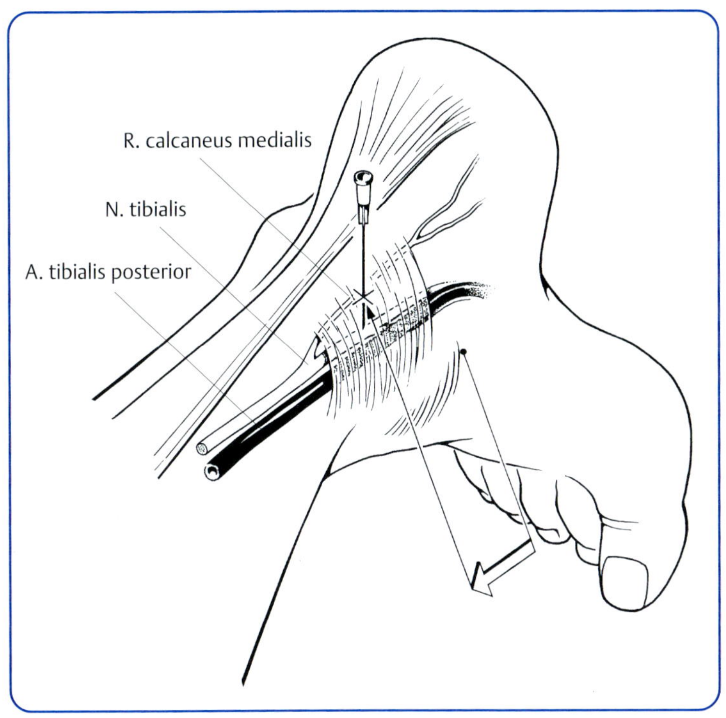

► **Abb. 11.81** Injektion an den N. tibialis.

Indikationen

Parästhesien, Neuralgien in diesem Bereich, insbesondere beim Tarsaltunnelsyndrom.

Technik

Material

Nadel 40 × 0,4 mm, 5 ml Procain 1 %.

Lagerung

Patient in Bauchlage, der Fuß ragt locker über das Bettende hinaus.

Einstichstelle

Hinter dem Malleolus medialis tastet man die pulsierende A. tibialis posterior. Knapp dorsolateral davon liegt der Nerv. Der Einstichort liegt 2 cm oberhalb der Spitze des Malleolus medialis (► Abb. 11.81).

Einstichrichtung

Senkrecht zur Tibiarückfläche.

Einstichtiefe

Bis Parästhesien auftreten, dann 1 mm zurückziehen. Bei fehlenden Parästhesien bis ungefähr auf Höhe der pulsierenden Arterie. Die gleichzeitige Umflutung des periarteriellen sympathischen Geflechts ist ebenfalls therapeutisch wirksam.

11.18 Segmentale Neuraltherapie innerer Organe und des urogenitalen Bereichs

11.18.1 Allgemeines/Übersicht

Bei dieser Art Neuraltherapie müssen wir uns die segmentale (und übersegmentale) Verschaltung von Haut, Muskulatur und innerem Organ vor Augen halten. Die Kenntnis der weiteren neurovegetativen Verschaltungen (Projektionszonen) und Besonderheiten der Reaktionsweise der immer mitreagierenden Muskulatur (pseudoradikuläre Symptomatik, kinetische Ketten etc.) ist Voraussetzung für eine erfolgreiche Therapie.

Nach präziser Anamnese und Untersuchung beginnen wir zunächst mit den einfachsten Injektionen (z. B. Quaddeltherapie im Segment). Die Injektion an die entsprechenden Ganglien bedeutet oft eine wesentliche Verstärkung der Wirkung. Die nachfolgenden Abbildungen zeigen Beispiele für eine Quaddeltherapie in den entsprechenden Hautsegmenten der inneren Organe.

Praxis

Die Quaddeln sind nicht „stur" zu platzieren. In speziell dolenten Gebieten setzen wir mehr Quaddeln.

Selbstverständlich suchen wir auch nach Myogelosen, Triggerpunkten, Narben etc. und therapieren diese ebenfalls. Weitere Injektionen bei der Segmentbehandlung (Ganglien, Nerven etc.) sind in den vorangegangenen Kapiteln dargestellt.

Es hat sich zudem bewährt, zusätzlich 1 ml Procain 1 % in die V. cubitalis und an deren vegetatives Geflecht zu injizieren.

Bei fehlendem Erfolg oder gar bei einem Reaktionsphänomen muss ein neuromodulatorischer Trigger („Störfeld") gesucht werden.

11.18.2 Segmentreflektorischer Bereich innerer Organe

- Über die hier angegebenen Schwerpunktsegmente hinaus können zusätzlich Nachbarsegmente betroffen sein.
- Bei Erkrankung eines inneren Organs muss nicht der gesamte in der ▶ **Tab. 11.5** angegebene Segmentbereich des entsprechenden Organs betroffen sein.
- Als Faustregel kann gelten, dass viele innere Organe dreifach reflektieren:
  - In den **Thorakalsegmenten** (Teile der distalen Darm- und Harnwege, auch in den Lumbal- und Sakralsegmenten): vermittelt über die Segmentreflektorik des Sympathikus;
  - in den **Nacken-/Schultersegmenten C 3/C 4/C 5** (vermittelt durch vegetative Afferenzen entlang des N. phrenicus);
  - im **Trigeminusbereich** (vermittelt durch vagale Afferenzen aus den Eingeweiden, die Verbindungen zu Kerngebieten des Trigeminus aufweisen).

▶ **Tab. 11.5** Segmenttherapie (Übersicht zusammengestellt nach [46], [59], [78], [121]).

Organ	Thorakal-/Lumbal- und Sakralsegmente	Schultersegmente C 3/C 4	Trigeminusbereich
Herz	Th 1–6 links	C 3, C 4 links	Trigeminus I, II, III links
Lunge, Bronchien	Th 3–9 bds.	C 3, C 4 bds.	(Trigeminus I, II, III)
Ösophagus	Th 5, Th 6 bds.		(Trigeminus I, II, III)
Magen	Th 5–9 links	C 3, C 4 links	Trigeminus I, (II, III) links
Dünndarm und Colon ascendens	Th 9–L 1	(C 3, C 4)	(Trigeminus I, II, III)
Colon descendens und Rektum	Th 12–L 3 und S 2–5		
Leber und Gallenblase	Th 7–11 rechts	C 3, C 4 rechts	Trigeminus I rechts
Pankreas	Th 8 links	C 3, C 4 links	
Milz	Th 8, Th 9 links	C 3, C 4 links	
Niere und Ureter	Th 9–L 2 gleichseitig	(C 3, C 4 gleichseitig)	
Harnblase	Th 11–L 2 bds. und S 2–5 bds.		
Uterus, Adnexe bzw. Hoden, Nebenhoden	Th 11–L 3 und S 2–5 (Uterus)		

Wissen

Das spinale Kerngebiet des Trigeminus reicht bis in die oberen Zervikalsegmente C 2, eventuell C 3. Es bestehen Verbindungen zum oberen Zervikalmark, sodass bei Erkrankungen innerer Organe – neben solchen des Trigeminuseinzugsgebiets – auch Verspannungen und Blockierungen im oberen HWS-Bereich vorkommen.
Früher galten solche Zusammenhänge als Störfeldgeschehen, heute werden sie dem „erweiterten Segment" zugeordnet.

Projektionssymptome Die Projektionssymptome sind allgemein Spontan- oder Druckschmerz, Hypersensibilität, lokal erhöhter Hautturgor, erhöhter Tonus und Verkürzung in der entsprechenden Muskulatur etc.

11.18.3 Segmentale Neuraltherapie des Herzens

Indikationen

Insbesondere als adjuvante Therapie bei koronarer Herzkrankheit, Herzinsuffizienz, Endo-, Myo- und Perikarditis, Herzrhythmusstörungen.

Cave

Die konventionell-medizinischen Abklärungen und Therapien dürfen nicht unterlassen werden.

Therapie

- 1 ml Procain 1 % intra- und perivenös (V. cubitalis links).
- Quaddeltherapie paravertebral beidseits in den Dermatomen Th 1–Th 6 sowie parasternal links (▶ Abb. 11.82).
- Quaddeln im Bereich C 3/C 4 links (Vorderrand Trapezius) und eventuell Infiltration im Bereich des linken N. supraorbitalis (▶ Abb. 11.82).
- Triggerpunkte und Narben im Segment ebenfalls infiltrieren.
- Druckdolente Dornfortsätze im HWS- und BWS-Bereich sind ebenfalls zu infiltrieren, dasselbe gilt für druckdolente Sternokostalgelenke.
- Bei ungenügendem Ansprechen Ganglion stellatum abwechslungsweise rechts und links (nicht gleichzeitig in derselben Sitzung).
  Bei Rhythmusstörungen ist primär das rechte Ganglion stellatum zu therapieren, bei Durchblutungsstörungen primär das linke Ganglion stellatum.

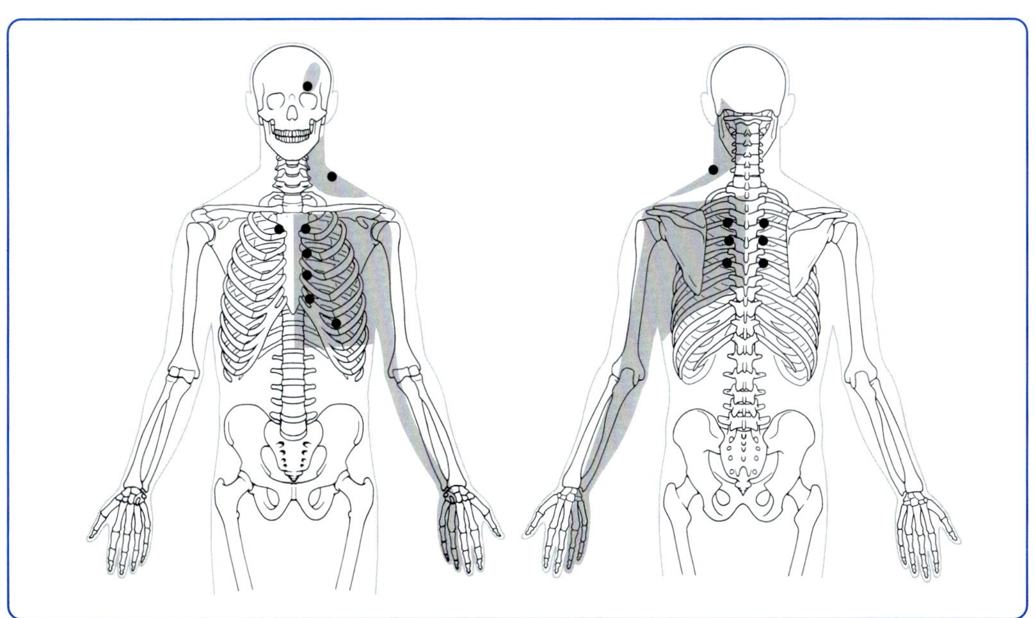

▶ **Abb. 11.82** Häufige Projektionszonen bei Erkrankungen des Herzens und Quaddeltherapie (ventral und dorsal).

- Bei fehlendem Erfolg: Störfeldsuche und -therapie.

11.18.4 Segmentale Neuraltherapie der Lunge

Indikationen

Insbesondere als adjuvante Therapie bei akuter und chronischer Bronchitis, Asthma bronchiale, Pneumonie, Strahlenpneumonitis, Pleuritis, Lungenemphysem, Lungenfibrose, Lungenkontusion, Lungenembolie (Ganglion stellatum!). Häufige Projektionszonen zeigt ▶ **Abb. 11.83**.

Eine Indikation ist ebenfalls die Testung des Lungensegments als Störfeld.

Therapie

- Je 1 ml Procain 1 % intra- und paravenös in die V. cubitalis.
- Quaddeltherapie paravertebral und parasternal über beiden Lungen (▶ **Abb. 11.83**).
- Quaddeln ebenfalls im Areal C 3/C 4 (Vorderrand des M. trapezius; ▶ **Abb. 11.83**).
- Narben im Segment, Triggerpunkte und alte Rippenbrüche sind ebenfalls zu infiltrieren.
- Ganglion stellatum abwechselnd rechts und links (nie gleichzeitig).
- Bei fehlendem Ansprechen: Störfeldsuche und -therapie.

11.18.5 Segmentale Neuraltherapie des Leber-Gallenblasen-Bereichs

Indikationen

Akute und chronische Hepatitis, andere Erkrankungen der Leber und der Gallenwege verschiedenster Ätiologie, Koliken etc.

Häufige Projektionszonen zeigt ▶ **Abb. 11.84**.

Therapie

- 1 ml Procain 1 % intra- und paravenös (V. cubitalis rechts).
- Quaddeln paravertebral beidseits in den Dermatomen ca. Th 7–Th 11, ventral über dem rechten Rippenbogen sowie im Segment C 3/C 4 im Bereich des Vorderrands des M. trapezius rechts (▶ **Abb. 11.84**).
- Infiltration des rechten N. supraorbitalis.
- Triggerpunkte und Muskelhartspannzüge im Segment müssen mitbehandelt werden.

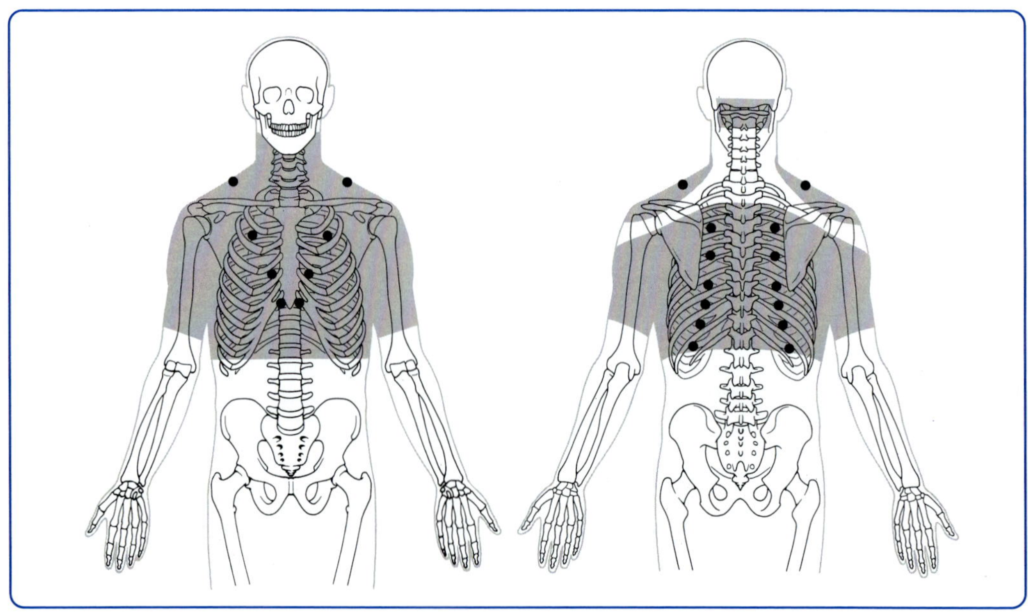

▶ **Abb. 11.83** Häufige Projektionszonen bei Erkrankungen der Lunge und Quaddeltherapie (ventral und dorsal).

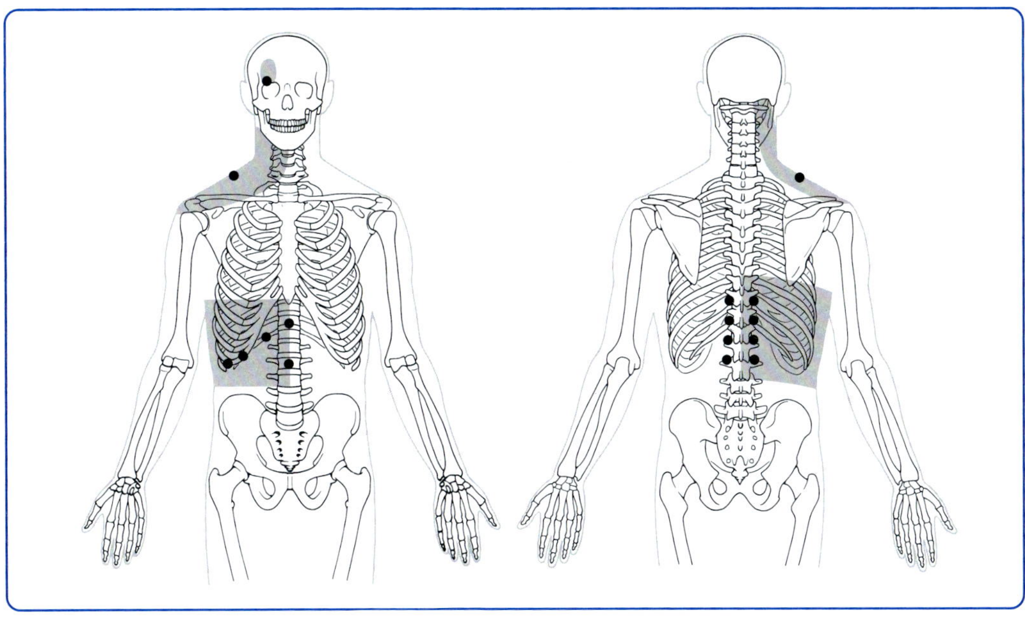

▶ **Abb. 11.84** Häufige Projektionszonen bei Erkrankungen im Leber-Gallenblasen-Bereich und Quaddeltherapie (ventral und dorsal).

- Dasselbe gilt für Narben im Segment.
- Injektion an die **Vogler-Periostpunkte**: Durch Quaddeln hindurch werden druckdolente Stellen am Rippenbogen bis ans Periost infiltriert (Vogler beobachtete, dass solche Druckdolenzen am rechten und/oder linken Rippenbogen bei Oberbaucherkrankungen gehäuft auftreten).
- Injektion in die sogenannte **Magengrube** (über Hautäste Einfluss auf die Segmentreflektorik): 3 Querfinger unterhalb des Processus xiphoideus wird vorerst eine Quaddel gesetzt. Dann wird senkrecht durch die Quaddel hindurch bis präperitoneal infiltriert (bei Normalgewichtigen mit der Nadelgröße 20 × 0,4 mm).
- Insbesondere bei akuten Erkrankungen können zusätzlich die segmental zugehörigen Interkostalnerven rechts infiltriert werden.
- Eine Verstärkung der Wirkung wird durch die zusätzliche Injektion an das Ganglion coeliacum (von der rechten Seite her) erreicht.
- Bei fehlendem Erfolg: Störfeldsuche und -therapie.

11.18.6 Segmentale Neuraltherapie bei Erkrankungen des Magens

Indikationen

Magenmotilitätsstörungen, akute und chronische Gastritis, Dumpingsyndrom, adjuvante Therapie bei Ulkus.

Häufige Projektionszonen zeigt ▶ **Abb. 11.85**.

Therapie

- 1 ml Procain 1 % in und an die linke V. cubitalis.
- Quaddeln paravertebral beidseits in den Dermatomen Th 5–Th 9, ventral über dem linken Rippenbogen sowie zwischen Xyphoid und Umbilikus. Eine zusätzliche Quaddel empfiehlt sich im Segment C 3/C 4 (Vorderrand des M. trapezius links; ▶ **Abb. 11.85**).
- Infiltration des linken N. supraorbitalis.
- Triggerpunkte und Narben im Segment mitbehandeln.
- Insbesondere bei akuten Erkrankungen können zusätzlich die segmental zugehörigen Interkostalnerven links infiltriert werden.
- Bei Druckdolenz Infiltration der Vogler-Periostpunkte (S. 147) am linken Rippenbogen.

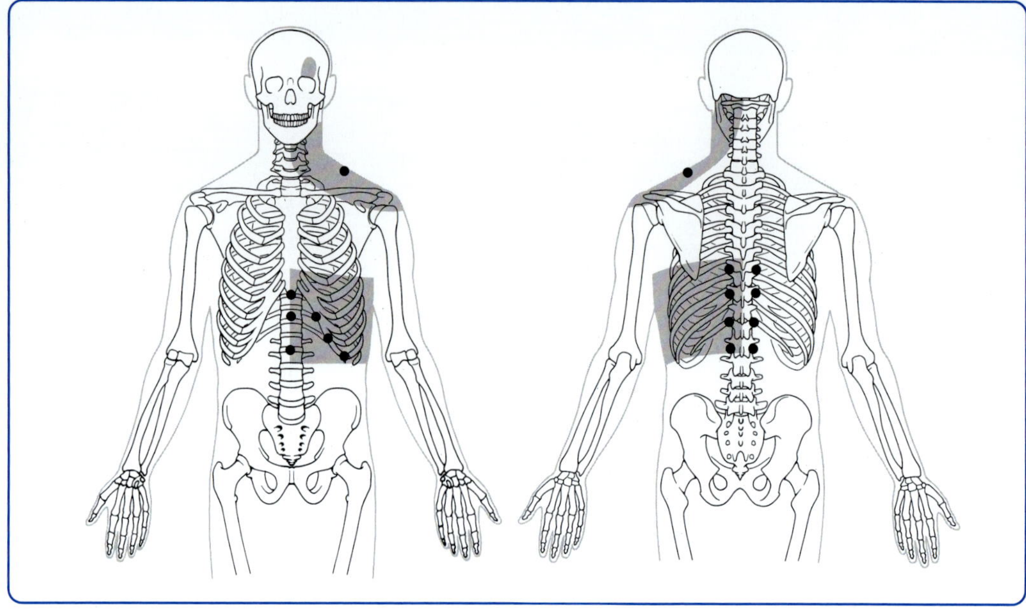

► **Abb. 11.85** Häufige Projektionszonen bei Erkrankungen des Magens und Quaddeltherapie (ventral und dorsal).

- Injektion in die sogenannte Magengrube (S. 147).
- Eine Verstärkung der Wirkung wird erreicht durch die zusätzliche Injektion an das Ganglion coeliacum (von der linken Seite her).
- Bei fehlendem Erfolg: Störfeldsuche und -therapie.

11.18.7 Segmentale Neuraltherapie des Pankreas

Indikationen

Insbesondere akute und chronisch rezidivierende Pankreatitis. Im Circulus vitiosus Schmerz – Entzündung – Schmerz spielt der Sympathikus die Hauptrolle (siehe Kap. 3). Nicht nur der akute Schub kann insbesondere mit der Injektion an das Ganglion coeliacum ausgezeichnet behandelt werden (Schmerz *und* Entzündung), sondern auch der Langzeitverlauf wendet sich oft schlagartig zum Besseren, wie uns die Erfahrungen aus der Praxis zeigen.

Beim Pankreaskarzinom ergeben sich insbesondere durch die wiederholte Ganglion-coeliacum-Infiltration erstaunliche Verläufe, besonders bezüglich der Schmerzen.

Häufige Projektionszonen zeigt ► **Abb. 11.86**.

Therapie

- Intra- und paravenöse Injektion an die V. cubitalis links (1 ml Procain 1 %).
- Quaddeln paravertebral dorsal beidseits auf Höhe des Dermatoms Th 8 sowie ventral im selben Dermatom (ca. in der Mitte zwischen Xyphoid und Nabel), ferner über dem linken Rippenbogen sowie im Segment C3/C4 (Vorderrand des M. trapezius; ► **Abb. 11.86**).
- Infiltration des linken N. supraorbitalis.
- Triggerpunkte und Narben im Segment infiltrieren.
- Eventuell zusätzlich Injektion an den N. intercostalis Th 8 links.
- Zusätzlich Injektion in die sogenannte Magengrube (S. 147).
- Injektion an das Ganglion coeliacum (von der linken Seite her).
- Falls die Rezidivhäufigkeit nicht abnimmt: Störfeldsuche und -therapie.

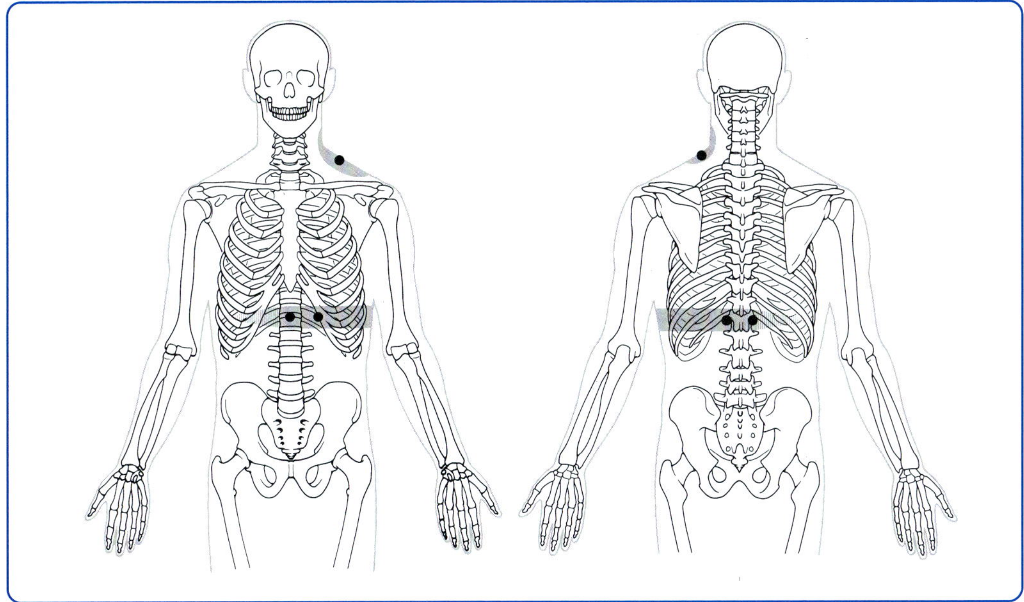

▸ **Abb. 11.86** Häufige Projektionszonen bei Pankreaserkrankungen und Quaddeltherapie (ventral und dorsal).

11.18.8 Segmentale Neuraltherapie des Darmes

Indikationen

Colon irritabile, Meteorismus, Divertikulose, adjuvante Therapie bei Duodenalulzera, Morbus Crohn, Colitis ulcerosa und inoperablen Tumoren. Paralytischer Ileus (Ganglion coeliacum).

> **Cave**
> **Es dürfen natürlich keine zwingenden chirurgischen Indikationen verpasst werden.**

Therapie

- 1 ml Procain 1 % intra- und paravenös (V. cubitalis).
- Quaddeltherapie im Bereich der Segmente Th 9–L 3. Mit der einfachen Regel, die Quaddeln vorne und hinten ungefähr auf der Höhe der Schmerzen oder vermuteten Läsion zu setzen, liegen wir richtig. Druckdolente Stellen in der Bauchhaut infiltrieren wir bis präperitoneal.
- Triggerpunkte der Bauch- und Rückenmuskulatur in diesen Segmenten sind ebenso wie Narben mitzubehandeln.
- Injektion in die „Magengrube“ bei Erkrankung der oberen Darmabschnitte.
- Injektionen an das Ganglion coeliacum, wenn vorwiegend die oberen und mittleren Darmabschnitte betroffen sind.
- Epidural-sakrale Injektion bei vorwiegend rektosigmoiden Erkrankungen.

11.18.9 Segmentale Neuraltherapie von Nieren und Ureter

Indikationen

Nierenkolik, Nephrolithiasis, Nephrose, adjuvante Therapie bei Pyelonephritis, Versuch bei Niereninsuffizienz.

Therapie

- Injektion von 1 ml Procain 1 % in und an die V. cubitalis.
- Quaddeln paravertebral in den Dermatomen Th 9–L 2 auf der erkrankten Seite oder beidseits.
- Infiltration von Triggerpunkten, Narben im Segment und über druckdolenten Dornfortsätzen im Segment.

- Bei akuten Erkrankungen kann zusätzlich an die Interkostalnerven Th 9–L 2 injiziert werden.
- Injektion an das Ganglion coeliacum. Dabei werden beim langsam infiltrierenden Vorschieben auch die Fasern des Plexus renalis miterfasst.

Cave

Je nach Situation (Niereninsuffizienz, rezidivierende Koliken etc.) weitere Abklärungen konventionell-medizinischer Art und v. a. Störfeldsuche und -therapie nicht vergessen.

11.18.10 Segmentale Neuraltherapie der unteren Harnwege und des Genitalbereichs

Indikationen

Siehe Kap. 11.18.11 und Kap. 11.18.12.

Therapie

- 1 ml Procain 1 % in und an die V. cubitalis.
- Quaddeltherapie im Unterbauch (▶ **Abb. 11.87**) und über dem Sakrum (▶ **Abb. 11.88**). Hyperalgetische Punkte werden durch die Quaddel hindurch bis präperitoneal infiltriert.
- Narben im Segment sollen auch infiltriert werden.
- Bei Bewegungsapparatbeschwerden des lumbosakralen Übergangs, der Iliosakralgelenke muss hier ebenfalls behandelt werden (vgl. Segmentreflektorik).
- Bei einer Pelvipathia vegetativa („Chronic Pelvic Pain") hilft (nach Ausschluss organischer Ursachen und nach Versagen der einfachen Injektionen) oft eine Injektion in den Plexus uterovaginalis resp. vesicoprostaticus (den sog. „gynäkologischen Raum") oder eine epidural-sakrale Injektion.

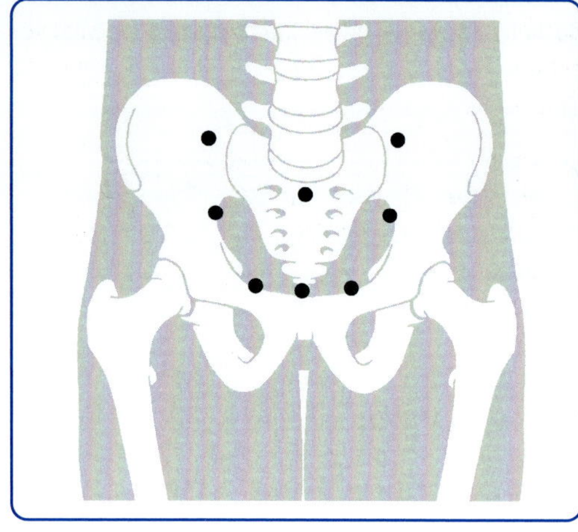

▶ **Abb. 11.87** Quaddeltherapie im Unterbauchbereich.

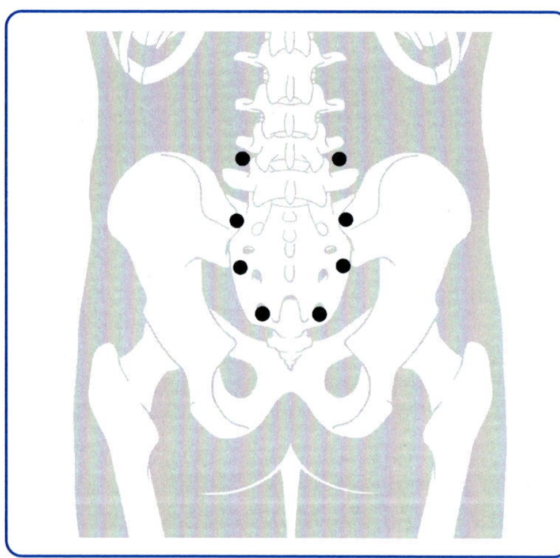

▶ **Abb. 11.88** Quaddeltherapie über dem Sakrum.

11.18.11 Injektion in den „gynäkologischen Raum" (Plexus uterovaginalis)

Unter diesem Begriff wird das von einem vegetativen Nervengeflecht (Plexus uterovaginalis, Plexus vesicalis) überzogene Gebiet von Uterus, Adnexen und Harnblase verstanden.

Indikationen

Wechseljahrbeschwerden, Menometrorrhagien, zyklusabhängige Kopfschmerzen, unspezifischer Fluor vaginalis, Sterilität, Schmerzen im kleinen

Becken („Chronic Pelvic Pain“) wie „Pelvipathia vegetativa“, Blasenfunktionsstörungen, chronische Zystitis etc.

Cave

Selbstverständlich müssen insbesondere akute Infektionen und maligne Prozesse ausgeschlossen werden.

Praxis

In der Regel verstärkt sich der Effekt dieser Injektion bei gleichzeitiger Neuraltherapie der Schilddrüse, insbesondere bei Wechseljahrbeschwerden.

Technik

Material

Nadel 60 × 0,6 mm (80 × 0,6 mm bei adipösen Patientinnen, bei schlanken 40 × 0,4 mm), 5 ml Procain 1 % auf jeder Seite.

Lagerung

Patientin auf dem Rücken liegend.

Cave

Kurz vor der Injektion muss die Blase entleert worden sein!

Einstichstelle

Das Pecten ossis pubis wird palpiert. Der Injektionsort liegt ca. 3½ Querfinger lateral der Mittellinie (das heißt der Symphyse). Dies entspricht dem Punkt ca. 2 Querfinger medial der pulsierenden A. femoralis (► **Abb. 11.89** und ► **Abb. 11.90**).

Einstichrichtung

Zunächst wird hier über einer Quaddel senkrecht eingestochen bis zum Knochenkontakt am Oberrand des Pecten ossis pubis (► **Abb. 11.89** ①). Hier wird ca. 0,5 ml Procain deponiert (nach leichtem Zurückziehen der Nadel). Nun wird die Haut und damit die Nadel etwas nach kranial verschoben (► **Abb. 11.89** ②).

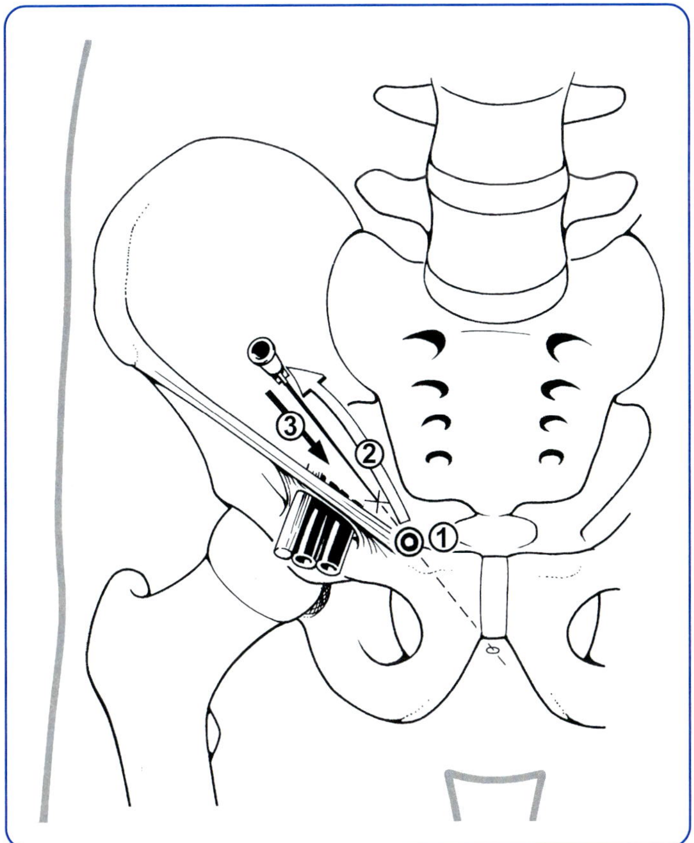

► **Abb. 11.89** Suprapubische Injektion in den Plexus uterovaginalis resp. vesicoprostaticus.

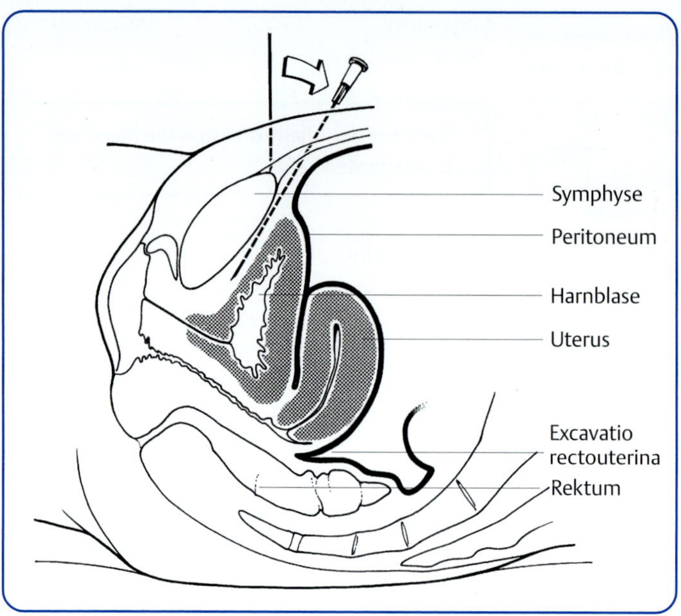

▸ **Abb. 11.90** Suprapubische Injektion in den Plexus uterovaginalis.

Die Richtung der Nadel wird nun geändert: nach mediokaudal (gedachte Linie vom Einstichpunkt zum After; ▸ **Abb. 11.89** ③). Sie gleitet nun ins extraperitoneal gelegene prä- und paravesikale Bindegewebe, das reichlich Ausläufer des Plexus uterovaginalis enthält.

Einstichtiefe

Je nach Dicke des subkutanen Fettgewebes 4–7 cm.

Hinweis

Es existiert auch eine transvaginale Technik. Im Rahmen dieses Lehrbuchs wird nur die oben dargestellte suprapubische Technik beschrieben.

Komplikationen

Eine versehentliche Punktion der Harnblase verläuft in der Regel harmlos. Ein Druckgefühl über einige Tage kann durch ein Hämatom im kleinen Becken bedingt sein. Ein Druckgefühl und/oder eine Dysurie über einige Tage direkt nach der Injektion lässt auch an ein sogenanntes Reaktionsphänomen denken, weswegen eine Störfelddiagnostik eingeleitet werden muss.

Erfolgt der Einstich zu weit lateral oder kranial, kann es durch Punktion der A. epigastrica superficialis oder A. epigastrica inferior zu einem ausgedehnten Bauchdeckenhämatom kommen. Bei korrekter Technik kann die Nadel kaum in den intraperitonealen Raum gelangen.

11.18.12 Injektion an die Prostata (Plexus vesicoprostaticus)

Indikationen

Unspezifische Prostatitis („Chronic Pelvic Pain“ [304]), Prostatahyperplasie, Miktionsbeschwerden, Impotenz etc.

Bezüglich **Material** und **Technik** gelten die gleichen Regeln wie bei der suprapubischen Injektion bei der Frau (▸ **Abb. 11.91**).

Cave

Kurz vor der Injektion muss die Blase entleert worden sein!

Beim Einstich in die Prostata gibt der Patient einen kurzen Schmerz in der Glans penis an. Eine kurzzeitige, leichte Makrohämaturie kann vorkommen und ist harmlos. Der Patient sollte aber vorher informiert werden und nach dieser Injektion immer genügend trinken.

Sind zusätzlich perineale Schmerzen vorhanden, kann dort nach Abtasten loco dolendi mit feinster

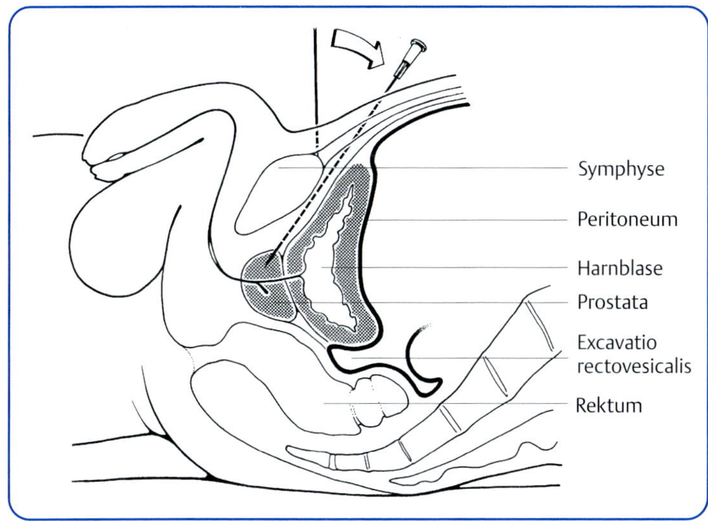

▶ **Abb. 11.91** Suprapubische Injektion in den Plexus vesicoprostaticus.

Nadel infiltriert werden und als Alternative die Injektion an und in die Prostata von perineal her durchgeführt werden (orientierend tastet ein Finger der freien Hand rektal während der Injektion die Prostata).

12 Therapievorschläge häufiger Krankheitsbilder von A bis Z

Mit den neuen Erkenntnissen über die Schmerzphysiologie und die Vorgänge bei der neurogenen Entzündung sowie den Zusammenhang zwischen dem vegetativen Nervensystem und dem Immunsystem ist erklärbar, weshalb die Neuraltherapie bei – auf den ersten Blick – unterschiedlichsten Erkrankungen zumindest adjuvant eingesetzt werden kann. Dennoch gehört es auch zur ärztlichen Verantwortung, auf die Neuraltherapie zu verzichten, wenn erfahrungsgemäß wenig Aussicht auf Erfolg besteht (z. B. bei somatoformen Störungen).

12.1 Wichtige Vorbemerkungen

In diesem Abschnitt wird das neuraltherapeutische Vorgehen bei häufigen Krankheitsbildern kurz vorgestellt.

Beachte

Auch wenn nicht jedes Mal darauf hingewiesen wird, so ist stets zu beachten, dass bei chronischen Krankheiten, insbesondere bei nicht raschem Ansprechen auf die lokale/segmentale Therapie, die Störfeldsuche (neuromodulatorische/neuroinflammatorische Trigger) durchgeführt werden muss.

Die Injektionstechniken wurden im vorangegangenen Kapitel dargestellt.

In vielen Fällen kann die Neuraltherapie als alleinige Therapie angewendet werden. In anderen Fällen ist sie eine sinnvolle Ergänzung zur konventionell-medizinischen Therapie oder zu anderen regulativen Verfahren.

Die im Folgenden dargestellte „rezeptartige" Darstellung lokale/segmentaler Neuraltherapie bei bestimmten „Diagnosen" darf niemals dazu verleiten, die Individualität (es gibt keine 2 gleichen Patienten) nicht zu berücksichtigen. Dies soll am Beispiel „Colitis ulcerosa" veranschaulicht werden (mit dieser Bezeichnung wird eigentlich keine Diagnose, sondern ein Symptom beschrieben):

- Patient A: vorwiegend Funktionsstörung des Sympathikus mit neurogener Entzündung und Mikrozirkulationsstörung.
- Patient B: verlagerter Weisheitszahn als Störfeld (Kofaktor der Dysfunktion des vegetativen/enterischen Nervensystems).
- Patient C: Strumektomienarbe als Störfeld und psychosozialer Stress.
- Patient D: Grundsystembelastung durch Amalgamablagerung und apikale Ostitis des 3. Zahns oben rechts als Störfeld.

(Oft sind mehrere Störfelder und weitere Belastungen am Krankheitsgeschehen beteiligt.)

Die Systeme, über die die Neuraltherapie vorwiegend wirkt, sind das Grundregulationssystem sowie das vegetative Nervensystem. Die ubiquitäre Verteilung von Grundsystem und Sympathikus (und die Beteiligung des Sympathikus bei Schmerzen, Entzündungen und Zirkulationsstörungen) bringt es mit sich, dass die Liste von Krankheiten, die mit der Neuraltherapie behandelt werden können, vielfältig ist.

Die Domäne der Neuraltherapie liegt im Bereich von Schmerzzuständen, Funktionsstörungen, neurogenen Entzündungen und Dysregulationen des Immunsystems.

Es folgen nun einige Therapievorschläge häufiger Krankheitsbilder. Im Rahmen dieses Buches wurde zwecks besserer Übersicht bewusst auf Vollständigkeit verzichtet. Nochmals soll wiederholt sein, dass die Reaktionen des Patienten nach erfolgter erster Therapie exakt erfragt und richtig interpretiert werden müssen (s. Kap. 10.4). Gegebenenfalls ist die lokale/segmentale Therapie abzubrechen und eine Störfeldsuche einzuleiten.

Beachte

In Kap. 4 haben wir auf die gegenwärtig stattfindende, klärende Weiterentwicklung der Nomenklatur hingewiesen. Demzufolge wird der Begriff „Störfeld" neuerdings als „neuromodulatorischer" oder „neuroinflammatorischer" Trigger bezeichnet. Zudem sind die Segmentgrenzen insbesondere beim chronischen Schmerzgeschehen nicht klar definierbar, sozusagen „unendlich" (Neuroplastizität u. a.!), sodass pathophysiologisch die Abgrenzung Segment/Störfeld zwar keinen Sinn mehr macht, uns jedoch didaktisch noch sinnvoll erscheint. Wir werden deshalb die historischen Begriffe „Segment/Störfeld" auch in diesem Kapitel noch verwenden. Auf die praktische neuraltherapeutische Vorgehensweise hat die Wahl der Nomenklatur keinen Einfluss.

12.2 Therapievorschläge

12.2.1 Abszess

Um- und Unterspritzung (danach Inzision und Ausräumung) bewirkt ein deutlich rascheres Abheilen der infektiösen Entzündung. Zudem wirkt Procain antiseptisch.

12.2.2 Abwehrschwäche

Aus der Sicht des belasteten Grundsystems ist jede Therapie oder Eliminierung eines Störfelds mit einer Steigerung der Regulationsfähigkeit und Steigerung der unspezifischen Abwehr verbunden. Zudem zeigen neue Arbeiten den Zusammenhang zwischen dem vegetativen Nervensystem und dem Immunsystem. Das Löschen von Engrammen im Vegetativum kann ein verbessertes Immunsystem zur Folge haben.

Die Injektion an die Tonsillen bewirkt über eine Immunmodulation erfahrungsgemäß eine langanhaltende verminderte Infektanfälligkeit.

12.2.3 Allergie und toxisches Geschehen/Insektenstiche, Schlangenbisse

Die Belastung des Grundregulationssystems durch Störfelder, Schwermetalle, elektromagnetische Schwingungen etc. kann ab einem bestimmten Grad verschiedenartige individuelle Symptome ergeben („Fass voll"). Eine der vielen Möglichkeiten der Symptomatik bei Grundsystembelastungen ist die Allergie. Die Testung ergibt dann z. B. die Diagnose „allergisch gegen Gräser, bestimmte metallische Legierungen" etc. Im Prinzip sind solche Beschreibungen keine Diagnosen, sondern nur Symptome einer Grundsystembelastung. Nach Entlastung des Grundsystems und des Vegetativums, z. B. mittels Störfeldtherapie, kann die Allergiesymptomatik wieder verschwinden.

Experimente von Siegen (Unterdrückung des Sanarelli-Shwartzman-Phänomens mittels Lokalanästhetikum), von Fleckenstein (Verhinderung des allergischen Schocks mittels Procain), von Speranski (Tetanustoxin zusammen mit Procain injiziert löst keine Krankheit aus) zeigen auf, dass nicht die eigentliche Materie eines Mikroorganismus, Allergens oder Toxins die Krankheitserscheinungen verursacht, sondern deren fehlerhafte Information und verheerende Reizbeantwortung im vegetativen Nervensystem mit allen Folgereaktionen.

Wenn wir nun in der Praxis die Eintrittspforte eines Toxins in den ersten ca. 15 Minuten unterspritzen, zeigen viele Erfahrungen, dass die krankmachende Wirkung ausbleibt oder stark gemildert wird [120] [150], obwohl das Allergen oder Toxin systemisch vorhanden ist. Diesbezüglich sind viele Fallbeispiele von giftigen Schlangenbissen aus Südamerika bekannt. Da jedoch die Patienten selten genügend rasch in der Praxis sein können, muss selbstverständlich gleichzeitig die konventionelle Therapie erfolgen (z. B. Schockmaßnahmen, Antihistaminika, Antiserum).

Praxis

Sind wir alleine auf das Procain angewiesen (Wüste, Expedition etc.), unterspritzen wir so rasch wie möglich die Eintrittspforte und geben je nach Situation zusätzlich eine Injektion an den zugehörigen Grenzstrang sowie ca. 2 ml Procain 1 % intravenös. Dies kann lebensrettend sein.

12.2.4 Amputationsstumpfschmerzen

Infiltration der Narbe, des Knochens sowie äußerst vorsichtig, mit dünnster Nadel und langsam, die Umgebung des Nervenstumpfs infiltrieren, der dann durch Diffusion erreicht wird. Zudem sind Injektionen an und in die A. axillaris und das Ganglion stellatum an der oberen Extremität, an den lumbalen Grenzstrang sowie in und an die A. femoralis an der unteren Extremität oft zusätzlich notwendig (Möglichkeit des sympathisch unterhaltenen Schmerzes). Bei fehlendem Langzeiterfolg: Störfeldsuche und -therapie, denn die Amputation kann als „Zweitschlag" gewirkt haben. Bei Phantomschmerzen: Zusätzlich wird die der maximalen Schmerzzone symmetrisch an der gegenseitigen, vorhandenen Extremität gelegene Zone infiltriert (Symmetrieprinzip).

12.2.5 Analfissur

Vorsichtiges, langsames, mehrmaliges direktes Unterspritzen, eventuell zusätzliche Injektion epidural-sakral.

12.2.6 Angina pectoris

Siehe koronare Herzkrankheit.

12.2.7 Angstzustände

Neben Gesprächstherapie können Injektionen an die Schilddrüse, subgaleatisch sowie eine Injektion in die „Magengrube" oft verblüffend gut helfen.

Cave

Bei fehlenden offensichtlichen psychosozialen Gründen kann auch ein Störfeld Angstzustände „triggern"!

12.2.8 Apoplexie

Der Embolus oder die Blutung bewirken nur einen Teil der neurologischen Ausfälle. Oft werden diese vor allem durch sekundäre reflektorische Zirkulationsbehinderungen verursacht. Durch möglichst *frühzeitiges* neuraltherapeutisches Eingreifen (Ganglion stellatum) beim frischen Insult können die neurologischen Dauerschäden vermindert werden.

Das Anspritzen des Ganglion stellatum auf der Seite des Insults, das heißt auf der Gegenseite des Hemisyndroms, bewirkt in der Frühphase oft eine schlagartige Verbesserung der neurologischen Situation [150]. Beim älteren Insult (nach mehreren Tagen) erreichen wir dieses Resultat nicht mehr. Dennoch kann auch hier durch die neuraltherapeutische Triggerpunktinfiltration und eventuell zusätzliche Ganglion-stellatum-Injektion oft eine länger andauernde Verbesserung der spastisch paretischen Peripherie erreicht werden. Physiotherapeuten bestätigen dann jeweils ein verbessertes Arbeiten in der Rehabilitationsphase.

12.2.9 Arteriitis temporalis

Bei dieser meist im Zusammenhang mit Polymyalgia rheumatica auftretenden Erkrankung, deren Ätiologie konventionell-medizinisch unbekannt ist, lindern wir die lokalen Symptome *und* Entzündungszeichen mit Procain-Injektionen um die A. temporalis. Die Ätiologie im neuraltherapeutischen Sinn ist oft ein Störfeld (insbesondere Tonsillen und Zahn-Kiefer-Bereich).

12.2.10 Arthritis

Punktion des Ergusses, Analyse, je nach Situation steht die konventionell-medizinische Behandlung im Vordergrund. Als adjuvante Therapie eignen sich Quaddeln um das Gelenk, Injektionen an die Gelenkkapsel sowie intraartikulär.

Arthritiden „unklarer Ätiologie" sind oft störfeldbedingt! Siehe auch **R**heumatische Erkrankungen (Kap. 12.2.121).

12.2.11 Arthrose

Quaddeln über dem Gelenkspalt, Injektionen über druckdolenten Sehnenansätzen bis präperiostal, Aufsuchen und Infiltrieren von Triggerpunkten, gereizten Bursae, Injektionen an die Gelenkkapsel und eventuell ins Gelenk. Oft helfen auch Injektionen an den entsprechenden Grenzstrangabschnitt, die Trophik zu verbessern und den muskulären Spannungszustand länger andauernd zu vermindern. Je nach Untersuchungsbefund müssen Nachbargelenke (z. B. Iliosakralgelenk bei Koxarthrose) und der entsprechende Wirbelsäulenabschnitt mitbehandelt werden.

Die Praxis zeigt, dass bereits mit einfachen neuraltherapeutischen Injektionen (4–5 Sitzungen im Abstand von je 1 Woche, später z. B. alle 1–2 Monate) beispielsweise bei einer Koxarthrose monatelange Schmerzremissionen erreicht werden können. Dies ist z. B. bei inoperablen polymorbiden Patienten eine interessante Möglichkeit. Der Verbrauch von nichtsteroidalen Antirheumatika sinkt bei diesen Patienten und damit auch das Auftreten von Nebenwirkungen.

Bei fehlendem Erfolg und strukturell/statisch nicht eindeutig erklärbarem Ausmaß der Schmerzen: Störfeldsuche!

Das Vorgehen bei den einzelnen Gelenken ist im jeweiligen Unterkapitel von Kap. 11 dargestellt.

12.2.12 Asthma bronchiale

Quaddeln über dem Thorax ventral und dorsal. Procain in und an die V. cubitalis, eventuell zusätzlich an das Ganglion stellatum.

Störfelder: Insbesondere Zahn-Kiefer-Bereich, Tonsillen, Nasennebenhöhlen, Narben (insbesondere bei Kindern auch Nabel).

12.2.13 Autoimmunerkrankungen

Suche nach Störfeldern und weiteren Grundsystembelastungen sowie direkte Therapie des Sympathikus (Ganglien). Siehe als Beispiele **R**heumatische Erkrankungen (Kap. 12.2.121), **C**olitis ulcerosa (Kap. 12.2.17).

12.2.14 Bechterew-Erkrankung

Segmentale Neuraltherapie der betroffenen Wirbelsäulenabschnitte und der Iliosakralgelenke. Störfelder können den Verlauf beeinflussen.

12.2.15 Chronic Pelvic Pain

Siehe **P**elvipathia vegetativa (Kap. 12.2.107).

12.2.16 Cluster Headache

Siehe unter **K**opfschmerzen (Kap. 12.2.78).

12.2.17 Colitis ulcerosa

Ein milderer Verlauf kann durch Quaddeln im Unterbauch und lumbosakral erreicht werden. An druckdolenten Stellen der Bauchhaut gehen wir senkrecht infiltrierend durch die Quaddel hindurch bis präperitoneal.

Bei der häufigeren, aufsteigenden rektosigmoiden Form empfiehlt sich die zusätzliche epiduralsakrale Injektion. Bei seltenerem Befall des proximalen Kolons die Injektion an das Ganglion coeliacum.

Die „Entlastung" des Sympathikus mittel Lokalanästhetika (Löschen von Engrammen) vermindert die Mikrozirkulationsstörung und die neurogene Entzündung.

Oft kann eine definitive Besserung nur durch eine Entlastung des Grundsystems (z. B. Amalgambelastungen, Störfelder) erreicht werden. Denn bei Grundsystembelastungen sind dann beispielsweise psychische Stresssituationen nur noch der letzte „Tropfen", der das Fass zum Überlaufen bringt, mit Symptomen wie „Nahrungsmittelallergie", Blut und Schleim im Stuhl etc.

12.2.18 Colon irritabile

Es gilt dasselbe Prinzip wie bei der Colitis ulcerosa beschrieben. Zusätzliche Injektion an die Schilddrüse. Eine äußerst dankbare Indikation für die Neuraltherapie.

12.2.19 Commotio/Contusio cerebri

Injektionen unter die Kopfhaut, 1 ml Procain 1 % intravenös (V. cubitalis), Quaddeln über der Halswirbelsäule, Umflutung der Mm. occipitales major und minor sowie Injektion an das Ganglion stellatum (rechts und links, jedoch niemals gleichzeitig: bei Procain mindestens 1 Stunde Abstand, bei Lidocain 2–3 Stunden).

Es resultiert dadurch eine Verminderung des Hirnödems, eine Reduktion weiterer neurogenentzündlicher Veränderungen und eine Verbesserung der Mikrozirkulation. Den Patienten geht es oft sofort in eindrücklicher Art besser.

12.2.20 Crohn-Krankheit

Auch hier gelten dieselben Prinzipien wie bei der Colitis ulcerosa beschrieben. Da die Läsionen hier vorwiegend im terminalen Ileum zu finden sind (und nicht vorwiegend rektosigmoidal wie bei der Colitis ulcerosa), hat die Injektion an das Ganglion coeliacum hier die größere Bedeutung als die epidural-sakrale Injektion.

12.2.21 CRPS (Complex Regional Pain Syndrome) I/II

Siehe **S**udeck-Syndrom (Kap. 12.2.133).

12.2.22 Depression

Bei reaktiven Depressionen können die Symptome neben Gesprächen oft mit folgenden Injektionen gemildert werden: Schilddrüse, bei Frauen zusätzlich in den sogenannten „gynäkologischen Raum", 1 ml Procain 1 % intravenös. Eventuell zusätzlich Quaddeln parasternal und Injektion in die „Magengrube".

Bei den sogenannten „endogenen" Depressionen ohne äußere Ursache kann ein Störfeld ursächlich sein. Deshalb sollten wir als Neuraltherapeuten niemals gewisse „Diagnosen", „Etiketten" als definitiv ansehen. Kaum Erfolg werden wir bei genetisch determinierten Psychosen haben.

Auch bei schweren Depressionen hat Hausammann bedeutende Erfolge mit der wiederholten Injektion an das Ganglion cervicale superius erzielt [234].

12.2.23 Distorsion

Quaddeln um das entsprechende Gelenk sowie Infiltration loco dolendi und an die Bandansätze verhindern die schmerzhaften, reflektorisch via Sympathikus ausgelösten vasomotorischen Störungen und neurogenen Entzündungen.

12.2.24 Dupuytren-Kontraktur

Das narbige Gewebe kann durch direkte, wiederholte Infiltrationen mit Procain weicher gemacht werden. Ursächlich kann neben genetischer Disposition (hier werden wir – wie bei den äthylisch bedingten Kontrakturen – mit der Neuraltherapie wenig erfolgreich sein) auch eine Reizung des Halssympathikus vorliegen. Es empfehlen sich (auch prä- und postoperativ) Injektionen an das Ganglion stellatum und den N. ulnaris. Diese Injektionen erscheinen umso logischer, wenn man bedenkt, dass die Dupuytren-Kontraktur z. B. auch als Spätfolge nach Myokardinfarkt (als Reflexdystrophiesyndrom) auftreten kann.

Auch ein Störfeld kann bei den Gewebeveränderungen mitspielen. Die narbige Dupuytren-Kontraktur kann eventuell ihrerseits wieder Störfeld für andere Krankheiten sein.

12.2.25 Dysmenorrhö

Nachdem durch eine gynäkologische Untersuchung organische Ursachen ausgeschlossen wurden, können als einfachste Maßnahme Quaddeln im Unterbauch und über dem Sakrum gesetzt werden. Eine noch bessere Wirkung erzielen wir mit der wiederholten Injektion in den „gynäkologischen Raum". Bei starken Kreuzschmerzen injizieren wir in die Iliosakralgelenke, in hartnäckigen Fällen kann sogar eine epidural-sakrale Injektion vorgenommen werden. Durch eine oder mehrere dieser Maßnahmen (je nach individuellem Beschwerdebild) kann der segmentreflektorische Circulus vitiosus oft über viele Monate durchbrochen werden. Ist dies nicht der Fall, denke man an ein Störfeld.

12.2.26 Dystonie, vegetative

Rasche Ermüdbarkeit, Schlafstörungen, Konzentrationsstörungen, Schwindel, Herzklopfen, Stuhlunregelmäßigkeiten, Kreislaufregulationsstörungen, sexuelle Störungen etc. sind oft störfeldbedingt („Erstschlag"). Aufgepfropfte psychosoziale Probleme können dann die Symptomatik noch deutlich im Sinne eines „Zweitschlags" verstärken.

Das Störfeld beeinflusst durch seine lang andauernden minimalen Impulse die Regelkreise, die nicht mehr nach dem Prinzip der Ökonomie arbeiten können. Auch elektromagnetische Wellen können vernetzte Regelkreise labilisieren. Selbstverständlich Berücksichtigung psychosozialer Faktoren.

Finden wir kein Störfeld, so lassen sich die Symptome durch Procain 1 % intravenös sowie in die Schilddrüse und in die „Magengrube" wenigstens vorübergehend lindern, bei Wiederholung in günstigen Fällen mit Verlängerung des beschwerdeärmeren Intervalls.

12.2.27 Ekzem

Kann auf energetische Überlastung des Grundsystems („Überlaufen des Fasses") zurückzuführen sein. Bei entsprechendem Auffinden und Therapieren eines oder mehrerer Störfelder kann eine Besserung herbeigeführt werden. Bei akuten lokalisierten Dermatitiden helfen subkutane Unterspritzungen und wiederholte Injektionen an den zugehörigen Grenzstrang.

12.2.28 Enzephalitis

Als Adjuvans zur konventionell-medizinischen Therapie Injektionen an das Ganglion stellatum (oder Ganglion cervicale superius) rechts und links im Abstand von einer (Procain) oder mehreren Stunden (Lidocain). Dadurch Einfluss auf Durchblutung und neurogene Entzündung. Zusätzliche Injektionen unter die Kopfhaut sowie 1 ml Procain 1 % in die V. cubitalis.

12.2.29 Epicondylitis humeri radialis und ulnaris

Bringt die alleinige Infiltration loco dolendi zu wenig Erfolg, sind Halswirbelsäule, Triggerpunkte im Schultergürtel- und Vorderarmbereich mitzubehandeln. Günstig ist eine gleichzeitige Injektion an das Ganglion stellatum. In einigen Fällen gelingt ein Dauererfolg nur über das Störfeld.

12.2.30 Epididymitis

Für die konventionelle Medizin trotz Antibiotika und Antiphlogistika ein schwer beherrschbares Leiden. Insbesondere die chronische Epididymitis ist eine dankbare Indikation für die lokale Neuraltherapie. Sogar renommierte konventionell-medizinische Therapiebücher [243] haben den günstigen Einfluss der Lokalanästhetika auf Schmerz *und* Entzündung (!) erkannt und empfehlen die wiederholte lokalanästhetische Umflutung des Nebenhodens bei anderweitiger Therapieresistenz. Falls dies die Heilung noch nicht herbeiführt, wird die epidural-sakrale Injektion mit 5 ml Procain 1 % empfohlen. Berücksichtigung von Störfeldern bei hartnäckigen Verläufen.

12.2.31 Epilepsie

Vererbte Formen sind auch mit der Neuraltherapie nicht beherrschbar. Die Unterscheidung, ob eine „genuine" oder erworbene Form vorliegt, ist oft nicht einfach. Deshalb lohnen sich Störfeldsuche und -therapie in jedem Fall. Es ist wichtig, bei unklarer Anamnese alle Narben, inklusive Impfnarben, und die Tonsillen anzuspritzen sowie die Zähne abzuklären etc. Mittels wiederholter Injektionen unter die Kopfhaut kann möglicherweise unabhängig von der Ätiologie die Anfallshäufigkeit vermindert werden.

Die posttraumatische Epilepsie eignet sich besonders, neuraltherapeutisch mittels Injektion in die Narbe und an das Ganglion stellatum behandelt zu werden. Allerdings muss auf allfällige fehlende Stücke im Schädelknochen nach Trauma und/oder Operation geachtet werden, denn nach Kontakt des Lokalanästhetikums mit Liquor oder Gehirnsubstanz kann sofort ein Krampfanfall ausgelöst werden.

12.2.32 Erbrechen

Als symptomatische Therapie sind Procain 1 %, 1 ml intravenös sowie eine Injektion in die „Magengrube" äußerst wirksam. Beim Auftreten im Rahmen eines Schwindels/Innenohrproblems oder auf Reisen kombinieren wir die genannten Injektionen mit einer Infiltration an das Mastoid beidseitig, an das „Tor des Ohres" vor dem Tragus sowie in die Schilddrüse.

12.2.33 Erfrierungen

Ein äußerst dankbares Gebiet für die Neuraltherapie mit logischem Therapieansatz („medikamentöse Sympathektomie"). In erster Linie injizieren wir an die zuständigen Ganglien, an das periarterielle sympathische Geflecht sowie intraarteriell. Für die obere Extremität bedeutet dies: Ganglion stellatum, in und um die A. axillaris. Untere Extremität: lumbaler Grenzstrang, in und an die A. femoralis. Bei Befall der Akren kann auch eine Finger- respektive Zehenbasisanästhesie (nach Oberst) wiederholt mit geringen Dosen Procain 1 % gesetzt werden.

12.2.34 Erysipel

Auf den ersten Blick schwer verständlich, verhindert das frühzeitige lokale Umspritzen sowie in schwereren Fällen eine Injektion an den zuständigen Grenzstrang das Fortschreiten des Erysipels und begünstigt dessen Rückgang in verblüffender Art und Weise. Man erinnere sich an den Satz von Ricker [401], dass nicht die Bakterien selbst die Krankheit verursachen, sondern deren zugehörige Störung im vegetativen System, die schlussendlich in eine Durchblutungsstörung (perivasaler Sympathikus) mit entsprechenden Folgereaktionen mündet. Zudem wirkt Procain antiseptisch.

Selbstverständlich muss in bedrohlichen Fällen (zusätzlich) ein Antibiotikum verabreicht werden.

12.2.35 Fazialislähmung

Falls keine Ursache gefunden wird:

- **Periphere Fazialislähmung** (auch der Stirnast ist betroffen): Injektionsserie von ca. 5–7-mal innerhalb von 2–3 Wochen: Ganglion stellatum oder Ganglion cervicale superius der befallenen Seite, ebenfalls gleichseitig 1 ml Procain 1 % in und an die V. cubitalis sowie knapp kranial und medial der Spitze des Processus mastoideus an das Foramen stylomastoideum. Zusätzlich kann die Fazialisloge vor dem Ohr infiltriert werden.
- **Zentrale Fazialislähmung** (Stirnast nicht betroffen): Injektionsserie an das Ganglion stellatum.

Bei fehlendem Erfolg und unergiebigen Abklärungen: Störfeldsuche (v. a. Zähne, Nebenhöhlen, Tonsillen, Narben).

12.2.36 Fersensporn (Kalkaneussporn)

Umflutung des Kalkaneussporns mit Procain von medial und lateral her (nicht durch die Fußsohle, da viel zu schmerzhaft). Auch Injektion an das gleichseitige Iliosakralgelenk. Bei dennoch persistierenden Beschwerden sollte eine Störfeldsuche angeschlossen werden (und eine Druckverteilung mittels Einlagen).

12.2.37 Fieber

Wie in Kap. 2.2 dargestellt, kann Fieber durchaus einen Sinn haben (Löschung pathologischer gespeicherter Information in der Grundsubstanz). Es ist primär – falls möglich und notwendig – die Ätiologie zu behandeln. Bei trotzdem unerlässlicher Fiebersenkung kann 1 ml Procain 1 % in die V. cubitalis injiziert werden.

12.2.38 Frakturen

Bei schlechter Frakturheilung wirken Procain-Injektionen an den Frakturspalt (unter anderem durchblutungsfördernd und einem CRPS vorbeugend). Auch jede geheilte Fraktur ist im Störfeldgeschehen wie eine Narbe zu berücksichtigen und bei entsprechendem anamnestischem Verdacht („Zweitschlag") zu testen.

12.2.39 Furunkel

Das möglichst frühzeitige Umspritzen wirkt sich positiv auf Schmerz und (!) Entzündung aus. Zudem wird eine rasche Demarkation erreicht. Die Gründe hierfür sind beim **E**rysipel (Kap. 12.2.34) dargelegt.

12.2.40 Gallenblasenerkrankungen

Siehe auch Kap. 11.18.5. Insbesondere bei Koliken oder anderen Funktionsstörungen: Quaddeln in den Head'schen Zonen, Infiltration der Vogler-Periostpunkte, Injektion in die „Magengrube" sowie an das Ganglion coeliacum (rechts).

12.2.41 Ganglion (Synovialzysten v. a. im Handgelenkbereich)

Punktion, Injektion von Procain und Anlegen eines straffen Verbands für einige Tage (*Cave:* Zirkulation). Falls dennoch schmerzhafte Rezidive auftreten, ist die Operation angezeigt.

12.2.42 Geburtshilfe

Bereits 4–6 Quaddeln lumbosakral können reflektorisch auf den Schmerz und die Muttermunderöffnung eine ausgezeichnete Wirkung entfalten. In speziellen Fällen zusätzlich 1 ml Procain 1 % intravenös sowie 5 ml Procain 1 % epidural sakral. Diese Mengen Procain sind für die Mutter und das Kind völlig gefahrlos, unterstützen physiologische Mechanismen, verhindern in Stresssituationen einen Circulus vitiosus und sparen damit andere Medikamente ein. Mit objektiven Messmethoden hat Irrmann den Effekt einer solchen „lumbalen Reflextherapie" verifiziert [259].

12.2.43 Gehirntumor

Postoperativ oder bei inoperablen Tumoren: Injektionen an das Ganglion stellatum, intravenös (1 ml Procain 1 %) sowie Injektionen unter die Kopfhaut bringen durch Verminderung des perifokalen Ödems oft eine vorübergehende Verbesserung der Hirnleistung sowie eine Linderung von Schmerzen oft über längere Zeit.

12.2.44 Gicht

Primär diätetische Maßnahmen. Bei akuten Entzündungen artikulär (Gonagra, Podagra) Abpunktieren eines allfälligen Gelenkergusses und Instillieren von Procain. Das Gebiet einer periartikulären Gicht kann ebenfalls (mit dünnster Nadel) äußerst vorsichtig und sehr langsam infiltriert werden (Effekt auf den Schmerz und den Entzündungsverlauf!). Zusätzlich Quaddelreihe um das betroffene Gelenk. Wenngleich man nicht in jedem Fall ohne nichtsteroidale Antirheumatika auskommt, so kann doch die Dauer der Einnahme dieser Medikamente verkürzt werden.

12.2.45 Glaukom

Versuch einer kurzen Serie an das Ganglion ciliare, Kontrolle des Augendrucks durch den Augenarzt. Bei fehlendem Ansprechen Störfeldsuche. Beim akuten Glaukomanfall geben wir 1 ml Procain 1 % intravenös, eine Injektion an das Ganglion ciliare sowie an das Ganglion stellatum. Dadurch wird der Augendruck absinken, bis die spezialärztliche Therapie beginnen kann. Vor allem fernab jeder Zivilisation haben wir hier eine Möglichkeit, vorübergehend Schmerz und Druck zu senken.

12.2.46 Gonagra

Siehe unter **G**icht (Kap. 12.2.44).

12.2.47 Gynäkologische Erkrankungen

Siehe „Segmentale Neuraltherapie innerer Erkrankungen und des urogenitalen Bereichs" (Kap. 11.18.10).

12.2.48 Hämatom

Kann mit Procain umspritzt werden (Gefäßabdichtung, bessere Durchblutung der Peripherie, schnellere Resorption).

12.2.49 Hämorrhoiden

Der den Circulus vitiosus unterhaltende erhöhte Sphinktertonus wird beim akuten Leiden mit einer epidural-sakralen Injektion günstig beeinflusst.

12.2.50 Harnverhaltung

Quaddeln über dem Unterbauch und dem Sakrum wirken reflektorisch oft schon genügend. Ansonsten zusätzlich 1 ml Procain 1 % intravenös und eventuell epidural-sakrale Injektion.

Cave

Bei voller Blase keine suprapubische Injektion in den „gynäkologischen Raum" oder an die Prostata vornehmen!

12.2.51 Hauterkrankungen

Siehe unter **E**kzem (Kap. 12.2.27), **A**llergie (Kap. 12.2.3), **E**rysipel (Kap. 12.2.34).

12.2.52 Heiserkeit

Injektion an den N. laryngeus superior sowie an den Oberrand des Manubrium sterni im Jugulum.

12.2.53 Hepatitis

Quaddeln in den Head'schen Zonen, Injektion in die „Magengrube" sowie an das Ganglion coeliacum (rechts) ergeben bei akuten und bei chronischen Hepatitiden erstaunliche Resultate!

12.2.54 Herpes zoster

Möglichst frühzeitiges subkutanes Unterspritzen der Hautläsionen, in der ersten Woche alle 1–2 Tage. Allein durch diese Maßnahmen sind äußerst rasche, subjektive und objektive Besserungen und vor allem praktisch immer ein Verhindern der postzosterischen Neuralgie zu verzeichnen.

Bei **starken Schmerzen** sind zusätzliche Injektionen an die zuständigen Nerven sinnvoll: Plexus brachialis, epidural-sakrale Injektion bei Befall der Extremitäten, Nn. intercostales bei Befall des Rumpfs, Injektionen am lateralen Augenwinkel sowie des N. supraorbitalis beim Zoster ophthalmicus.

Bei der **Herpeskeratitis** sind Injektionen an das Ganglion pterygopalatinum, das Ganglion stellatum oder das Ganglion ciliare sinnvoll.

Auch an den übrigen Körperstellen können in hartnäckigen Fällen die entsprechenden Ganglien oder Grenzstrangabschnitte in die Therapie miteinbezogen werden (unter anderem wegen der Möglichkeit des sympathisch unterhaltenen Schmerzes und der sympathisch unterhaltenen Entzündung).

Das gleiche Vorgehen empfiehlt sich bei der **postzosterischen Neuralgie**. Gute Resultate erzielen wir hier meist nur bei frühem Erkennen und raschem Einsetzen der Therapie. Dennoch sollte auch bei langjährigem Leiden ein Versuch unternommen werden. Manchmal kann ein Störfeld („Zweitschlag") mithelfen, die Schmerzsymptomatik zu unterhalten.

12.2.55 Herzinfarkt

Als adjuvante Therapie zur Verminderung der sympathischen Hyperaktivität, weiterer Koronarspasmen sowie des erhöhten Sauerstoffverbrauchs ist hier eigentlich neben der intravenösen Procain- oder Lidocain-Gabe die Injektion an das Ganglion stellatum eine logische Maßnahme (selbstverständlich neben allen sofort einzusetzenden konventionell-medizinischen Maßnahmen). Auch als dankbare Injektion fernab jeder Zivilisation.

> **Cave**
> **Abschätzen der Blutungsgefahr bei bevorstehender Lysetherapie.**

12.2.56 Herzrhythmusstörungen

Intravenöse Injektion von Procain oder Lidocain (1 ml 1 %): Insbesondere bei ventrikulären tachykarden Rhythmusstörungen sowie als Prophylaxe von Rhythmusstörungen beim Infarkt. In diesen Notfällen unterscheidet sich die Neuraltherapie bezüglich Erstmaßnahmen prinzipiell nicht von der konventionellen Medizin. Durch Membranstabilisierung sollen Reizbildung und Reizleitung normalisiert werden.

Ganglion stellatum (rechte Seite): besonders geeignet bei supraventrikulären Tachykardien, falls andere Maßnahmen wie Valsalva-Manöver, Karotissinusmassage etc. versagen. Kontraindikationen für diese beiden Injektionen sind: schwere Überleitungsstörungen wie AV-Block II. und III. Grades, Bradykardie, schwere dekompensierte Herzinsuffizienz [390] .

Als sinnvoll ergänzende Therapie, auch zur medikamentösen, empfiehlt sich die Behandlung im Herzsegment wie in Kap. 11.18.3 dargestellt (Quaddeln, Triggerpunkte, blockierte Kostovertebralgelenke, Narben etc.). Auch hier ist die Basis die wechselseitige Segmentreflektorik (Haut – Muskulatur – Achsenorgan – inneres Organ). Gerade bei Herzrhythmusstörungen unklarer Ätiologie finden sich besonders häufig Störfelder im Zahn-Kiefer-Bereich.

12.2.57 Hirnödem

Als ausgezeichnete Maßnahmen begleitend zu jeder anderen Therapie erfolgen eine Injektion in und an die V. cubitalis (1 ml Procain 1 %) sowie an das Ganglion stellatum (zuerst nur eine Seite – nach 1 Stunde bei Verwendung von Procain die andere Seite). Gleichzeitig können Injektionen unter die Kopfhaut angebracht werden. Dadurch erfolgt eine Normalisierung der Endothelschranke und durch die bessere Durchblutung eine Verminderung der Flüssigkeit im Hirngewebe.

12.2.58 Hüftbeschwerden

Siehe bei **A**rthrose (Kap. 12.2.11) und im Kapitel „Injektionstechniken" (Kap. 11.15).

12.2.59 Husten

Als adjuvante Therapie auch zur Verbesserung der Atemfunktion: Quaddeln über dem Lungensegment sowie 1 ml Procain 1 % intra- und paravenös.

12.2.60 Hyperemesis gravidarum

1 ml Procain 1 % intra- und paravenös, Injektion in die „Magengrube" und die Schilddrüse. Nur in sehr hartnäckigen Fällen wird die Injektion an das Ganglion coeliacum und das Ganglion stellatum (im Wechsel, nicht gleichzeitig) notwendig.

12.2.61 Hypertonie

Die intra- und paravenöse Procain-Injektion (1 ml 1 %), das Setzen von Injektionen unter die Kopfhaut sowie die Injektion in die Schilddrüse (evtl. zusätzlich abwechselnd an das Ganglion stellatum und das Ganglion coeliacum) können die sogenannte „essenzielle" Hypertonie oft für längere Zeit bessern. Eine dauerhafte Lösung des Problems werden wir damit nicht erreichen. Selten erleben wir jedoch, dass die Injektion und/oder Sanierung eines Störfelds die sogenannte „essenzielle" Hypertonie verschwinden lässt und ein Absetzen der Medikamente möglich wird.

12.2.62 Ileus (paralytischer)

Die Injektion an das Ganglion coeliacum hilft bei anatomischen Formen des Ileus laut Wischnewski so zuverlässig, dass bei Nichtansprechen auf diese Therapie nach ca. 2 Stunden das Vorliegen eines mechanischen Ileus angenommen werden muss.

Zusätzlich geben wir auch hier 1 ml Procain 1 % intra- und paravenös, eine Injektion in die „Magengrube" sowie Quaddeln an die Head'schen Zonen des Dünn- und Dickdarms.

12.2.63 Iliosakralgelenkaffektion (am häufigsten Blockierung)

Injektion in den oberen und unteren Gelenkabschnitt als erste Maßnahmen. Bei Rezidiven Untersuchung der Wirbelsäule, der unteren Extremitäten, der Organe des kleinen Beckens sowie Störfeldsuche und -therapie.

12.2.64 Impotenz

Bei Durchblutungsstörungen können Injektionen an das sympathische Geflecht der A. femoralis sowie epidural-sakrale Injektionen helfen. Zusätzlich sind je nach Situation Injektionen an die Schilddrüse und die Prostata angezeigt. Troltsch beschreibt die gute Wirkung der folgenden Injektion: Knapp unter der Spina iliaca anterior superior geben wir mit dünner Nadel an den M. iliacus an der Innenseite des Os ilium wenige Milliliter Procain 1 %. Die Nadel gleitet entlang des Os ilium etwa 4 cm in die Tiefe.

Es können auch Störfelder vorliegen. Psychosoziale Stressfaktoren sind oft auch sekundär.

12.2.65 Insektenstiche

Sofortiges Unterspritzen der Stichstelle sowie bei bekannter Allergie an den entsprechenden Grenzstrangabschnitt.

12.2.66 Iridozyklitis

Setzen einer Quaddel lateral am Augenwinkel sowie Injektionen an die Nn. supra- und infraorbitales. Eine Verstärkung der Wirkung wird erreicht durch Injektionen an das Ganglion ciliare und das Ganglion pterygopalatinum. Häufig tritt die Iridozyklitis im Rahmen einer rheumatischen Erkrankung (z. B. Formenkreis der seronegativen Spondarthritiden) auf. Störfeldsuche und -therapie.

12.2.67 Ischialgie

Sorgfältige Anamnese und Untersuchung lassen uns unterscheiden, ob es sich um ein radikuläres oder pseudoradikuläres Syndrom (spondylogen oder beispielsweise bei einer Iliosakralgelenkblockierung) handelt. Die Therapie erfolgt dann wie in Kap. 11.11 beschrieben.

12.2.68 Karpaltunnelsyndrom

Injektion in den Canalis carpi oder weiter proximal an den N. medianus wie im Kap. 11.14.4 beschrieben. Eventuell zusätzliche Injektion an das Ganglion stellatum. Auch bei diesem Leiden kann ein Störfeld vorliegen. Oft kann dank der Neuraltherapie auf eine Operation verzichtet werden.

12.2.69 Kausalgie (CRPS II)

Die Kausalgie tritt nach Verletzungen peripherer Nerven auf und manifestiert sich als brennender Schmerz. Dieser kann durch verschiedene Reize (taktile, psychogene, optische, akustische, thermische etc.) ausgelöst werden. Auch trophische und vasomotorische Störungen kommen hinzu. Unterhalten wird dieser Circulus vitiosus vor allem durch sympathische und somatosensible Afferenzen. Die Kausalgie kann als Reflexdystrophie (Morbus Sudeck) betrachtet werden.

Entsprechend ist die logische Therapie:

1. wiederholte Injektionen an den entsprechenden Grenzstrangabschnitt (obere Extremität: Ganglion stellatum, untere Extremität: lumbaler Grenzstrang [379]),
2. wiederholte Injektionen in und an die entsprechende Arterie (obere Extremität: A. axillaris, untere Extremität: A. femoralis),
3. direkt an die verletzte Stelle (sehr vorsichtige Infiltration mit dünnster Nadel), in der Frühphase sollten jedoch möglichst keine Reize distal an den Extremitäten gesetzt werden (Gefahr der Exazerbation),
4. wiederholtes proximales Ausschalten des verletzten Nervs.

Siehe auch **S**udeck-Syndrom (Kap. 12.2.133).

12.2.70 Kehlkopferkrankungen (Schmerzen, Schluckbeschwerden ohne fassbare Pathologie, Heiserkeit etc.)

Injektion an den N. laryngeus superior sowie an den Oberrand des Manubrium sterni. Bei Tumorschmerzen und Larynxödem helfen auch zusätzliche Injektionen an das Ganglion stellatum.

12.2.71 Keratitis

Injektionen an den lateralen Augenwinkel, an die Nn. supra- und infraorbitales. Eventuell zusätzliche Injektion an das Ganglion pterygopalatinum.

12.2.72 Kiefergelenkerkrankungen (kraniomandibuläre Dysfunktion)

Injektion an die Gelenkkapsel, ins Gelenk und an die myofaszialen Triggerpunkte der Kaumuskulatur. Abklärung des „Bisses" durch den Zahnarzt, ggf. Nachtschiene. Störfeldsuche und -therapie.

12.2.73 Klimakterische Beschwerden

Injektion in die Schilddrüse und den „gynäkologischen Raum" sowie intra- und paravenös (V. cubitalis 1 ml Procain 1 %).

12.2.74 Knochennekrosen, aseptische (Os lunatum, Os naviculare, Morbus Osgood-Schlatter, Morbus Köhler etc.)

Procain direkt an das Periost des erkrankten Knochens (durch eine Hautquaddel hindurch). Eventuell zusätzlich in und an die zuführende Arterie und an den entsprechenden sympathischen Grenzstrang (respektive Ganglion). Das Procain hat im Gegensatz zu den anderen Lokalanästhetika zusätzlich eine direkte durchblutungsfördernde Wirkung.

12.2.75 Kokzygodynie

Infiltrationen direkt an das Os coccygis, auch ventral an das Ganglion impar. Zusätzlich epidural-sakrale Injektionen. Bei fehlendem Erfolg: Störfeldsuche.

12.2.76 Kollaps

Procain intravenös (1 ml 1 %) hat eine gute kreislaufregulierende und zudem gefäßabdichtende Wirkung.

12.2.77 Konjunktivitis

Eine Quaddel am lateralen Augenwinkel hilft oft schon verblüffend gut bei nicht infektiöser Konjunktivitis (auch bei infektiöser als adjuvante Maßnahme). Eventuell zusätzliche Injektion an den N. supraorbitalis oder an das Ganglion pterygopalatinum in schweren Fällen.

12.2.78 Kopfschmerzen

Vielen Arten von Kopfschmerzen liegen ein oder mehrere Störfelder zugrunde („Erstschlag“). Solche Patienten sind empfindlich für „Zweitschläge“ (weitere Störfelder, Wetterwechsel, psychischen Stress, elektromagnetische Belastungen etc.). Dadurch können Kopfschmerzen manifest werden.

Einteilung

- Spannungskopfschmerz: dumpfer Schmerz, zeitweise pulsierend. Kaum Begleitsymptome. Auslösend sind psychische Spannungen, Wetterwechsel, Alkohol, Nikotin etc. Auch nach Commotio cerebri kommt diese Art Kopfweh vor. Als „Erstschlag“ kann ein Störfeld vorliegen.
- Migräne: meist einseitig, oft pochend, mit Nausea, Erbrechen. Verstärkung durch Licht und Lärm. Tachykardie, Schwitzen, Bauchkrämpfe, Oligurie während und Harnflut nach dem Anfall sind weitere Zeichen der Fehlsteuerung des Sympathikus und der damit verbundenen Durchblutungsstörung. Auslöser sind oft dieselben wie beim Spannungskopfschmerz. Vorübergehende neurologische Ausfälle wie Flimmerskotome (ophthalmische Migräne), Augenmuskelparesen (ophthalmoplegische Migräne), Aphasie, Parästhesien, Hemiparesen, Jackson-Anfälle („Migraine accompagnée“) oder Schwindel, Ataxie, Dysarthrie, Tinnitus (Migräne des Basilarisgebiets) werden unter dem Oberbegriff der **komplizierten Migräne** zusammengefasst.
- Cluster Headache (Erythroprosopalgie, Horton-„Neuralgie“): migräneähnlicher Kopfschmerz vor allem in der Orbital- und Supraorbitalregion. Dauer 20 Minuten bis 2 Stunden. Es ist immer dieselbe Seite betroffen. Rötung des betroffenen Auges und der entsprechenden Gesichtshälfte sowie verstopfte Nase und Tränenfluss sind Zeichen der einseitigen Störung des vegetativen Nervensystems, insbesondere eines Reizzustands des Ganglion pterygopalatinum.
- Kopfschmerzen bei organischen vaskulären Krankheiten: **A**poplexie (Kap. 12.2.8) und **A**rteriitis temporalis (Kap. 12.2.9).
- Kopfschmerzen bei intrakranieller Raumforderung (Tumor, Abszess, Subduralhämatom).
- Zervikozephalsyndrom: bei degenerativen Halswirbelsäulenveränderungen, Triggerpunkten der Nackenmuskulatur, Schleudertrauma der Halswirbelsäule.
- Kopfschmerzen bei internistischen Erkrankungen (Infekte, Nephropathie, Hepatopathie, Hypertonie etc.).
- Kopfschmerzen bei Erkrankungen von Organen im Trigeminusgebiet (HNO-Bereich, Zähne, Augen).
- **N**euralgien (Kap. 12.2.97).
- Kopfschmerz zurückzuführen auf psychiatrische Störungen.

Therapie

Als Basisbehandlung: 1 ml Procain 1 % in und an die V. cubitalis sowie Injektionen unter die Kopfhaut und individuelle Schmerzpunkte am Schädel. Der Langzeitverlauf kann oft mit wiederholten Injektionen an das Ganglion stellatum der betroffenen Seite gebessert werden.

Bei gleichzeitigen Nackenverspannungsschmerzen (insbesondere bei degenerativen Veränderungen, Triggerpunkten, Halswirbelsäulenschleudertrauma) empfehlen sich Injektionen an die okzipitalen Sehnenansatzstellen, in die Triggerpunkte sowie Quaddeln paravertebral beidseitig der Halswirbelsäule.

Bei zervikozephalen und okzipitalen Schmerzen zusätzlich Injektionen an die Nn. occipitales minor und major.

Eine druckdolente A. temporalis wird umspritzt, ebenso druckdolente Nervenaustrittsstellen (z. B. Nn. supraorbitales).

> **Praxis**
> Den Narben im Segment, in den Zähnen, Tonsillen und Nebenhöhlen ist je nach Anamnese und Befund größte Bedeutung beizumessen. So spritzen wir beispielsweise bei einer Migräne, deren Bestehen zeitlich mit einer Sectio zusammenfällt, an die Sectionarbe und in den „gynäkologischen Raum“. Bei Migräne im Zusammenhang mit der Menstruation erfolgt die Injektion in den „gynäkologischen Raum“ sowie an die Schilddrüse.

Beim Cluster Headache ist die Injektion an das Ganglion pterygopalatinum angezeigt. Dieses Ganglion kann seinerseits irritiert sein durch Störfelder (häufig Nasennebenhöhlen und Zähne). Aus pathophysiologischer Sicht gibt es keine kausalere Therapie (!).

Bei Kopfschmerzen infolge hirnorganischer Störungen (vaskulär, Raumforderungen etc.) erfolgt die Neuraltherapie adjuvant zu den konventionellmedizinischen Therapien.

12.2.79 Koronare Herzkrankheit

Quaddeltherapie im Herzsegment, Behandlung der entsprechenden Wirbelsäulenabschnitte und Triggerpunkte sowie des Ganglion stellatum, wie in Kap. 11.18.3 dargestellt. Diese adjuvante Therapie bringt oft eine wesentliche Verbesserung der Koronardurchblutung und dürfte längerfristig zur Verhinderung von Koronarspasmen beitragen. Erklärungsgrundlage sind die reflektorischen Verschaltungen von Haut, Muskulatur und innerem Organ.

12.2.80 Krebserkrankungen

Aus regulationsmedizinischer Sicht ist die „Entgleisung" im Grundsystem ein wichtiger Faktor in der Krebsentstehung. Da das Grundsystem (neben anderen Faktoren) durch Störfelder belastet wird, können wir die vorsichtige (!) Hypothese aufstellen, dass die neuraltherapeutische Störfeldbehandlung der verschiedensten funktionellen Störungen möglicherweise als eine Prophylaxe der Krebsentstehung angesehen werden kann. Ebenfalls prophylaktisch kann das Procain (Demethylierung) wirken. Hier wartet interessante Forschung. Hierzu erinnern wir uns wieder an die – kybernetisch betrachtete – Reihenfolge in der Krankheitsentstehung: gestörte Information – gestörte Regulation – gestörte Funktion – gestörte Struktur.

Eine bereits bestehende Krebserkrankung ist mit der Neuraltherapie nicht heilbar. Die insbesondere durch die Segmentreflektorik hervorgerufenen Schmerzen und durch perifokale Ödeme bedingten Funktionsausfälle können jedoch mit der Neuraltherapie ausgezeichnet gelindert werden (Grenzstrang- und Ganglieninjektionen, Infiltrationen von Triggerpunkten, Nerven etc.). Damit kann den Patienten zumindest über eine gewisse Zeit zu einer besseren Lebensqualität verholfen werden.

12.2.81 Lateralsklerose, amyotrophe

Quaddeln paravertebral beidseits entlang der ganzen Wirbelsäule sowie wiederholte Injektionen an das Ganglion stellatum. Störfeldsuche und -therapie. Dadurch konnten im Frühstadium Verbesserungen über mehrere Monate erzielt werden. Dennoch kann die Krankheit über längere Sicht nicht aufgehalten werden.

12.2.82 Lebererkrankungen

Siehe Kapitel „Segmentale Neuraltherapie innerer Organe" (Kap. 11.18.5).

12.2.83 Lumbago, Lumbovertebralsyndrom

Als Basisbehandlung Quaddeln paravertebral beidseits sowie Infiltrationen an die Dornfortsätze und die Ligg. interspinalia. Aufsuchen und Infiltrieren von Triggerpunkten. Je nach Untersuchungsbefund müssen die Iliosakralgelenke, der M. piriformis etc. behandelt werden. Ausgezeichnet wirkt oft eine epidural-sakrale Injektion. Bei Verdacht auf ein Facettensyndrom infiltrieren wir die entsprechenden kleinen Wirbelgelenke.

12.2.84 Lungenembolie

Falls nicht der seltene Fall eines großen Embolus in einem zentralen Gefäß auftritt, ist es praktisch nie die mechanische arterielle Obstruktion, die eine lebensbedrohliche Situation entstehen lässt, sondern es sind die reflektorischen Gefäßspasmen. Diese können die ganze Lunge erfassen (divergentes Schaltprinzip des Sympathikus).

Aus diesem Grunde ist die logische und primär lebensrettende Maßnahme die Injektion an das Ganglion stellatum (dessen Fasern das ganze obere Körperviertel versorgen). Der Geübte benötigt für diese Injektion höchstens 2 Minuten, dadurch werden keine konventionell-medizinischen Maßnahmen verzögert. Zudem wird das Gewebe mit der feinen 20 × 0,4-mm-Nadel kaum traumatisiert, sodass gleichzeitig mit den konventionellen Therapien begonnen werden darf. Es gibt kein logisches Argument, diese segensreiche Injektion auf den Intensivstationen nicht einzuführen.

12.2.85 Lungenerkrankungen

Das Vorgehen (als alleinige oder adjuvante Therapie) ist im Kapitel „Injektionstechniken“ (Kap. 11.18.4) beschrieben. Siehe auch **A**sthma bronchiale (Kap. 12.2.12).

12.2.86 Luxationen

Injektionen an die Gelenkkapsel erleichtern die Reposition bereits erheblich. Zusätzlich können Sehnenansätze infiltriert werden.

12.2.87 Magenerkrankungen

Siehe „Segmentale Neuraltherapie innerer Organe“ (Kap. 11.18.6). Häufig als adjuvante Therapie.

12.2.88 Menière-Erkrankung

Im Anfall: 1 ml Procain 1 % in die V. cubitalis. Dazu Injektion an das Mastoid sowie eine Quaddel vor dem Tragus („Tor des Ohres“). Gleichzeitig empfiehlt sich auch eine Injektion an das Ganglion stellatum. Bei Rezidiven: Störfeldsuche (häufig Zahn-Kiefer-Bereich).

12.2.89 Meralgia paraesthetica

Bei Druck (Adipositas, Bauchgurt) oder Diabetes, Äthylabusus vorkommende Irritation des N. cutaneus femoris lateralis. Parästhesien in dessen Versorgungsgebiet (Oberschenkelaußenseite) treten auf. Siehe auch Kap. 11.15.8.

12.2.90 Metatarsalgie (Morton-Neuralgie)

Irritation des 3. plantaren Interdigitalnervs (zwischen 3. und 4. Zehe) infolge eines Spreizfußes. Die Therapie besteht im Verordnen von Einlagen mit deutlicher retrokapitaler Abstützung sowie Injektionen (oft genügen 1–3 ml) von dorsal her (Procain 1 %).

12.2.91 Migräne

Siehe unter **K**opfschmerzen (Kap. 12.2.78).

12.2.92 Multiple Sklerose

Die Praxis und auch Berichte vieler Neuraltherapeuten zeigen, dass die Krankheit, sobald der 2. Schub erfolgt ist, kaum mehr aufzuhalten ist, auch nicht durch die Beseitigung oder Therapie aller vermuteten Störfelder. Es kann dann hiermit höchstens der Verlauf gemildert werden. Können wir jedoch bereits frühzeitig nach dem ersten Schub potenzielle Störfelder therapieren oder beseitigen (respektive die sympathisch unterhaltene neurogene Entzündung stoppen), besteht eine Remissionschance. Zusätzlich müssen auch andere Grundsystembelastungen eliminiert werden, wie z. B. pathogene elektromagnetische Belastungen oder Amalgam. Muss Letzteres nach Testung entfernt werden, darf dies nur äußerst vorsichtig und mit Begleittherapie geschehen (Gefahr des „Zweitschlags“). Zudem muss ein genügend langes Zeitintervall zwischen der Sanierung der einzelnen Quadranten eingehalten werden.

Patienten, die an erheblichen neurologischen Defiziten leiden, sind oft äußerst schmerzgeplagt und weisen einen deutlich spastischen Muskeltonus mit schmerzhaften Triggerpunkten und pseudoradikulärer Schmerzausstrahlung auf. Eigene Erfahrungen zeigten, dass die alleinige Triggerpunktbehandlung bei diesen Patienten den Schmerz nur für unbefriedigend kurze Zeit bessert. Injiziert man jedoch gleichzeitig z. B. bei einem hartnäckigen Zervikobrachialsyndrom an das Ganglion stellatum, kann der Schmerz oft für viele Wochen gebessert werden. Injektionen epidural sakral und/oder an den Nervenplexus im kleinen Becken können manchmal die Blasen- und Darmfunktion etwas bessern und die Spastizität der Beine vorübergehend vermindern.

In einer Doppelblindstudie zeigten Gibson und Gibson [202] einen erstaunlichen Sofort- und Langzeiteffekt für die Neuraltherapiegruppe (subgaleatische Injektionen).

12.2.93 Mykosen

Massiver, wiederholter Befall von Haut und Schleimhäuten kann auf eine Dysregulation im Grundsystem mit nachfolgend gestörter Abwehrlage hindeuten. Neben vielen anderen Faktoren (Ernährung, Antibiotika etc.) können bei der

Grundsystembelastung auch Störfelder eine Rolle spielen.

12.2.94 Nabelerkrankungen

Dosch betont [121], dass der Nabel die erste Narbe des Menschen sei. Ekzeme, Asthma etc. im Säuglings- und Kleinkindesalter müssen an die potenzielle Störfeldmöglichkeit der Nabelnarbe denken lassen.

12.2.95 Nasennebenhöhlenerkrankungen

Die Injektionen an die Nervenaustrittspunkte und an den Boden der Kieferhöhle wirken bei akuter Sinusitis bereits derart gut auf Schmerz und Entzündung, dass die zusätzliche Injektion an das Ganglion pterygopalatinum nicht immer notwendig wird. Dieselben Injektionen sind auch bei chronischer Sinusitis angezeigt. Zudem können zusätzlich mit Procain getränkte Wattestäbchen in die Nase eingeführt werden, was zu einer zusätzlichen Schleimhautabschwellung führt. Die Nasennebenhöhlen sind häufig Störfeld!

12.2.96 Nephrolithiasis

Neben genetischer Disposition und Diätfehlern können auch hier Störfelder eine Rolle spielen.

Die **Nierenkolik** wird wie folgt behandelt: Quaddeln in den entsprechenden Segmenten ventral und dorsal, insbesondere über den Zonen der stärksten Schmerzen. Durch die Quaddeln hindurch werden ein allfälliger muskulärer Hartspann sowie Triggerpunkte infiltriert [256]. Wie immer bei der Segmenttherapie sollte eine intra- und perivenöse Injektion von 1 ml Procain 1 % erfolgen (auf der Seite der Kolik). Die zusätzliche Injektion an das Ganglion coeliacum (Verbindung mit dem Plexus renalis) hat eine ausgezeichnete schmerzlindernde, spasmolytische und regulierende Wirkung. Zusätzlich kann noch eine Injektion an die Interkostalnerven Th 10, 11, 12 und an den Spinalnerv L 1 gegeben werden. In den meisten Fällen wird dies jedoch nach korrekter Injektion an das Ganglion coeliacum nicht mehr nötig sein.

12.2.97 Neuralgien (neuropathische Schmerzen)

Diese anfallsweise auftretenden starken Schmerzen im Ausbreitungsgebiet sensibler peripherer Nerven sind ätiologisch oftmals unklar. Am häufigsten ist die **Trigeminusneuralgie**. Oft werden die Schmerzepisoden durch Kauen oder Sprechen ausgelöst. Als erste lokale/segmentale Maßnahme bietet sich die Injektion an die Nervenaustrittsstellen an (Nn. supra- und infraorbitalis, N. mentalis). In verzweifelten Fällen, wenn auch die unten stehenden Abklärungen nichts erbracht haben, kann die wiederholte Injektion an das Ganglion Gasseri versucht werden; auch Injektionen an das Ganglion stellatum sind oft hilfreich (sympathisch unterhaltener Schmerz). Vorher ist jedoch noch die exakte Untersuchung und Testung des Zahn-Kiefer-Bereichs notwendig. Wichtig ist auch die Berücksichtigung von Narben, auch der Zahnextraktionsnarben. Testinjektionen sind ebenfalls an die Nasennebenhöhlen und Tonsillen zu geben. Ganz allgemein sind Störfelder häufig „schuld" an dieser Erkrankung.

Die **postzosterische Neuralgie** (z. B. im Interkostalbereich) ist bei sehr langer Dauer (über 1 Jahr) auch für die Neuraltherapie ein Problem, es sei denn, es kann ein die Schmerzen verschlimmerndes Störfeld („Zweitschlag") gefunden werden. Ansonsten lohnt sich trotzdem ein Versuch, an den entsprechenden Nerv zu injizieren sowie Quaddeln und subkutane Infiltrationen im Gebiet der stärksten Schmerzen zu setzen; zudem bei Neuralgie im oberen Körperviertel Injektion an das Ganglion stellatum. Gute neuraltherapeutische Erfolge ergeben sich, wenn die Neuralgie noch nicht lange besteht (höchstens wenige Wochen).

Die **Glossopharyngeusneuralgie** zeigt sich mit einseitigen Schmerzen im Rachen, in der Tonsillargegend, an Gaumen und Zungengrund sowie zeitweise Ausstrahlungen ins Ohr und in die Zähne. Prodromi: visköser Speichel, Geschmacksstörungen. Triggerzone ist oft die Tonsillengegend (rezidivierende Entzündungen, Tonsillektomienarbe). Verlagerte Weisheitszähne sind ebenfalls zu beachten. Der erste und meist äußerst erfolgreiche [185] therapeutische Schritt besteht in der Injektion an die Tonsillenpole oder in die Tonsillektomienarben. Mit der Injektion an das Ganglion cervicale superius (in hartnäckigen Fällen) wird gleichzeitig der N. glossopharyngeus erfasst.

Weitere Neuralgien (z. B. **N. occipitalis major**, **N. cutaneus femoris lateralis**, **N. laryngeus superior**) werden mit wiederholten Injektionen an diese Nerven (siehe Kap. 11) behandelt.

12.2.98 Nierenerkrankungen

Liegen nicht eine Analgetikanephropathie, ein genetisches Nierenleiden oder eine chronische Pyelonephritis infolge rezidivierender aufsteigender Infekte (z. B. bei vesikoureteralem Reflux) vor, finden sich oft Störfelder.

Bei einer Nierenkolik wirkt die Injektion an das Ganglion coeliacum sofort schmerzlindernd und spasmolytisch.

Ansonsten bietet sich die (adjuvante) segmentale Neuraltherapie zur Verhinderung von pathologischen viszeroviszeralen und anderen Reflexen an (siehe Kap. 11.18.9).

12.2.99 Ödeme

Vorerst abklären, ob die Ödeme nicht kardial, renal, postthrombotisch, lymphogen etc. bedingt sind. Ödeme können auch störfeldbedingt sein. Die eindeutigsten Erfolge stellen sich lang anhaltend bei perifokalen Tumorödemen, bei CRPS etc. ein, indem wir an das entsprechende Ganglion oder den entsprechenden Grenzstrangabschnitt injizieren, begleitet von einer intra- und periarteriellen Injektion der zum Ödem ziehenden Arterie.

Sehr dankbar sind Lymphödeme des Armes nach Mastektomie und Lymphadenektomie/Bestrahlung mittels wiederholter Injektion an das Ganglion stellatum und Infiltration der Narben zu therapieren.

Hirnödem: siehe Kap. 12.2.57.

12.2.100 Ohrenerkrankungen

Basisinjektionen bei fast allen Ätiologien: Quaddel vor dem Tragus, Injektion an das Mastoid. Auch bei infektiösen Erkrankungen als adjuvante oder alleinige (Virusotitiden) Therapie. Bei Innenohrproblemen (Tinnitus, Schwindel) zusätzlich Injektion an das Ganglion stellatum.

12.2.101 Osteomyelitis

Als adjuvante Therapie Hautquaddeln um den Herd, präperiostales Procain-Depot im Erkrankungsbereich. Neben der Durchblutungsförderung hat das Procain eine direkte antiseptische Wirkung. Zusätzlich Injektion an das entsprechende Grenzstrangganglion (unter anderem zusätzlich verbesserte Durchblutung im Knochen).

12.2.102 Otitis

Siehe **O**hrenerkrankungen (Kap. 12.2.100).

12.2.103 Pankreaserkrankungen

Die segmentale Neuraltherapie ist in Kap. 11.18.7 dargestellt. Bei der akuten [150] und bei der chronisch rezidivierenden Pankreatitis ist die Injektion an das Ganglion coeliacum in Bezug auf Schmerz, Entzündung und Kreislaufregulation eine äußerst erfolgreiche Maßnahme. Die Nozizeptoren (sympathische Afferenzen) geben im Schmerzzustand selbst Entzündungssubstanzen ab. Die Coeliacum-Injektion ist deshalb die logische Therapie. Zudem scheint sie auf die neuronalen Strukturen eine „programmierende" Wirkung zu haben, denn wiederholte Injektionen an das Ganglion coeliacum setzen die Rezidivrate langfristig deutlich herab (sofern beispielsweise mittels ERCP ein Steinleiden oder andere Ursachen ausgeschlossen wurden). Dies zeigen die Verläufe in der Praxis. In diesem Zusammenhang ist es interessant, sich nochmals mit dem neuralen Gedächtnis, das auch in der Peripherie zu existieren scheint, auseinanderzusetzen.

Im konventionell-medizinischen *Lehrbuch der Therapie* [243] ist Folgendes zu lesen: „Die Plexus-coeliacus-Blockade kann eine wochen- bis monatelange Schmerzlinderung erzeugen." Zudem wird Procain intravenös zur Schmerzlinderung empfohlen.

12.2.104 Parkinsonismus

Liegt eine nigrostriäre Dopaminverarmung vor, muss selbstverständlich substituiert werden. Dennoch bringen in vielen Fällen wiederholte Injektionen unter die Kopfhaut und eventuell an das Ganglion stellatum oder das Ganglion cervicale superius manchmal eine weitere Verbesserung der neurologischen Symptome.

12.2.105 Parodontose

Ursache abklären, zahnhygienische Maßnahmen. Wiederholte Procain-Injektionen ins Zahnfleisch bringen sofort eine bessere Durchblutung und oft lang anhaltende Besserungen.

12.2.106 Peripher-arterielle Verschlusskrankheit (PAVK)

Gehtraining, Verminderung der Risikofaktoren. Neuraltherapeutisch: Injektionen an den lumbalen Grenzstrang sowie in und an die Aa. femorales. Äußerst effektive Injektionen auch beim akuten, vom Spasmus begleiteten Verschluss [150].

12.2.107 Pelvipathia vegetativa (Chronic Pelvic Pain)

Bei dieser häufigen, nach Ausschluss organischer Ursachen mit üblichen therapeutischen Mitteln (Schmerzmittel, Antibiotika) kaum beeinflussbaren und oft zu wiederholten Laparoskopien, CT- oder MR-Untersuchungen führenden Krankheit greift die Neuraltherapie direkt an den Strukturen der Fehlsteuerung an: dem vegetativen Nervensystem. Letzteres wird nach wiederholter Neuraltherapie weniger Entzündungssubstanzen aus seinen Nervenendigungen ausschütten.

Quaddeln über dem Unterbauch und dem Sakrum sind die erste Maßnahme. Je nach Auffinden von Druckschmerzpunkten infiltrieren wir bis präperitoneal. Dann erfolgt die Injektion in den „gynäkologischen Raum“ (respektive Prostata). Injektionen in und an die Aa. femorales, den lumbalen Grenzstrang und epidural-sakral sind weitere Möglichkeiten der Segmenttherapie. Versagt diese, muss an ein Störfeld oder bei offensichtlichen Konfliktsituationen an eine psychische Ursache gedacht werden.

12.2.108 Periarthropathia

Siehe bei **A**rthrose (Kap. 12.2.11). Dasselbe Vorgehen wie dort, auch wenn der Periarthropathie unter Umständen keine Arthrose zugrunde liegen sollte. Intraartikuläre Injektionen sind selten notwendig.

12.2.109 Phantomschmerzen

Vorerst äußerst vorsichtig mit feinster Nadel in alle Narben (auch bis an den Knochenstumpf) der Amputationsstelle injizieren. Bei der oberen Extremität zusätzlich in und an die A. axillaris sowie an das Ganglion stellatum. Bei der unteren Extremität in und an die A. femoralis sowie an den lumbalen Grenzstrang. An der noch vorhandenen Extremität suchen wir nach druckdolenten Stellen und infiltrieren diese. Zudem versuchen wir, den Phantomschmerz anamnestisch möglichst genau zu lokalisieren, und therapieren diese Stelle symmetrisch an der noch vorhandenen, gegenseitigen Extremität. Auch ein Störfeld („Erst“- oder „Zweitschlag“) kann das Schmerzgeschehen beeinflussen.

12.2.110 Phlegmone

Es gelten die gleichen Überlegungen wie beim **E**rysipel (Kap. 12.2.34).

12.2.111 Pleuritis

Quaddeln über der maximalen Schmerzzone. Zusätzlich Injektionen an die Interkostalnerven im betroffenen Gebiet und an das gleichseitige Ganglion stellatum. Dies ist nicht nur eine ausgezeichnete Schmerztherapie, sondern wird als adjuvante Therapie die Entzündung und den Infekt rascher abklingen lassen.

12.2.112 Pneumonie

Es gelten dieselben Überlegungen und Therapiemöglichkeiten wie bei der Pleuritis (siehe Kap. 12.2.111).

Cave

Niemals eine dringend notwendige Antibiotikatherapie hinauszögern!

12.2.113 Podagra

Siehe **G**icht (Kap. 12.2.44).

12.2.114 Polyarthritis

Siehe **R**heumatische Erkrankungen (Kap. 12.2.121).

12.2.115 Prostataerkrankungen

Chronische Prostatitis, „Prostatodynie", „Chronic Pelvic Pain" [304], Prostatahyperplasie etc.: suprapubische Injektion an die Prostata. Zusätzlich können Quaddeln über dem Unterbauch und dem Sakrum gesetzt werden. Bei nervlich angespannten Patienten erfolgt auch eine Schilddrüseninjektion. Bei zusätzlichen funktionellen Harnentleerungsstörungen wirkt auch eine epidural-sakrale Injektion. Siehe auch **P**elvipathia vegetativa (Kap. 12.2.107).

12.2.116 Psychische Erkrankungen

Depressive Stimmungslagen unklarer Ätiologie, psychovegetative Beschwerden (sofern nicht offensichtliche psychosoziale Belastungen vorliegen) sind manchmal durch Störfelder mitbedingt.

Bisher galten „endogene" psychische Erkrankungen als mit der Neuraltherapie nicht beeinflussbar. Allerdings hat Hausammann [234] auch bei schweren Depressionen Erfolge mit der wiederholten Injektion an das Ganglion cervicale superius erzielt.

12.2.117 Psychoorganisches Syndrom (POS)

Oftmals Verbesserung der Orientiertheit und des Kurzzeitgedächtnisses durch wiederholte Injektionen unter die Kopfhaut.

12.2.118 Quincke-Ödem

1 ml Procain 1 % intra- und perivenös sowie an das Ganglion stellatum.

Tritt bei Grundsystembelastungen auf, unter anderem durch Störfelder. Das auslösende Agens ist dann nur noch der „Zweitschlag", der das Fass zum Überlaufen bringt.

12.2.119 Raynaud-Syndrom

Injektionen an das entsprechende Grenzstrangganglion sowie in und an die zuführende Arterie. Störfeldsuche.

12.2.120 Reizblase

Siehe auch **P**elvipathia vegetativa (Kap. 12.2.107).

Injektion in den „gynäkologischen Raum" respektive an die Prostata. Zusätzlich Schilddrüseninjektion sowie Quaddeln über dem Unterbauch und über dem Sakrum. In hartnäckigen Fällen sind auch epidural-sakrale Injektionen angezeigt.

12.2.121 Rheumatische Erkrankungen

Bei den verschiedensten entzündlich rheumatischen Erkrankungen deckt die Forschung immer mehr pathogenetische Bausteine auf, die jedoch therapeutisch weiterhin lediglich unterdrückende Maßnahmen zur Folge haben. Den Neuraltherapeuten interessiert vor allem die Ätiologie (das Störfeld und die sympathisch unterhaltene Entzündung).

Es darf die Forderung aufgestellt werden, dass ohne Testung und Therapie insbesondere des Tonsillen- und Zahn-Kiefer-Bereichs die Entstehung beispielsweise einer chronischen Polyarthritis nicht einfach hingenommen werden darf. Die Störfeldsuche muss möglichst frühzeitig begonnen werden. Sind die morphologischen Veränderungen bereits stark ausgeprägt, dann besteht nach Speranski die Möglichkeit, dass das Krankheitsgeschehen autonom „weiterläuft", das heißt, sich vom Störfeld abkoppelt.

Mittels kombinierter Segment-Störfeldtherapie wurden bei chronischer Polyarthritis gute Erfolge dokumentiert.

Lindernde, adjuvante Maßnahmen sind neuraltherapeutische Injektionen mit Procain an und in die betroffenen Gelenke. Quaddeln um die Gelenke sind bereits sehr wirksam.

Das neuraltherapeutische Vorgehen bei Periarthropathien, Arthrosen/degenerativen Veränderungen, Triggerpunkten, pseudoradikulären Syndromen etc. ist in den entsprechenden Kapiteln beschrieben.

12.2.122 Schilddrüsenerkrankungen

Indikationen, Kontraindikationen und Technik sind in Kap. 11.10.2 beschrieben.

12.2.123 Schlaflosigkeit

Wiederholte Injektionen unter die Kopfhaut, an die Schilddrüse, in die „Magengrube" sowie 1 ml Procain 1 % intra- und perivenös helfen oft, einen Schlafmittelabusus zu verhindern. Liegen keine offensichtlichen psychosozialen Probleme vor, muss an die Möglichkeit von Störfeldern oder anderweitigen Grundsystembelastungen (Amalgam, Elektromagnetismus etc.) gedacht werden. Es geht unter anderem darum, die Dysbalance im Vegetativum zu beheben.

12.2.124 Schlangenbiss

Siehe **A**llergie/toxisches Geschehen etc. (Kap. 12.2.3).

12.2.125 Schleudertrauma der Halswirbelsäule

Quaddeln paravertebral, Infiltration der okzipitalen Sehnenansätze und an die Nn. occipitales minor und major, Injektionen an die Dornfortsätze, Injektionen in die Triggerpunkte. Auch ohne entsprechende Anamnese bringt eine Injektion an die Tonsillen oft eine schlagartige Verbesserung der Beweglichkeit und Verminderung der Symptome (vgl. Neuroanatomie). Oft bringen Stellatum-Infiltrationen entscheidende Besserungen. Bei sehr hartnäckigen Fällen muss daran gedacht werden, dass das Schleudertrauma lediglich der „Zweitschlag" bei vorher unterschwellig belasteter Halswirbelsäule infolge eines Störfelds war.

12.2.126 Schock

Neben den üblichen konventionell-medizinischen Maßnahmen haben 1–2 ml Procain 1 % intra- und perivenös eine kreislaufregulierende Wirkung.

12.2.127 Schulterschmerzen

Siehe Kap. 11.12.

12.2.128 Schwindel

Falls keine Ursache gefunden wird, geben wir beim otogenen Schwindel eine Injektion an das Mastoid, eine Quaddel am „Tor des Ohres" vor dem Tragus und injizieren eventuell zusätzlich an das Ganglion stellatum. Muskelverspannungen im Nackenbereich sind mitzubehandeln. Bei Verdacht auf diffuse altersbedingte zerebrale Durchblutungsstörung helfen wiederholte Injektionen unter die Kopfhaut oft lang anhaltend.

Insbesondere beim otogenen Schwindel: Störfeldsuche!

12.2.129 Singultus

Intravenöse Injektion (1 ml Procain 1 %) und Injektion in die „Magengrube" (wiederholen je nach Bedarf). In sehr hartnäckigen Fällen kann an das Ganglion coeliacum injiziert werden.

12.2.130 Sinusitis

Siehe unter **N**asennebenhöhlenerkrankungen (Kap. 12.2.95) und in Kap. 11.9.8.

12.2.131 Spannungskopfschmerz

Siehe unter **K**opfschmerzen (Kap. 12.2.78).

12.2.132 Sterilität

Oft verblüffende Ergebnisse nach Injektionen in den „gynäkologischen Raum", die Schilddrüse, je nach Situation Störfeldtherapie. Hier zeigt sich einmal mehr das Ineinandergreifen von neuronalen und hormonalen Regelkreisen.

12.2.133 Sudeck-Syndrom (CRPS I/II)

In der neuen Nomenklatur bedeutet CRPS I „ohne Nervenverletzung", CRPS II „mit Nervenverletzung".

Diese Reflexdystrophie „benutzt" sowohl auf afferentem als auch auf efferentem Weg vorwiegend den Sympathikus. Dieser ist denn auch das hauptsächliche therapeutische „Angriffsziel" [379]:

- obere Extremität: Ganglion stellatum sowie in und um die A. axillaris.
- untere Extremität: lumbaler Grenzstrang sowie in und um die A. femoralis. Allfällige Operations- oder andere Narben sind ebenfalls zu unterspritzen (Unterbindung unterschwelliger nozizeptiver Reize). Oft vorbestehendes Störfeld;

das auslösende Ereignis ist lediglich der „Zweitschlag“.

> **Cave**
> **In der frühen Phase nicht lokal/distal behandeln (s. Kap. 12.2.69).**

Die Neuraltherapie stellt hier *die* kausale Behandlung dar. Im Frühstadium kann damit der Circulus vitiosus schlagartig „die Richtung ändern“ (Unterbrechung von positiven Rückkoppelungen; [379]).

12.2.134 Tarsaltunnelsyndrom

Wiederholte Injektionen an den N. tibialis (Kap. 11.17.6).

12.2.135 Tendovaginitis

Wiederholte Injektionen von Procain in die Sehnenscheiden, neuraltherapeutische Behandlung der Nachbargelenke und stereotype Belastungen vermeiden. Dadurch sind oft nur sehr kurze Ruhigstellungen erforderlich.

12.2.136 Thrombophlebitis (oberflächliche)

Quaddeln über den entzündeten Gebieten als adjuvante Therapie (Procain hat neben der reflektorischen Wirkung eine pharmakologische gefäßabdichtende und antiphlogistische Wirkung und wirkt zudem einer Stase entgegen).

12.2.137 Tietze-Syndrom

Schmerzhafte (verdickte) Strukturen im Bereich der Sternokostalgelenke. Wiederholte Umspritzung mit Procain, Behandlung in der Segmentreflektorik mit besonderer Berücksichtigung der Wirbelsäule.

12.2.138 Tinnitus

Dieselben Prinzipien wie bei der **M**enière-Erkrankung (Kap. 12.2.88).

12.2.139 Tonsillitis

Bei akuter Tonsillitis niemals in die Tonsillen spritzen (Gefahr des Tonsillarabszesses!). Eine gute Wirkung (wie z. B. auch nach Zahnextraktionen) auf Schmerz und Entzündung als adjuvante Therapie hat eine Quaddel im Kieferwinkel sowie im Bereich des Lymphabflusses am Hals.

Die Injektion an die Tonsillenpole (oder bei Tonsillektomierten in die Narben) im Rahmen der Störfelddiagnostik gehört zu den wichtigsten Tätigkeiten eines Neuraltherapeuten, sind doch die Tonsillen neben dem Zahn-Kiefer-Bereich das häufigste Störfeld.

12.2.140 Tortikollis

Quaddeln paravertebral beidseits, ebenfalls an Ansatz und Ursprung des M. sternocleidomastoideus, palpatorisches Suchen und Injizieren von Triggerpunkten. Eine Injektion an den N. accessorius auf der betroffenen Seite ist oft sehr hilfreich. Ansonsten Injektion an das Ganglion stellatum und/oder an die Tonsillen (oft außerordentlich erfolgreich, auch wenn kein Störfeldverdacht besteht; dies geht aus den neuroanatomischen Verschaltungen hervor).

Der neurogene Torticollis spasticus wird im Prinzip gleich behandelt; wegen der zerebralen Ursache zusätzlich Injektionen unter die Kopfhaut.

12.2.141 Trigeminusneuralgie

Siehe unter **N**euralgien (Kap. 12.2.97).

12.2.142 Triggerpunkte

Triggerpunkte (und davon ausgehende pseudoradikuläre Syndrome) sind im Kap. 11.4 abgehandelt.

Wir injizieren direkt intramuskulär in die aktiven Triggerpunkte und setzen Quaddeln über der Referred-Pain-Zone. Die Wirbelsäule ist bei Rezidiv mitzutherapieren. Kommt es auch dann relativ rasch zu Rezidiven, müssen wir das segmentalreflektorisch zugehörige Organ untersuchen und je nach Befund therapieren (Quaddeln im Segment, Ganglion). Bei fehlendem Erfolg: Störfeldsuche.

12.2.143 Trismus (Kiefersperre)

Injektion an und in die Kiefergelenke. Zusätzlich Quaddel vor dem Tragus („Tor des Ohres") beidseits. Nur bei ungenügendem Erfolg infiltrieren wir noch die Ansätze des M. masseter oder als Ultima Ratio in den Bereich distal des Ganglion Gasseri (N. mandibularis).

12.2.144 Ulcus cruris varicosum

Über gestauten oder entzündeten Varizen werden Quaddeln gesetzt. Alle Narben im Segment werden wie immer mitbehandelt. Die arterielle und venöse Durchblutung wird zudem verbessert durch Injektionen an den lumbalen Grenzstrang, durch eine epidural-sakrale Injektion oder in und um die A. femoralis.

Schlussendlich ist es auch hier unser Ziel, den Sympathikus in dem Sinne „umzuprogrammieren", dass die Venen besser tonisiert werden. Welche der letztgenannten Injektionen wir wählen, wird individuell entschieden (Begleitprobleme?), denn mit all den genannten Injektionen erreichen wir sympathische Afferenzen und Efferenzen. Die Neuraltherapie ist eine adjuvante Therapie, selbstverständlich gelten die üblichen Therapieregeln (Kompression, Débridement) auch. Sehr erfolgreich ist das wiederholte lokale Umspritzen des Ulkus mit feinster Nadel (Procain).

12.2.145 Urtikaria

Grundsystemüberlastung durch Störfelder, eventuell Schwermetalle, Elektromagnetismus, Fehlernährung, psychischen Stress etc. Der letzte „Schlag" bringt das Fass (Grundsystem) zum Überlaufen („Zweitschlag"!). Eine sorgfältige Anamnese ist hier besonders wichtig.

12.2.146 Varizen

Siehe unter **U**lcus cruris varicosum (Kap. 12.2.144). Unter anderem Quaddeln in der Haut über den Varizen, die sich nach einigen Wiederholungen (reflektorisch) minimal verkleinern können (Verbesserung des lokalen Sympathikotonus). Über schmerzhaften Venenpunkten soll ebenfalls eine Quaddel gesetzt und subkutan infiltriert werden.

12.2.147 Verbrennungen

Neben den üblichen Maßnahmen wirken intravenöse Procain-Injektionen schmerzstillend, gefäßabdichtend, als Schockprophylaxe sowie temperatursenkend. Kleinere Flächen können um- und unterspritzt werden. Feuchte Procain-Verbände sind sehr effektiv.

12.2.148 Wirbelsäulenerkrankungen

Das Vorgehen ist in Kap. 11.11 beschrieben.

12.2.149 Zahnerkrankungen

Siehe Kap. 10.3.2 und Kap. 11.7.

12.2.150 Zerebrovaskulärer Insult

Siehe **A**poplexie (Kap. 12.2.8).

12.2.151 Zervikalsyndrom

Individuelles Vorgehen wie in Kap. 11.11 beschrieben. Versagt die segmentale Therapie, ist oft eine Tonsilleninjektion oder Therapie des Zahn-Kiefer-Bereichs hilfreich (nicht nur bei Störfeldverdacht, sondern auch aufgrund der neuroanatomischen Verschaltungen). Siehe auch Hinweise bei **S**chleudertrauma (Kap. 12.2.125).

12.2.152 Zystitis/Reizblase

Rasch regulierend auf Schmerz und Entzündung wirkt das Vorgehen wie bei **R**eizblase (Kap. 12.2.120) beschrieben. Dadurch kann oft auf Antibiotika verzichtet werden (*Cave*: individuelle Beurteilung!).

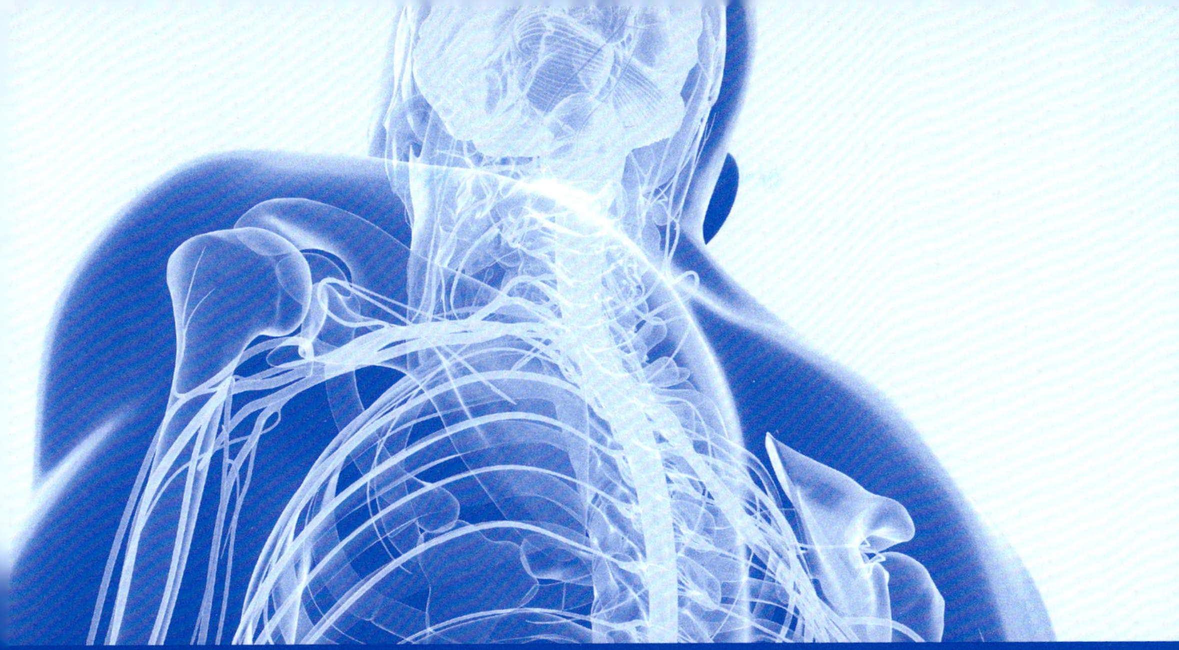

Teil 5
Wissenschaftlicher Nachweis

13 Wirksamkeit/Zweckmäßigkeit/ Wirtschaftlichkeit

In einem Antrag auf Kostenübernahme durch die obligatorische Krankenversicherung an das Schweizerische Bundesamt für Gesundheit (BAG) 2010 konnten wir zeigen, dass die Neuraltherapie in der Regel nicht additiv zur konventionellen Therapie, sondern substitutiv und teilweise konsekutiv als Second-Line-Therapie durchgeführt wird. Dabei zeigte sich bei praktisch fehlenden Nebenwirkungen und geringeren Kosten eine bessere Wirksamkeit für bestimmte Indikationen (insbesondere Schmerzen).

13.1 Wirksamkeit

Die Wirksamkeit der Neuraltherapie wurde in verschiedenen, zum Teil aufwendigen Studien mit großen Patientenzahlen nachgewiesen. Nachfolgend ist eine Auswahl unserer Studien an der Dozentur für Neuraltherapie der Universität Bern beschrieben.

13.1.1 Health Technology Assessment und Antrag

Das Problem bei der Suche der Studien war, dass viele Arbeiten – obwohl das identische Vorgehen gemeint ist – nicht unter dem Namen Neuraltherapie zu finden sind, sondern unter diagnostischer und/oder therapeutischer Lokalanästhesie (resp. „Infiltrationen mit Lokalanästhetika"). Das Störfeldgeschehen wurde in Studien mit teilweise sehr großen Patientenzahlen nachgewiesen, zum Teil auch unabhängig vom Einsatz von Lokalanästhetika (z. B. [32], [289], [372]).

Wir haben einen Teil dieser Studien im Auftrag des Schweizerischen Bundesamtes für Gesundheit zusammengefasst:

Fischer L, Barop H, Maxion-Bergemann S. Health Technology Assessment (HTA) Neuraltherapie nach Huneke im Rahmenprogramm Evaluation Komplementärmedizin (PEK) des Schweizerischen Bundesamtes für Gesundheit; 2005 [164].

Eine weitere Zusammenfassung ergänzender neuer Publikationen haben wir als Antrag auf Kostenübernahme erstellt:

Fischer L, Ludin SM, Thommen D, Hausammann R. Antrag auf Kostenübernahme durch die obligatorische Krankenpflegeversicherung betreffend der Störfeld-Therapie (Neuraltherapie nach Huneke) an das Schweizerische Bundesamt für Gesundheit. 2010 [179].

Wir konnten unter anderem aufzeigen, dass die konventionelle Medizin seit Jahrzehnten Teile der Neuraltherapie übernommen hat, teilweise jedoch unter anderem Namen (z. B. diagnostische und therapeutische Lokalanästhesie).

Hierzu ein Beispiel aus Deutschland:

„[…] Frage, ob die Neuraltherapie über die Versichertenkarte zu Lasten der Gesetzlichen Krankenversicherung abgerechnet werden kann, […] Maßstab für die Beurteilung, ob die konkrete Therapie mit Lokalanästhetika, wie auch immer sie bezeichnet wird, von der GKV bezahlt wird, ist das Wirtschaftlichkeitsgebot. Als Anknüpfungspunkt kann Paragraf 70 Absatz 1 SGB V dienen. Danach ist, […] eine bedarfsgerechte und gleichmäßige, dem allgemein anerkannten Stand der medizinischen Erkenntnisse entsprechende Versorgung der Versicherten zu gewährleisten. Die Versorgung der Versicherten muss ausreichend und zweckmäßig sein, darf das Maß des Notwendigen nicht überschreiten und muss in der fachlich gebotenen Qualität sowie wirtschaftlich erbracht werden.' Daran gemessen sind die Varianten der Lokalanästhesie unter den üblichen Bezeichnungen Lokal-Therapie, Segment-Therapie, Ganglien- und Nervenstamm-Anästhesie sowie intravasale Applikation Bestandteil schulmedizinischer Schmerztherapien und wirtschaftlich. Ihre Wirkweisen sind wissenschaftlich erklärbar und nachvollziehbar; ihre Wirksamkeit ist allgemein anerkannt. Sie sind deshalb als kassenüblich einzustufen." [446]

Zusammenfassung

Für das Gesundheitswesen der Schweiz (Grundversicherung) gilt:

- Lokale und segmentale Neuraltherapie entsprechen der lokalen diagnostischen und therapeutischen Lokalanästhesie. Sie gilt als **Schulmedizin** und ist im Anhang 1 der Krankenpflege-Leistungsverordnung (KLV) unter dem Kapitel 2.3 Neurologie inkl. Schmerztherapie und Anästhesie als definitiv leistungspflichtig verankert: als Infiltrationsanästhesie, lokal und regional (lokale und segmentale Neuraltherapie).
- Da pathophysiologisch die Segmentgrenzen wegfallen (Neuroplastizität u. a.), gilt dies auch für die (frühere) „Störfeld-Therapie" (neuromodulatorischer/neuroinflammatorischer Trigger), siehe Kap. 4.

13.1.2 Weitere Studien

Im Rahmen der oben erwähnten Arbeiten haben wir weitere Studien bezüglich der Wirksamkeit durchgeführt.

Studie von Egli et al. 2010

Egli S, Pfister M, Ludin SM, Puente de la Vega, Busato A, Fischer L. Long-term results of therapeutic local anesthesia (neural therapy) in 280 referred refractory chronic pain patients. BMC Complement Altern Med 2015. 15: 200 [130].

Methoden

- 280 überwiesene Patienten mit chronischen Schmerzen (> 3 Monate) und Therapieresistenz gegenüber allen konventionell-medizinischen Behandlungen
- Neuraltherapie (NT) und Nachbeobachtung über 1 Jahr
- Zielgrößen: Schmerz und Medikamentenverbrauch

Resultate

- mittlere Schmerzdauer vor NT: 36 Monate
- mittlere Anzahl neuraltherapeutischer Behandlungen in 1 Jahr: 9,2
- deutliche Besserung in 78 %
- Schmerzfreiheit in 15 %
- Reduktion der Medikamente in 64 %
- Therapieresistenz in 21 %
- keine Nebenwirkungen oder Komplikationen

Schlussfolgerungen

Die Neuraltherapie ist bei chronischen, austherapierten Schmerzpatienten eine effiziente und nebenwirkungsarme Behandlungsmethode.

Die lang anhaltende Wirkung bedeutet neurophysiologisch, dass ein Circulus vitiosus im Schmerzgeschehen durchbrochen wurde (positive Rückkoppelungen, Schmerzgedächtnis).

Studie von Dönges et al. 2005

Dönges A, Fischer L, Marian F, Widmer M, Herren S, Busato A. Evaluation of neural therapy and comparison with conventional medicine: Structure, Process and Outcomes. 2005. Institut für Evaluative Forschung in der Orthopädischen Chirurgie, Universität Bern (A. Busato) und IKOM, Dozentur Neuraltherapie, Universität Bern (L. Fischer) [117].

Methoden

- Vergleich rein konventionelle Grundversorgerpraxen (COM) versus Grundversorgerpraxen mit Integration der Neuraltherapie (NT)
- 4 Stichtage in 12 Monaten
- 191 Praxen mit COM: 3 263 Patienten
- 30 Praxen mit NT: 1127 Patienten

Resultate

In der Neuraltherapiegruppe durchwegs bessere Ergebnisse als in der konventionell-medizinischen Gruppe:

- NT in der Regel nicht additiv, sondern substitutiv
- signifikant weniger Medikamente
- signifikant weniger Arbeitsunfähigkeiten
- bessere Behandlungseffekte
- höhere Patientenzufriedenheit

Studie von Mermod et al. 2008

Mermod J, Fischer L, Staub L, Busato A. Patient satisfaction of primary care for musculoskeletal diseases: A comparison between Neural Therapy and conventional medicine. BMC Complementary and Alternative Medicine 2008, 8: 33. Im Internet: www.biomedcentral.com/1472-6882/8/33. Institut für Evaluative Forschung in der Orthopädischen Chirurgie, Universität Bern (A. Busato) und IKOM, Dozentur Neuraltherapie, Universität Bern (L. Fischer) [340].

Methoden und Resultate

Evaluiert wurden Patienten mit Problemen am Bewegungsapparat in rein konventionell-medizinischen, allgemeinmedizinischen (Grundversorger-)Praxen verglichen mit allgemeinmedizinischen (Grundversorger-)Praxen, die die Neuraltherapie integriert haben.

Über alle Parameter wurden in der Neuraltherapiegruppe bessere Resultate erzielt (im Vergleich zur konventionell-medizinischen Gruppe):

- höhere Patientenzufriedenheit
- bessere Erfüllung der Erwartungen
- Effekt wird signifikant häufiger auf die Behandlung zurückgeführt
- signifikant mehr „positive" Nebeneffekte
- signifikant weniger Arbeitsunfähigkeiten

Studie von Fischer und Pfister 2007

Fischer L, Pfister M. Wirksamkeit der Neuraltherapie bei überwiesenen Patienten mit therapieresistenten chronischen Schmerzen. Schweiz Z Ganzheitsmedizin 2007; 19(1): 30–35 [173].

Kurzzusammenfassung

Eingeschlossen waren alle von Ärzten schriftlich zugewiesenen Schmerzpatienten (n = 72) zur Neuraltherapie, die im Durchschnitt 6 Jahre an der Schmerzkrankheit litten und therapieresistent gegen alle konventionell-medizinischen Maßnahmen (evidenzbasiert) waren. 2 Dritteln der Patienten konnte sehr gut geholfen werden (mit mehrmonatiger Beobachtungszeit). Im Durchschnitt waren lediglich 8,2 neuraltherapeutische Konsultationen insgesamt pro Patient notwendig. Bei mehr als der Hälfte der Patienten konnte der Schmerzmittelverbrauch langfristig gesenkt werden. Verschiedene bereits geplante Operationen (dokumentiert) konnten eingespart werden.

Methoden

- 72 Patienten mit chronischen Schmerzen (50 % muskuloskelettal) und Therapieresistenz gegenüber konventionell-medizinischen Behandlungen
- Neuraltherapie und Nachbeobachtung über mehrere Monate
- Zielgrößen: Schmerz und Medikamentenverbrauch

Resultate

- mittlere Beschwerdedauer vor NT: 6,2 Jahre
- mittlere Anzahl neuraltherapeutischer Behandlungen: 8,2
- deutliche Besserung in 78 %
- Schmerzfreiheit in 25 %
- Reduktion der Medikamente in 60 %
- Therapieresistenz in 20 %

Schlussfolgerungen

Die Neuraltherapie ist bei chronischen, austherapierten Schmerzpatienten eine effiziente und nebenwirkungsarme Behandlungsmethode.

Auch hier bedeutet die lang anhaltende Wirkung neurophysiologisch, dass ein Circulus vitiosus im Schmerzgeschehen durchbrochen wurde (positive Rückkoppelungen, Schmerzgedächtnis).

13.2 Zweckmäßigkeit

In Abwägung von Nutzen und Risiken geht es bei nachgewiesenem Nutzen (siehe Kap. 13.1) insbesondere um Nebenwirkungen und Komplikationen. Im Rahmen der Arbeiten für das Schweizerische Bundesamt für Gesundheit (BAG) haben wir in verschiedenen Ländern, in denen Neuraltherapie angewendet wird, die Zweckmäßigkeit evaluiert.

Die Sicherheit des Procains ist sehr hoch bezüglich Allergie, Toxizität, Schwangerschaft, Teratogenität.

Nebenwirkungen treten äußerst selten auf.

Zwar können durch fehlerhafte Injektionstechnik auch schwere Komplikationen vorkommen (dokumentiert in den untenstehenden Quellen), im Vergleich zur breiten Anwendung auf allen Kontinenten ist die Komplikationsrate jedoch sehr niedrig.

Quellen:

- *Fischer L, Barop H, Maxion-Bergemann S. Health Technology Assessment (HTA) Neuraltherapie nach Huneke, Programm Evaluation Komplementärmedizin (PEK). Im Auftrag Schweizerisches Bundesamt für Gesundheit; 2005 [164]*
- *Fischer L, Ludin SM, Thommen D, Hausammann R. Antrag auf Kostenübernahme durch die obligatorische Krankenpflegeversicherung betreffend*

der Leistung Störfeld-Therapie (Neuraltherapie nach Huneke) an das Schweizerische Bundesamt für Gesundheit; 2010 [179]

13.3 Wirtschaftlichkeit

Die Wirtschaftlichkeit kann nur in Abhängigkeit von Wirksamkeit und Zweckmäßigkeit beurteilt werden.

13.3.1 Studien und Zahlen

Wir haben hier ebenfalls im Rahmen der erwähnten Arbeiten für das Schweizerische Bundesamt für Gesundheit Studien durchgeführt (▶ **Tab. 13.2**) und auch vom Konkordat der Schweizerischen Krankenkassen (SantéSuisse) Zahlen angefordert (▶ **Tab. 13.1**).

Studie von Bissig et al. 2008

Bissig P, Schoeni-Affolter F, Fischer L, Busato A. Is Neural Therapy cheaper than conventional medicine? A comparison of cost structure in Swiss primary care providers – An observational study. [Dissertation]. Bern: Universität Bern; 2008 [66]

Methoden

- Vergleich rein konventionelle Grundversorgerpraxen (COM) versus Grundversorgerpraxen mit Integration der Neuraltherapie (NT)
- 4 Stichtage innerhalb von 10 Monaten
- 202 Praxen mit COM: 3 003 Patienten
- 27 Praxen mit NT: 1100 Patienten

Resultate

- NT signifikant länger und schwerer kranke Patienten als COM
- trotzdem keine Differenz bezüglich der totalen Kosten pro Jahr und Patient
- aber unterschiedliche Kostenstruktur:
  - Konsultationskosten: NT > COM
  - Physiotherapiekosten:COM > NT
  - Medikamentenkosten: COM > NT
  - Laborkosten: COM > NT
- Arbeitsunfähigkeiten: COM > NT
- dokumentierte Einsparung von Operationen in NT

Zusammenfassung

- total generierte Kosten pro Jahr und Patient für Grundversorger mit **ausschließlich konventionell-medizinischen Therapien:** CHF 854,–
- total generierte Kosten pro Jahr und Patient für Grundversorger mit **Integration der Neuraltherapie:** CHF 820,–

▶ **Tab. 13.1** Kostenvergleich (Quelle: Fischer et al. [179]).

SantéSuisse-Zahlen		Jahr 2000	Jahr 2008
totale Kosten	Durchschnittskosten pro Jahr und pro Patient für Grundversorger mit **ausschließlich konventionell-medizinischen Therapien**	CHF 802,–	CHF 950,–
	Durchschnittskosten pro Jahr und pro Patient für Grundversorger **mit Integration der Neuraltherapie**	CHF 732,–	CHF 898,–
Medikamente	Durchschnittskosten pro Jahr und pro Patient für Grundversorger mit **ausschließlich konventionell-medizinischen Therapien**	CHF 410,–	CHF 500,–
	Durchschnittskosten Medikamente pro Jahr und pro Patient für Grundversorger **mit Integration der Neuraltherapie**	CHF 287,–	CHF 386,–

▶ **Tab. 13.2** Kostenvergleich (Quelle: Studer und Busato [456]).

	Grundversorger mit NT	Durchschnitt aller Grundversorger
Konsultationskosten	124 %	100 %
Medikamentenkosten	74 %	100 %
veranlasste (= indirekte) Kosten	63 %	100 %
totale Kosten	93 %	100 %

Zahlen der SantéSuisse

- Grundversorger (Allgemeine Medizin, Allgemeine Innere Medizin)

versus

- Grundversorger mit integrierter Neuraltherapie

► **Tab. 13.1** zeigt die Kosten im Vergleich der Jahre 2000 und 2008 im Überblick [179] .

Die prozentualen Kosten der Grundversorgung mit NT im Vergleich zum Durchschnitt aller Grundversorger gehen aus ► **Tab. 13.2** hervor [456].

13.3.2 Globale Beurteilung der Wirtschaftlichkeit

► **Tab. 13.3** zeigt im Überblick den Vergleich Wirkung/Kosten [179].

Zusammenfassung

Die Studien zeigen, dass allgemeinmedizinische Praxen (Grundversorger), die die Neuraltherapie integriert haben, kostengünstiger sind (bei besserer Wirksamkeit) im Vergleich zu rein konventionell arbeitenden allgemeinmedizinischen Praxen.

► **Tab. 13.3** Wirkung und Kosten: Vergleich Neuraltherapie – konventionelle Therapie (Quelle: Fischer et al. [179]).

Kosten	Wirkung		
	geringer	gleich	größer
höher			
gleich			
tiefer			x

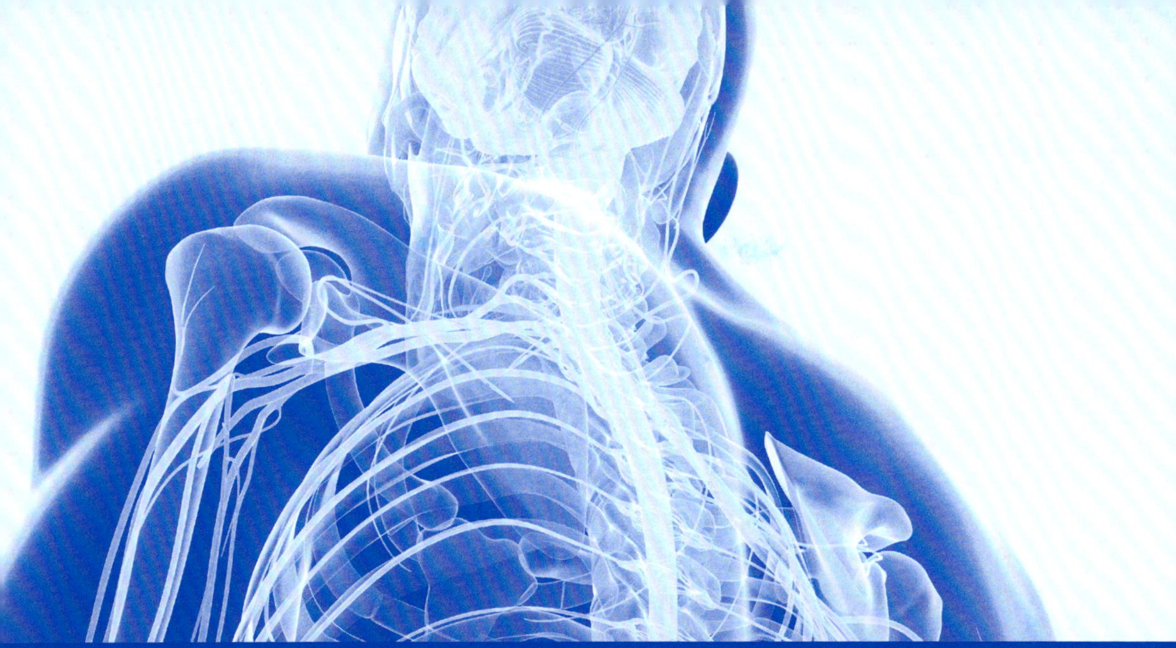

Teil 6 Anhang

14 Literatur

[1] Adamec RE, Stark-Adamec C, Saint-Hilaire JM, Livingston KE. Basic science and clinical aspects of Procain HCl as a limbic system excitant. Prog Neuropsychopharmacol Biol Psychiatry 1985; 9: 109–119

[2] Adler E. Störfeld und Herd im Trigeminusbereich. 4. Aufl. Heidelberg: Verlag für Medizin Dr. E. Fischer; 1990

[3] Adson AW. Cervical ribs: symptoms, differential diagnosis of section of the insertion of the scalenus anticus muscle. J Int Coll Surg 1951; 16: 546

[4] Affaitati G, Fabrizio A, Savini A et al. A randomized, controlled study comparing a lidocaine patch, a placebo patch, and anesthetic injection for treatment of trigger points in patients with myofascial pain syndrome: evaluation of pain and somatic pain thresholds. Clin Ther 2009; 31(4): 705–720

[5] Affaitati G, Costantini R, Fabrizio A et al. Effects of treatment of peripheral pain generators in fibromyalgia patients. Eur J Pain 2011; 15(1): 61–69

[6] Afridi SK, Shields KG, Bhola R, Goadsby PJ. Greater occipital nerve injection in primary headache syndromes – prolonged effects from a single injection. Pain 2006; 122(1–2): 126–129

[7] Agarwal V, Joseph B. Recurrent migratory sympathetically maintained pain syndrome in a child: a case report. J Pediatr Orthop B 2006; 15(1): 73–74

[8] Agassandian K, Fazan VP, Adanina V, Talman WT. Direct projections from the cardiovascular nucleus tractus solitarii to pontine preganglionic parasympathetic neurons: a link to cerebrovascular regulation. J Comp Neurol 2002; 452(3): 242–254

[9] Aguggia M, Cavallini M, Divito N et al. Sleep and primary headaches. Neurol Sci 2011; 32(Suppl1): S 51–S 54

[10] Ahamed SH, Jones NS. What is Sluder's neuralgia? J Laryngol Otol 2003; 117(6): 437–443

[11] Ajijola OA, Shivkumar K. Neural remodeling and myocardial infarction: the stellate ganglion as a double agent. J Am Coll Cardiol 2012; 59(10): 962–964

[12] Albertyn J, Barry R, Odendaal CL. Cluster headache and the sympathetic nerve. Headache 2004; 44(2): 183–185

[13] Aldrete JA, Johnson DA. Evaluation of intracutaneous testing for investigation of allergy to local anesthetic agents. Anesth Analg 1970; 49: 173–183

[14] Aldridge D. The need of individual patients in clinical research. Advances J Mind Body Health 1992; 4: 58–65

[15] Ali Z, Raja SN, Wesselmann U et al. Intradermal injection of norepinephrine evokes pain in patients with sympathetically maintained pain. Pain 2000; 88(2): 161–168

[16] Alkadhi K, Alzoubi K, Aleisa A. Plasticity of synaptic transmission in autonomic ganglia. Prog Neurobiol 2005; 75: 83–108

[17] Alston EN, Parrish DC, Hasan W et al. Cardiac ischemia-reperfusion regulates sympathetic neuropeptide expression through gp130-dependent and independent mechanisms. Neuropeptides 2011; 45 (1): 33–42

[18] Ambrosini A, Vandenheede M, Rossi P et al. Suboccipital injection with a mixture of rapid- and long-acting steroids in cluster headache: a double-blind placebo-controlled study. Pain 2005; 118(1–2): 92–96

[19] Anderson RU, Sawyer T, Wise D et al. Painful myofascial trigger points and pain sites in men with chronic prostatitis/chronic pelvic pain syndrome. J Urol 2009; 182(6): 2753–2758

[20] Angell M. The pharmaceutical industry – to whom is it accountable? N Engl J Med 2000; 342: 1902–1904

[21] Apect A. Expériences basées sur les inégalités de Bell. J Physique 1981; 42: 63–80

[22] Arnold J, Barcena de Arellano ML, Ruster C et al. Imbalance between sympathetic and sensory innervation in peritoneal endometriosis. Brain Behav Immun 2012; 26(1): 132–141

[23] Ashkenazi A, Matro R, Shaw JW et al. Greater occipital nerve block using local anaesthetics alone or with triamcinolone for transformed migraine: a randomised comparative study. J Neurol Neurosurg Psychiat 2008; 79(4): 415–417

[24] Ashkenazi A. Allodynia in cluster headache. Curr Pain Headache Rep 2010; 14(2): 140–144

[25] Ashkenazi A, Blumenfeld A, Napchan U et al. Peripheral nerve blocks and trigger point injections in headache management – a systematic review and suggestions for future research. Headache 2010; 50 (6): 943–952

[26] Ashkenazi A, Matro R, Shaw JW et al. Greater occipital nerve block using local anaesthetics alone or with triamcinolone for transformed migraine: a ran-

domised comparative study. J Neurol Neurosurg Psychiat 2008; 79(4): 415–417

[27] Athenstaedt H. Pyroelectric and piezoelectric property of vertebrates. Ann New Acad Sc 1974; 238: 68–110

[28] Atluri S, Datta S, Falco FJ, Lee M. Systematic review of diagnostic utility and therapeutic effectiveness of thoracic facet joint interventions. Pain Physician 2008; 11(5): 611–629

[29] Avnon Y, Nitzan M, Sprecher E et al. Autonomic asymmetry in migraine: augmented parasympathetic activation in left unilateral migraineurs. Brain 2004; 127(9): 2099–2108

[30] Baar HA. Schmerzbehandlung in Praxis und Klinik. Berlin, Heidelberg, New York: Springer; 1987

[31] Badtke G, Mudra J. Neuraltherapie – Lehrbuch und Atlas. Berlin: Ullstein-Mosby; 1994

[32] Bahekar AA, Singh S, Saha S et al. The prevalence and incidence of coronary heart disease is significantly increased in periodontitis: a meta-analysis. Am Heart J 2007; 154: 830–837

[33] Bailey DM, Bartsch P, Cooper MA. Electron paramagnetic resonance spectroscopic evidence of increased free radical generation and selective damage to skeletal muscle following lightning injury. High Alt Med Biol 2003; 4(3): 281–289

[34] Barbagli P, Bollettin R. Therapy of articular and periarticular pain with local anesthetics (neural therapy a. t. Huneke). Long and short term results. Minerva Anesthesiol 1998; 64(1–2): 35–43

[35] Baron R, Blumberg H, Jänig W. Clinical characteristics of patients with CRPS type 1 and type 2 in Germany with special emphasis on vasomotor function. In: Jänig W, Stanton-Hicks M, eds. Reflex Sympathetic Dystrophy – A Reappraisal. Progress in Pain Research and Management. Vol 6. Seattle: IASP Press; 1996: 25–28

[36] Baron R, Jänig W. Schmerzsyndrome mit kausaler Beteiligung des Sympathikus. Anästhesist 1998; 4–23

[37] Baron R, Levine JD, Fields HL. Causalgia and reflex sympathetic dystrophy: does the sympathetic nervous system contribute to the generation of pain? Muscle Nerve 1999; 22(6): 678–695

[38] Baron R, Wasner G, Borgstedt R et al. Effect of sympathetic activity on capsaicin-evoked pain, hyperalgesia, and vasodilatation. Neurology 1999; 52(5): 923–932

[39] Baron R. Peripheral neuropathic pain: from mechanisms to symptoms. Clin J Pain 2000; 16(2): 12–20

[40] Baron R, Raja SN. Role of adrenergic transmitters and receptors in nerve and tissue injury related pain. In: Malmberg AB, Chaplan SR, eds. Mechanisms and Mediators of Neuropathic Pain. Basel: Birkhäuser; 2002: 174

[41] Baron R, Schattschneider J et al. Relation between sympathetic vasoconstrictor activity and pain and hyperalgesia in complex regional pain syndromes: a case-control study. Lancet 2002; 11(359/9318): 1655–1660

[42] Baron R, Binder A, Ulrich W, Maier C. Komplexe regionale Schmerzsyndrome. Schmerz 2003; 17(3): 213–226

[43] Baron R, Jänig W. Sympathetically maintained pain. In: Bountra C, Munglani R, Schmidt WK, eds. Pain. New York: Marcel Dekker; 2003: 309–320

[44] Baron R, Binder A. Wie neuropathisch ist die Lumboischialgie? Das Mixed-pain-Konzept. Orthopäde 2004; 33(5): 568–575

[45] Barop H. Gutachten über Procain zur Anwendung in der Neuraltherapie nach Huneke. Gutachten, eingereicht dem Bundesgesundheitsamt Berlin als Beitrag für die Erstellung der Procain-Monographie. 1991

[46] Barop H. Lehrbuch und Atlas der Neuraltherapie nach Huneke. Stuttgart: Hippokrates; 1996

[47] Barop H, Fischer L. Neuraltherapie. In: Kraft K, Stange R, Hrsg. Lehrbuch Naturheilverfahren. Stuttgart: Hippokrates; 2010: 432–448

[48] Barrett SA. A Critical Look at Cavitational Osteopathosis, NICO, and „Biological Dentistry". Internet Communication; 2008

[49] Bayer D et al. Trigeminal Neuralgia. An Overview. Oral Surg Oral Med Oral Pathol 1979; 48: 393–399

[50] Becke H. Neuraltherapie bei Kreuzschmerz und Migräne. Stuttgart: Hippokrates; 1991

[51] Becke H, Gerlich B. Neuraltherapeutische Behandlungsergebnisse der Migräne. Ärztez f Naturheilverf 1991; 32(9): 716–720

[52] Becke M. Procain und die Diskussion um die Allergie. Ärztez f Naturheilverf 1996; 908: 912

[53] Becker A. Die kombinierte Störfeld-Segmentbehandlung in der Neuraltherapie nach Huneke. Erfahrungsheilkunde 1978; 1: 12–15

[54] Beek WJ van de, Remarque EJ, Westendorp RG, Hilten JJ van. Innate cytokine profile in patients with complex regional pain syndrome is normal. Pain 2001; 91(3): 259–261

[55] Belles B, Giebel J. Persönliche Mitteilung nach Studium anatomischer Präparate. Universität Greifswald; 2012

[56] Bellinger DL, Millar BA, Perez S et al. Sympathetic modulation of immunity: relevance to disease. Cell Immunol 2008; 252(1–2): 27–56

[57] Benias PC, Wells RG, Sackey-Aboagye B et al. Structure and Distribution of an Unrecognized Interstitium in Human Tissues. Sci Rep 2018; 8(1): 4947. doi:10.1038/s41598-018-23062-6

[58] Bergouignan H, Benoit P, Boussagol P, Brun G. Neuralgic syndrome of dental origin simulating an essential facial neuralgia. Rev Odontostomatol Midi Fr 1969; 27(2): 124–125

[59] Bergsmann O, Bergsmann R. Projektionssymptome. 2. Aufl. Wien: Facultas; 1992

[60] Beyer W. Heilanästhesie und ihre Bedeutung für Chirurgie. Zentralblatt für Chirurgie 1953; 15: 609–616

[61] Bhowmick S, Singh A, Flavell RA et al. The sympathetic nervous system modulates CD4(+)FoxP3(+) regulatory T cells via a TGF-beta-dependent mechanism. J Leukoc Biol 2009; 86(6): 1275–1283

[62] Bielefeldt K, Lamb K, Gebhart G. Convergence of sensory pathways in the development of somatic and visceral hypersensitivity. Am J Physiol Gastrointest Liver Physiol 2006; 291(4): G 658–665

[63] Bimstein E, Wilson J, Guelmann M, Primosch RE. The relationship between oral and demographic characteristics of children with asthma. J Clin Pediatr Dent 2007; 31(2): 86–89

[64] Birklein F, Sittl R, Spitzer A et al. Sudomotor function in sympathetic reflex dystrophy. Pain 1997; 69(1–2): 49–54

[65] Birklein F. Complex regional pain syndrome. J Neurol 2005; 252: 131–138

[66] Bissig P, Schöni-Affolter F, Fischer L, Busato A. Is neural therapy cheaper than conventional medicine? A comparison of cost structure in Swiss primary care providers – An observational study [Dissertation]. Bern: Universität Bern; 2008

[67] Bleys RL, Cowen T. Innervation of cerebral blood vessels: morphology, plasticity, age-related, and Alzheimer's disease-related neurodegeneration. Microsc Res Tech 2001; 53(2): 106–118

[68] Blumberg H, Hoffmann U, Mohadjer M, Scheremet R. Sympathetic nervous system and pain: a clinical reappraisal. Behav Brain Sci 1997; 20(3): 426–434

[69] Bodenheimer T. Uneasy alliance – clinical investigators and the pharmaceutical industry. N Engl J Med 2000; 342: 1539–1544

[70] Bogduk N. A narrative review of intra-articular corticosteroid injections for low back pain. Pain Med 2005; 6(4): 287–296

[71] Bohm D. Wholeness and the implicate order. London: Routledge and Kegan Paul; 1980

[72] Boisse L, Chisholm SP, Lukewich MK, Lomax AE. Clinical and experimental evidence of sympathetic neural dysfunction during inflammatory bowel disease. Clin Exp Pharmacol Physiol 2009; 36(10): 1026–1033

[73] Bonavita V, De SR. Pain as an evolutionary necessity. Neurol Sci 2011; 32(Suppl1): S 61–S 66

[74] Bouquot JE et al. Neuralgia-inducing cavitational osteonecrosis (NICO). Oral Pathology 1992; 73: 307–319

[75] Brand H. Neural therapy in cases with tinnitus. Wien Med Wochenschr 1983; 133(21): 545–547

[76] Breebart AC, Bijlsma JW, van Eden W. 16-year remission of rheumatoid arthritis after unusually vigorous treatment of closed dental foci. Clin Exp Rheumatol 2002; 20: 555–557

[77] Broggi G, Messina G, Franzini A. Cluster headache and TACs: rationale for central and peripheral neuromodulation. Neurol Sci 2009; 30(Suppl1): S 75–S 79

[78] Brügger A. Die Erkrankungen des Bewegungsapparates und seines Nervensystems. Stuttgart: Fischer; 1980

[79] Buddecke E. Grundriss der Biochemie. Berlin: De Gruyter; 1974

[80] Burns B, Watkins L, Goadsby PJ. Treatment of medically intractable cluster headache by occipital nerve stimulation: long-term follow-up of eight patients. Lancet 2007; 369(9567): 1099–1106

[81] Burwash IG, Morgan DE, Koilpillai CJ et al. Sympathetic stimulation alters left ventricular relaxation and chamber size. Am J Physiol 1993; 264(1 Pt 2): R1–R7

[82] Busch V, Frese A, Bartsch T. Der trigeminozervikale Komplex. Integration peripherer und zentraler Mechanismen in primären Kopfschmerzsyndromen. Schmerz 2004; 18(5): 404–410

[83] Busch V, Jakob W, Juergens T et al. A occipital nerve blockade in chronic cluster headache patients and functional connectivity between trigeminal and occipital nerves. Cephalalgia 2007; 27(11): 1206–1214

[84] Bussone G. Cluster headache: from treatment to pathophysiology. Neurol Sci 2008; 29(Suppl1): S 1–S 6

[85] Caduff JH, Fischer L, Burri PH. Scanning electron microscope study of the developing microvasculature in the postnatal rat lung. Anat Rec 1986; 216: 154–164

[86] Calandre EP, Hidalgo J, Garcia-Leiva JM et al. Myofascial trigger points in cluster headache patients: a case series. Head Face Med 2009; 4: 32

[87] Caspary L, Creutzig A. Raynaud-Phänomen – Aktuelle Diagnostik und Therapie. Dtsch Med Wochenschr 2006; 131(21): 1223–1227

[88] Cassuto D, Sinclair R, Bonderovic M. Anti-inflammatory properties of local anesthetics and their present and potential clinical implications. Acta Anaesthesiol Scand 2006; 50: 265–282

[89] Castiglioni P, Caldara G, Di RM, Parati G. Where is the fractal component of heart rate spectra hiding? Anesth Analg 2010; 110(6):1752–1753

[90] Ceccaroni M, Clarizia R, Cosma S et al. Cyclic sciatica in a patient with deep monolateral endometriosis infiltrating the right sciatic nerve. J Spinal Disord Tech 2011; 24(7): 474–478

[91] Cencetti S, Lagi A, Cipriani M et al. Autonomic control of the cerebral circulation during normal and impaired peripheral circulatory control. Heart 1999; 82(3): 365–372

[92] Cepeda MS, Carr DB, Lau J. Local anesthetic sympathetic blockade for complex regional pain syndrome. Cochrane Database Syst Rev 2010; (1): CD004598

[93] Cepeda MS, Lau J, Carr DB. Defining the therapeutic role of local anesthetic sympathetic blockade in complex regional pain syndrome: a narrative and systematic review. Clin J Pain 2002; 18(4): 216–233

[94] Chabal C, Jacobson L, Russell LC, Burchiel KJ. Pain response to perineuronal injection of normal saline, epinephrine, and lidocaine in humans. Pain 1992; 49(1): 9–12

[95] Challapalli V, Tremont-Lukats IW, McNicol ED et al. Systemic administration of local anesthetic agents to relieve neuropathic pain. Cochrane Database Syst Rev 2009; (1): CD003345

[96] Check JH, Katsoff D, Kaplan H et al. A disorder of sympathomimetic amines leading to increased vascular permeability may be the etiologic factor in various treatment refractory health problems in women. Med Hypotheses 2008; 70(3): 671–677

[97] Chien SQ, Li C, Li H et al. Sympathetic fiber sprouting in chronically compressed dorsal root ganglia without peripheral axotomy. J Neuropathic Pain Symptom Palliation 2005; 1: 19–23

[98] Chrousos GP. The hypothalamic-pituitary-adrenal axis and immune-mediated inflammation. N Engl J Med 1995; 332(20): 1351–1362

[99] Chung K, Chung JM. Sympathetic sprouting in the dorsal root ganglion after spinal nerve ligation: evidence of regenerative collateral sprouting. Brain Res 2001; 895(1–2): 204–212

[100] Clifford PS, Buckwalter JB, Hamann JJ. Attenuated sympathetic vasoconstriction in contracting muscles: just say NO. J Physiol 2002; 540(Pt 1):2

[101] Cooke JP, Marshall JM. Mechanisms of Raynaud's disease. Vasc Med 2005; 10(4): 293–307

[102] Coombes BK, Bisset L, Vicenzino B. Efficacy and safety of corticosteroid injections and other injections for management of tendinopathy: a systematic review of randomised controlled trials. Lancet 2010; 376(9754): 1751–1767

[103] Cornelissen P, van Kleef M, Mekhail N et al. Evidence-based interventional pain medicine according to clinical diagnoses. 3. Persistent idiopathic facial pain. Pain Pract 2009; 9(6): 443–448

[104] Costa A, Pucci E, Antonaci F et al. The effect of intranasal cocaine and lidocaine on nitroglycerin-induced attacks in cluster headache. Cephalalgia 2000; 20 (2): 85–91

[105] Costen JB: Neuralgias and ear symptoms associated with disturbed function of the temporomandibular joint. J Amer med Ass 1936; 107: 252

[106] Costen JB: Syndrome of the ear and sinus symptoms dependent on disturbed function of the temporomandibular joint. Ann Otol 1934; 43: 1

[107] Cousins MJ, Bridenbaugh PO. Neural blockade in clinical anesthesia and management of pain. 2nd ed. London, Philadelphia: Lippincott; 1988

[108] Covino BG. Toxicity and systemic effects of local anesthetic agents. In: Strichartz GR. ed. Local anesthetics. Handbook of experimental pharmacology. Heidelberg, New York: Springer; 1987

[109] Dauphin F, Linville DG, Hamel E. Cholinergic dilatation and constriction of feline cerebral blood vessels are mediated by stimulation of phosphoinositide metabolism via two different muscarinic receptor subtypes. J Neurochem 1994; 63(2): 544–551

[110] Davidoff F, De Angelis CD, Drazen JM et al. Sponsorship, authorship and accountability. N Engl J Med 2001; 345: 825–826

[111] De Jung B. Schmerzmedizin 2004 – Unsere Probleme sind nicht gelöst. In: Fischer L. Hrsg. Der chronische Schmerz – eine interdisziplinäre Herausforderung. Bern: Peter Lang; 2006

[112] Deeks JJ, Dinnes J, D'Amico R et al. Evaluating non-randomised intervention studies. Health Technol Assess 2003; 7(27): iii-x, 1

[113] Del Rey A, Wolff C, Wildmann J et al. Disrupted brain-immune system-joint communication during experimental arthritis. Arthritis Rheum 2008; 58 (10): 3090–3099

[114] Delis KT, Lennox AF, Nicolaides AN, Wolfe JH. Sympathetic autoregulation in peripheral vascular disease. Br J Surg 2001; 88(4): 523–528

[115] Dinenno FA, Joyner MJ. Blunted sympathetic vasoconstriction in contracting skeletal muscle of healthy humans: is nitric oxide obligatory? J Physiol 2003; 553(Pt 1): 281–292

[116] Distler M, Distler J, Ciurea A et al. Evidenzbasierte Therapie des Raynaud Syndroms. Z Rheumatol 2006; 65(4): 285–289

[117] Dönges A, Fischer L, Busato A et al. Evaluation of neural therapy and comparison with conventional medicine: Structure, Process and Outcomes, 2005. Institut für Evaluative Forschung in der Orthopädischen Chirurgie, Universität Bern (A. Busato) und IKOM, Dozentur Neuraltherapie, Universität Bern (L. Fischer); 2005

[118] Dorsher PT. Myofascial referred-pain data provide physiologic evidence of acupuncture meridians. J Pain 2009; 10(7): 723–731

[119] Dosch P. Die Beseitigung von Commotio- und Contusio-cerebri-Folgen mit Impletol. Erfahrungsheilkunde 1965; 14 (3): 101–108

[120] Dosch P. Procain auch gegen Schlangengift? Aktuelle Beiträge zur Neuraltherapie nach Huneke. Vol. 15. Heidelberg: Haug; 1994

[121] Dosch P. Lehrbuch der Neuraltherapie nach Huneke. 14. Aufl. Heidelberg: Haug; 1995

[122] Drazen JM, Curfman GD. Financial associations of authors. N Engl J Med 2002; 346: 1901–1902

[123] Drummond PD, Lipnicki DM. Noradrenaline provokes axon reflex hyperaemia in the skin of the human forearm. J Auton Nerv Syst 1999; 77(1): 39–44

[124] Drummond PD. Noradrenaline increases hyperalgesia to heat in skin sensitized by capsaicin. Pain 1995; 60(3): 311–315

[125] Drummond PD. Mechanisms of autonomic disturbance in the face during and between attacks of cluster headache. Cephalalgia 2006; 26(6): 633–641

[126] Edwards CM, Marshall JM, Pugh M. The cutaneous vasoconstrictor response to venous stasis is normal in subjects with primary Raynaud's disease. Clin Auton Res 1999; 9(5): 255–262

[127] Egawa H, Okuda Y, Kitajima T, Minami J. Assessment of QT interval and QT dispersion following stellate ganglion block using computerized measurements. Reg Anesth Pain Med 2001; 26(6): 539–544

[128] Eggli P, Fischer L. Vegetatives Nervensystem. In: Fischer L, Peuker ET, Hrsg. Lehrbuch Integrative Schmerztherapie. Stuttgart: Haug; 2011: 17–26

[129] Egli S, Pfister M, Ludin SM, Busato A, Fischer L et al. Können Lokalanästhetika (Neuraltherapie) bei überwiesenen, therapieresistenten, chronischen Schmerzpatienten einen Circulus vitiosus durchbrechen? Neurophysiologie und klinische Daten [Dissertation]. Bern: Universität Bern; 2010

[130] Egli S, Pfister M, Ludin SM, Puente de la Vega K, Busato A, Fischer L. Long-term results of therapeutic local anesthesia (neural therapy) in 280 referred refractory chronic pain patients. BMC Complement Altern Med 2015; 15: 200. doi: 10.1186/s12906-015-0735-z

[131] Egloff N, Sabbioni ME, Salathe C et al. Nondermatomal somatosensory deficits in patients with chronic pain disorder: clinical findings and hypometabolic pattern in FDG-PET. Pain 2009; 145(1–2): 252–258

[132] Eippert F, Finsterbusch J, Bingel U, Buchel C. Direct evidence for spinal cord involvement in placebo analgesia. Science 2009; 326(5951): 404

[133] Eisenberg W, Remer U, Trimper S et al. Synergie, Syntropie, nicht-lineare Systeme. Heft 1. Dynamik und Synergetik. Leipzig: Verlag im Wissenschaftszentrum; 1995

[134] Eken C, Durmaz D, Erol B. Successful treatment of a persistent renal colic with trigger point injection. Am J Emerg Med 2009; 27(2): 252

[135] El Fakir Y, Jiddane M, Abid A. Thrombophlebitis of the cavernous sinus of dental origin. Rev Stomatol Chir Maxillofac 1993; 94(1): 55–59

[136] Elenkov IJ, Wilder RL, Chrousos GP, Vizi ES. The sympathetic nerve – an integrative interface between two supersystems: the brain and the immune system. Pharmacol Rev 2000; 52(4): 595–638

[137] Engel R, Barop H, Giebel J, Ludin S, Fischer L. Der Einfluss der Modernen Neurophysiologie auf die Definition des Segmentes und des Störfeldes in der Neuraltherapie. In Publikation.

[138] Eriksson E. Atlas der Lokalanästhesie. Berlin, Heidelberg, New York: Springer; 1980

[139] Ernsberger U, Rohrer H. Development of the cholinergic neurotransmitter phenotype in postganglionic sympathetic neurons. Cell Tissue Res 1999; 297(3): 339–361

[140] Esteller M. DNA methylation and cancer therapy: new developments and expectations. Curr Opin Oncol 2005; 17: 55–60

[141] Evers S, Voss H, Bauer B et al. Peripheral autonomic potentials in primary headache and drug-induced headache. Cephalalgia 1998; 18(4): 216–221

[142] Fabri GM, Siqueira SR, Simione C et al. Refractory craniofacial pain: is there a role of periodontal disease as a comorbidity? Arq Neuropsiquiatr 2009; 67(2B): 474–479

[143] Falkenburg F. Teilchenmetaphysik. 2. Aufl. Heidelberg, Berlin, Oxford: Spektrum; 1995

[144] Fernandez-Carnero J, Ge HY, Kimura Y et al. Increased spontaneous electrical activity at a latent myofascial trigger point after nociceptive stimulation of another latent trigger point. Clin J Pain 2010; 26(2): 138–143

[145] Fernandez-de-las-Penas C, Cuadrado ML, Arendt-Nielsen L et al. Myofascial trigger points and sensitization: an updated pain model for tension-type headache. Cephalalgia 2007; 27(5): 383–393

[146] Fernandez-de-las-Penas C, Cuadrado ML, Pareja JA. Myofascial trigger points, neck mobility, and forward head posture in episodic tension-type headache. Headache 2007; 47(5): 662–672

[147] Fernandez-de-las-Penas C, Ortega-Santiago R, Cuadrado Ml et al. Bilateral widespread mechanical pain hypersensitivity as sign of central sensitization in patients with cluster headache. Headache 2011; 51(3): 384–391

[148] Ferrero S, Haas S, Remorgida V et al. Loss of sympathetic nerve fibers in intestinal endometriosis. Fertil Steril 2010; 94(7): 2817–2819

[149] Feynman RP. QED-Quantenelektrodynamik. 3. Aufl. München: Piper; 1990

[150] Fischer L. Neuraltherapie in der Notfallmedizin. Ärztez Naturheilverf 1995; 9: 676–685

[151] Fischer L. Myofasciale Trigger-Punkte und Neuraltherapie nach Huneke. Erfahrungsheilkunde 1998; 47(3): 117–126

[152] Fischer L. Die Untersuchung der Schulter in der Praxis. Praxis 1999; 88(44): 1815–1824

[153] Fischer L. Einfache Untersuchungs- und Injektionstechnik am Iliosakralgelenk. Erfahrungsheilkunde 1999; 48(3): 159–166

[154] Fischer L. Proliferationstherapie. Das Bulletin 2000; 7: 1–2

[155] Fischer L. Zu den Grundlagen der Neuraltherapie: Selbstorganisation in der Biologie. In: Reimers A, Hrsg. Kongressband Jubiläumskongress Int. Gesellschaft für Neuraltherapie nach Huneke. Mexiko City; 2000

[156] Fischer L. Autoorganización en la Biologia. Terapia Natural 2001; 6: 4–14

[157] Fischer L. Der Zweitschlag nach Speranski – Parallelen zur Klinik und zu neuen Wissenschaftstheorien. In: Dosch P, Barop H, Hahn-Goddefroy JD, Hrsg. Neuraltherapie nach Huneke. Stuttgart: Haug; 2002: 81–87

[158] Fischer L. Kopfschmerz und Sympathikus. Pathophysiologie und Therapie aus Sicht der Neuraltherapie nach Huneke. Ärztez Naturheilverf 2002; 43(2): 105–114

[159] Fischer L. Neuraltherapie und moderne Physik. In: Dosch P, Barop H, Hahn-Goddefroy JD, Hrsg. Neuraltherapie nach Huneke. Stuttgart: Haug; 2002: 19–26

[160] Fischer L. Störfeld im Wandel der Zeit. Ganzheitsmedizin 2002; 15: 15–20

[161] Fischer L. Neuraltherapie nach Huneke. Stellenwert bei der Behandlung von Infektionskrankheiten. Schweiz Z Ganzheitsmed 2003; 4: 157

[162] Fischer L. Pathophysiologie des Schmerzes und Neuraltherapie. Praxis 2003; 92: 2051–2059

[163] Fischer L. Weshalb Ganglientechniken? In: Ortner W, Harsieber R, Hrsg. Störfeld – Moderne Schmerztherapie – Tiefe Ganglientechniken. Forum Neuraltherapie der ONR 2003, RHV Wien 2004: 42–53

[164] Fischer L, Barop H, Maxion-Bergemann S. Health Technology Assessment Neuraltherapie nach Huneke. PEK des Schweizerischen Bundesamtes für Gesundheit; 2005

[165] Fischer L, Hrsg. Der chronische Schmerz – eine interdisziplinäre Herausforderung. Bern: Lang; 2006

[166] Fischer L. Pathophysiologie des Schmerzes – die Logik der Neuraltherapie. In: Fischer L, Hrsg. Der chronische Schmerz – eine interdisziplinäre Herausforderung. Bern: Peter Lang; 2006

[167] Fischer L. Physikalische und neurobiologische Prinzipien. In: Liem T, Hrsg. Morphodynamik in der Osteopathie. 2. Aufl. Stuttgart: Haug; 2014: 64–86

[168] Fischer L. Die Entscheidungsfreiheit in der Arztpraxis im Wandel. In: Ausfeld-Hafter B, Hrsg. Medizin und Macht. Bern: Peter Lang; 2007

[169] Fischer L. Mit Nadeln dem Schmerz zu Leibe rücken. Neuraltherapie. Bern: Uni Press. Forschung und Wissenschaft an der Universität Bern 2007; 133: 15–16

[170] Fischer L. Neuraltherapie nach Huneke. Neurophysiologie, Injektionstechnik und Therapievorschläge. 3. Aufl. Stuttgart: Hippokrates; 2007
Ausgabe in spanischer Sprache, 2000 und 2011. Ausgabe in russischer Sprache, 2004. Ausgabe in arabischer Sprache, 2007

[171] Fischer L. Voraussetzungen für eine valide Einzelfallkasuistik. Kompl Integr Med 2007; 12: 51

[172] Fischer L. Wie Lokalanästhetika chronische Schmerzen kontrollieren können. Hausarztpraxis 2007; 40–43

[173] Fischer L, Pfister M. Wirksamkeit der Neuraltherapie bei überwiesenen Patienten mit therapieresistenten

chronischen Schmerzen. Schweiz Z Ganzheitsmedizin 2007; 19/1: 30–35

[174] Fischer L. Antagonismus und Synergismus im Autonomen Nervensystem – Therapeutische Nutzbarkeit. In: Thurneysen A, Hrsg. Kontraste in der Medizin: Zur Dialektik gesundheitlicher Prozesse. Bern: Peter Lang; 2009

[175] Fischer L. Das Ganglion pterygopalatinum. In: Weinschenk S, Hrsg. Handbuch Neuraltherapie. München: Elsevier; 2010

[176] Fischer L. Das Ganglion stellatum. In: Weinschenk S, Hrsg. Handbuch Neuraltherapie. München: Elsevier; 2010

[177] Fischer L. Neuraltherapie. Schweiz Z Ganzheitsmed 2010; 22: 114–116

[178] Fischer L. Neurophysiologische Grundlagen: Reflexmechanismen, Schmerzgedächtnis und Neuraltherapie. In: Weinschenk S, Hrsg. Handbuch Neuraltherapie. München: Elsevier; 2010

[179] Fischer L, Ludin SM, Thommen D, Hausammann R. Antrag auf Kostenübernahme durch die obligatorische Krankenpflegeversicherung betreffend der Störfeld-Therapie (Neuraltherapie nach Huneke) an das Schweizerische Bundesamt für Gesundheit. 2010

[180] Fischer L, Papathanasiou G, Weinschenk S, Zieglgänsberger W. Neurophysiologie des Schmerzes. In: Weinschenk S, Hrsg. Handbuch Neuraltherapie. München: Elsevier; 2010

[181] Fischer L, Barop H. Neuraltherapie. In: Fischer L, Peuker ET, Hrsg. Lehrbuch Integrative Schmerztherapie. Stuttgart: Haug; 2011: 174–195

[182] Fischer L, Peuker ET, Hrsg. Lehrbuch Integrative Schmerztherapie. Stuttgart: Haug; 2011

[183] Fischer L. Neuraltherapie. In: Baron R, Koppert W, Strumpf M, Willweber-Strumpf A, Hrsg. Praktische Schmerztherapie. 2. Aufl. Springer; 2011

[184] Fischer L. Neuraltherapie. In: Agarwal K, Hrsg. Ganzheitliche Schmerztherapie. Stuttgart: Haug; 2013: 61–68

[185] Fischer L, Ludin SM, Puente de la Vega K, Sturzenegger M. Neuralgia of the Glossopharyngeal Nerve in a Patient with Posttonsillectomy Scarring: Recovery after Local Infiltration of Procaine – Case Report and Pathophysiologic Discussion. Hindawi. Case Reports in Neurological Medicine; 2015: Article ID 560546

[186] Freeman MD, Nystrom A, Centeno C. Chronic whiplash and central sensitization; an evaluation of the role of a myofascial trigger points in pain modulation. J Brachial Plex Peripher Nerve Inj 2009; 4: 2

[187] Frese A, Schilgen M, Husstedt IW, Evers S. Pathophysiologie und Klinik zervikogener Kopfschmerzen. Schmerz 2003; 17(2): 125–130

[188] Fukai K, Takiguchi T, Ando Y et al. Associations between functional tooth number and physical complaints of community-residing adults in a 15-year cohort study. Geriatr Gerontol Int 2009; 9(4): 366–371

[189] Furness JB. Intestinofugal neurons and sympathetic reflexes that bypass the central nervous system. J Comp Neurol 2003; 455: 281–284

[190] Furness JB. The organisation of the autonomic nervous system: Peripheral connections. Auton Neurosci 2006; 130: 1–5

[191] Gallacchi G. Schmerzdiagnostik. In: Fischer L, Peuker ET, Hrsg. Lehrbuch Integrative Schmerztherapie. Stuttgart: Haug; 2011: 71–80

[192] Gao Z, Xu Z, Hung MS et al. Procaine and procainamide inhibit the Wnt canonical pathway by promoter demethylation of WIF-1 in lung cancer cells. Oncol Rep 2009; 22: 1479–1484

[193] Garcia-Cosamalon J, del Valle ME, Calavia MG et al. Intervertebral disc, sensory nerves and neurotrophins: who is who in discogenic pain? J Anat 2010; 217(1): 1–15

[194] Garcia-Leiva JM, Hidalgo J, Rico-Villademoros F et al. Effectiveness of ropivacaine trigger points inactivation in the prophylactic management of patients with severe migraine. Pain Med 2007; 8(1): 65–70

[195] Garcia-Poblete E, Fernandez-Garcia H, Moro-Rodriguez E et al. Sympathetic sprouting in dorsal root ganglia: a recent histological finding? Histol Histopathol 2003; 18(2): 575–586

[196] Gardner MJ, Kimber S, Johnstone DE et al. The effects of unilateral stellate ganglion blockade on human cardiac function during rest and exercise. J Cardiovasc Electrophysiol 1993; 4(1): 2–8

[197] Garneau SY, Deschamps A, Couture P et al. Preliminary experience in the use of preoperative echo-guided left stellate ganglion block in patients undergoing cardiac surgery. J Cardiothorac Vasc Anesth 2011; 25(1): 78–84

[198] Gay D, Dick G, Upton G. Multiple sclerosis associated with sinusitis: case control study in general practice. The Lancet 1986; 815–819

[199] Ge HY, Fernandez-de-las-Penas C, Arendt-Nielsen L. Sympathetic facilitation of hyperalgesia evoked from myofascial tender and trigger points in patients with unilateral shoulder pain. Clin Neurophysiol 2006; 117(7): 1545–1550

[200] Ge HY, Nie H, Madeleine P et al. Contribution of the local and referred pain from active myofascial trigger points in fibromyalgia syndrome. Pain 2009; 147(1–3): 233–240

[201] Gerber C, Krushell RJ. Isolated rupture of the tendon of the subscapularis muscle. Clinical features in 16 cases. J Bone Joint Surg 1991; 73-B(3): 389–394

[202] Gibson RG, Gibson SL. Neural therapy in the treatment of multiple sclerosis. J Altern Complement Med 1999; 5(6): 543–552

[203] Giri S, Nixdorf D. Sympathetically maintained pain presenting first as temporomandibular disorder, then as parotid dysfunction. J Can Dent Assoc 2007; 73(2): 163–167

[204] Glonti TI, Malashkiia JA, Chaikvishvili TS. On the role of chronic odontogenic infection in the genesis of neurologic disorders. Klin Med (Mosk) 1968; 46(1): 112–115

[205] Gnädinger M. Irrungen und Wirrungen der Forschung in der hausärztlichen Praxis. Schweiz Ärztezeitung 2004; 85(7): 317

[206] Goadsby PJ, Edvinsson L. The trigeminovascular system and migraine: studies characterizing cerebrovascular and neuropeptide changes seen in humans and cats. Ann Neurol 1993; 33(1): 48–56

[207] Goadsby PJ. New targets in the acute treatment of headache. Curr Opin Neurol 2005; 18(3): 283–288

[208] Goadsby PJ, Bartsch T, Dodick DW. Occipital nerve stimulation for headache: mechanisms and efficacy. Headache 2008; 48(2): 313–318

[209] Goadsby PJ, Cohen AS. Neues zur Pathophysiologie und Therapie der trigeminoautonomen Kopfschmerzsyndrome. Schmerz 2008; 22(Suppl 1): 7–10

[210] Goadsby PJ. Cervicogenic headache: a pain in the neck for some neurologists? Lancet Neurol 2009; 8(10): 875–877

[211] Gobel S, Bink JM. Degenerative changes in primary trigeminal axons and in neurons in nucleus caudalis following tooth pulp exstirpations in the cat. Brain Research 1977; 132: 347–354

[212] Gofeld M, Faclier G. Bilateral pain relief after unilateral thoracic percutaneous sympathectomy. Can J Anaesth 2006; 53(3): 258–262

[213] Gold-Szklarski K. Arbeitsbuch Neuraltherapie. Wien: Facultas; 2009

[214] Gonzales R, Goldyne ME, Taiwo YO, Levine JD. Production of hyperalgesic prostaglandins by sympathetic postganglionic neurons. J Neurochem 1989; 53(5): 1595–1598

[215] Gotsman I, Lotan C, Soskolne WA et al. Periodontal destruction is associated with coronary artery disease and periodontal infection with acute coronary syndrome. J Periodontol 2007; 78(5): 849–858

[216] Gottschalk A, Gottschalk A. Kontinuierliche Wundinfusion von Lokalanästhetika. Stellenwert in der postoperativen Schmerztherapie. Anaesthesist 2010; 59 (12): 1076–1082

[217] Gray RL. Peripheral facial nerv paralysis of dental origine. Br J Oral Surg 1978; 16(2): 143–150

[218] Grebe KM. Editorial: regulation of the regulator: sympathetic nervous system control of regulatory T cells. J Leukoc Biol 2009; 86(6): 1269–1270

[219] Gross D. Diagnostische und therapeutische Lokalanästhesie bei Gesichtsschmerzen. Therapeutische Lokalanästhesie. Stuttgart: Hippokrates; 1986: 163–167

[220] Grüsser SM, Diers M, Flor H. Phantomschmerz: Aspekte der Neuroplastizität und Intervention. Anästhesiol Intensivmed Notfallmed Schmerzther 2003; 38(12): 762–766

[221] Guerin JM, Laurent C, Manet P, Segrestaa JM. Facial cellulitis and septic thrombophlebitis of the cavernous sinus of dental origin. Rev Med Interne 1987; 8 (4): 416–418

[222] Gupta VK. Letter to the Editor: Sympathetic nervous system dysfunction in migraine: pearls and pitfalls in the theorizing process. Headache 2004; 44(8): 841–842

[223] Haane DY, Koehler PJ, Te Lintelo MP, Peatfield R. Trigeminal autonomic cephalalgia sine headache. J Neurol 2011; 258(4): 586–589

[224] Häbler H, Eschenfelder S, Liu XG, Janig W. Sympathetic-sensory coupling after L 5 spinal nerve lesion in the rat and its relation to changes in dorsal root ganglion blood flow. Pain 2000; 87(3): 335–345

[225] Hahn-Godeffroy JD. Procain in der Neuraltherapie nach Huneke. Literaturüberblick und zusammenfassende Bewertung. Der Allgemeinarzt 1993; 15(14): 876–883

[226] Hahn-Godeffroy JD. Procain in der Neuraltherapie nach Huneke. Zusammenfassende Bewertung. In: Barop H, Hahn-Godeffroy JD, Dosch P, Hrsg. Freudenstädter Vorträge. Vol. 16. Haug: Heidelberg; 2002: 36–49

[227] Handwerker HO. Einführung in die Pathopyhsiologie des Schmerzes. Berlin: Springer; 1999

[228] Hänisch R. Neuraltherapeutische Behandlung des Zahnstörfeldes einschließlich dentogener Sanierung – Klinische Verläufe. Erfahrungsheilkunde 1991; 40 (10): 678–683

[229] Hänisch R. Segment-Störfeld. In: Dosch P, Hrsg. Aktuelle Beiträge zur Neuraltherapie nach Huneke. Vol. 15. Heidelberg: Haug; 1994

[230] Harden RN, Swan M, King A et al. Treatment of complex regional pain syndrome: functional restoration. Clin J Pain 2006; 22(5): 420–424

[231] Härle P, Straub RH, Wiest R et al. Increase of sympathetic outflow measured by neuropeptide Y and decrease of the hypothalamic-pituitary-adrenal axis tone in patients with systemic lupus erythematosus and rheumatoid arthritis: another example of uncoupling of response systems. Ann Rheum Dis 2006; 65(1): 51–56

[232] Härle P, Pongratz G, Albrecht J et al. An Early Sympathetic Nervous System Influence Exacerbates Collagen-Induced Arthritis Via CD4 + CD25 + Cells. Arthritis & Rheumatism 2008; 58(8): 2347–2355

[233] Hassett AL, Clauw DJ. The role of stress in rheumatic diseases. Arthritis Res Ther 2010; 12(3): 123

[234] Hausammann R. Ganglion cervicale superius. In: Weinschenk S, Hrsg. Handbuch der Neuraltherapie. München: Elsevier Urban & Fischer; 2010

[235] Hawkins RJ, Kennedy JC. Impingement Syndrome in athletes. Am J Sports Med 1980; 8: 151

[236] Heim B. Elementarstrukturen der Materie. Einheitliche strukturelle Quantenfeldtheorie der Materie und Gravitation. Vol. 1 und 2. Innsbruck: Resch; 1984

[237] Heine H. Lehrbuch der biologischen Medizin. 3. Aufl. Stuttgart: Hippokrates; 2006

[238] Hendrickson HS, van Dam-Mieras MC. Local anaesthetic inhibition of pancreatic phospholipase A2 action on lecithin monolayers. J Lipid Res 1976; 17: 399–305

[239] Herbert MK, Holzer P. Die neurogene Entzündung. I. Grundlegende Mechanismen, Physiologie und Pharmakologie. Anästhesiol Intensivmed Notfallmed Schmerzther 2002; 37(6): 314–325

[240] Herbert MK, Holzer P. Die neurogene Entzündung. II. Pathophysiologie und klinische Implikationen. Anästhesiol Intensivmed Notfallmed Schmerzther 2002; 37(7): 386–394

[241] Hertel R, Ballmer FT et al. Lag signs in the diagnosis of rotator cuff rubtures. J Shoulder Elbow Surg 1996; 5: 307–313

[242] Hess JC, Viktor M. Relation between rheumatology and endodontics. Ligament 1978; 16(129): 19–21

[243] Hess T, Hrsg. Hadorn – Lehrbuch der Therapie. 8. Aufl. Bern, Göttingen, Toronto; Seattle: Huber; 1994

[244] Hiltunen PH, Airaksinen MS. Sympathetic cholinergic target innervation requires GDNF family receptor GFR alpha 2. Mol Cell Neurosci 2004; 26(3): 450–457

[245] Hollmann MW, Durieux ME. Local anaesthetics and the inflammatory response: A new therapeutic indication? Anaesthesiology 2000; 93: 858–875

[246] Hopfer F. Phänomene bei neuraltherapeutischer Tätigkeit. Ärztez Naturheilverf 1991; 32: 684–692

[247] Hopp H, Combes HJ. Stimulation or blocking of the periurethral region – an expansion of conservative therapeutic measures in irritable bladder and urge incontinence. Zentralbl Gynäkol 1986; 108(14): 851–856

[248] Hsu SH, Lee MJ, Hsieh SC et al. Cutaneous and sympathetic denervation in neonatal rats with a mutation in the delta subunit of the cytosolic chaperonin-containing t-complex peptide-1 gene. Neurobiol Dis 2004; 16(2): 335–345

[249] Huang HD, Tamarisa R, Mathur N et al. Stellate ganglion block: A therapeutic alternative for patients with medically refractory inappropriate sinus tachycardia? J Electrocardiol 2013; 46(6): 693–696

[250] Hugger A. Arthralgie der Kiefergelenke. In: Hugger A, Göbel H, Schilgen M, Hrsg. Gesichts- und Kopfschmerzen aus interdisziplinärer Sicht. Heidelberg: Springer; 2006: 77–90

[251] Huneke F. Unbekannte Fernwirkung der Neuraltherapie. Die medizinische Welt 1928; 27: 1013–1014

[252] Huneke F. Neuraltherapie, Sekundenphänomen und Chirurgie. Therapiewoche 1955; 5: 286–294

[253] Huneke F. Das Sekundenphänomen in der Neuraltherapie. 6. Aufl. Heidelberg: Haug; 1989

[254] Huneke H. Chronische Polyarthritis und Neuraltherapie. In: Dosch P, Hrsg. Aktuelle Beiträge zur Neuraltherapie nach Huneke. Vol. 15. Heidelberg: Haug; 1994

[255] Hunter C, Dubois M, Zou S, Oswald W et al. A new muscle pain detection device to diagnose muscles as a source of back and/or neck pain. Pain Med 2010; 11(1): 35–43

[256] Iguchi M, Katoh Y, Koike H et al. Randomized trial of trigger point injection for renal colic. Int J Urol 2002; 9(9): 475–479

[257] Iida M, Yamaguchi J. Remission of rheumatoid arthritis following periodontal treatment. A case report. Nippon Shishubio Gakkai Kaishai 1985; 27(1): 234–238

[258] Imoberdorf R et al. Die Akutphasereaktion. Therapiewoche Schweiz 1995; 11: 34–38

[259] Irrmann M. Der Geburtsschmerz und seine Beeinflussung – Alternativen zu pharmakologischen Methoden. Symposium Budapest. Wissenschaftl Information 1981; 2: 73–93

[260] JAMA and editorial independence. Editorial. JAMA 1999; 281–460

[261] Janes RD, Brandys JC, Hopkins DA et al. Anatomy of human extrinsic cardiac nerves and ganglia. Am J Cardiol 1986; 57(4): 299–309

[262] Jänig W, Koltzenburg M. Plasticity of sympathetic reflex organisation following cross-union of inappropriate nerves in the adult cat. J Physiol Lond 1991; 436: 309–323

[263] Jänig W, Koltzenburg M. Possible ways of sympathetic afferent interaction. In: Jänig W, Schmidt RF, Hrsg. Reflex sympathetic dystrophia. Pathophysiological mechanisms and clinical implications. New York, Weinheim: VCH Verlagsgemeinschaft; 1992

[264] Jänig W, McLachlan EM. The role of modifications in noradrenergic peripheral pathways after nerve lesions in the generation of pain. In: Fields HL, Liebeskind JC, eds. Pharmacological approaches to the treatment of pain: new concepts and critical issues, Progress in Pain Research and Management. Vol 1. Seattle: IASP Press; 1994

[265] Jänig W, Levine JD, Michaelis M. Interactions of sympathetic and primary afferent neurons following nerve injury and tissue trauma. In: Kumazawa T, Kruger L, Mizumura K, eds. Progress in Brain Research: The Polymodal Receptor – A Gateway to Pathological Pain. Elsevier; 1996: 161–184

[266] Jänig W, Baron R. Complex regional pain syndrome is a disease of the central nervous system. Clin Auton Res 2002; 12(3): 150–164

[267] Jänig W, Häbler HJ. Physiologie und Pathophysiologie viszeraler Schmerzen. Schmerz 2002; 16: 429–446

[268] Jänig W. Relationship between pain and autonomic phenomena in headache and other pain conditions. Cephalalgia 2003; 23 Suppl 1: 43–48

[269] Jänig W, Baron R. Complex regional Pain Syndrome: Mystery explained? The Lancet Neurology 2003; 2 (11): 687–697

[270] Jänig W. The integrative action of the autonomic nervous system. Cambridge: Cambridge University Press; 2006

[271] Jänig W. Autonomic Nervous System and Pain. In: Basbaum A, Kaneko A, Shepherd G, Westheimer G, eds. The Senses: A comprehensive Reference. Elsevier; 2008

[272] Jänig W, Baron R. Pathophysiologie des Schmerzes. In: Fischer L, Peuker ET, Hrsg. Lehrbuch Integrative Schmerztherapie. Stuttgart: Haug; 2011: 35–70

[273] Jessop DS. Brain-immune interactions in arthritis: an integrated systems approach. Arthritis Rheum 2008; 58(10): 2928–2930

[274] Jönsson A, Mattson U, Tarnow P et al. Topical local anaesthetics (EMLA) inhibit burn-induced plasma extravasation as measured by digital image colour analysis. Burns 1998; 24: 313–318

[275] Joos S, Musselmann B, Szecsenyi J. Integration of Complementary and Alternative Medicine into Family Practices in Germany: Results of a National Survey. eCAM 2009; nep019

[276] Joyner MJ, Halliwill JR. Neurogenic vasodilation in human skeletal muscle: possible role in contraction-induced hyperaemia. Acta Physiol Scand 2000; 168 (4): 481–488

[277] Joyner MJ, Dietz NM. Sympathetic vasodilation in human muscle. Acta Physiol Scand 2003; 177(3): 329–336

[278] Just A, Schneider C, Ehmke H, Kirchheim HR. Large vasodilatations in skeletal muscle of resting conscious dogs and their contribution to blood pressure variability. J Physiol 2000; 527(Pt 3): 611–622

[279] Kansha M, Nagata T, Irita K et al. Dibucaine and Tetracaine inhibit the activation of mitogen activated protein kinase mediated by L-Type calcium channels in PC 12 cells. Anesthesiology 1999; 91(6): 1798–1806

[280] Kashima T, Tanaka H, Minagoe S, Toda H. Electrocardiographic changes induced by the stellate ganglion block in normal subjects. J Electrocardiol 1981; 14(2): 169–174

[281] Kawano H, Okada R, Yano K. Histological study on the distribution of autonomic nerves in the human heart. Heart Vessels 2003; 18(1): 32–39

[282] Kawasaki H, Tsuru H. Pharmacology and physiology of perivascular nerves regulating vascular function. Preface. Jpn J Pharmacol 2002; 88: 7–8

[283] Kawashima T. The autonomic nervous system of the human heart with special reference to its origin, course, and peripheral distribution. Anat Embryol (Berl) 2005; 209(6): 425–438

[284] Keller DM, Ogoh S, Greene S et al. Inhibition of KATP channel activity augments baroreflex-mediated vasoconstriction in exercising human skeletal muscle. J Physiol 2004; 561(Pt 1): 273–282

[285] Kellogg DL jr, Pergola PE, Piest KL et al. Cutaneous active vasodilation in humans is mediated by cholinergic nerve cotransmission. Circ Res 1995; 77(6): 1222–1228

[286] Kellogg DL jr, Crandall CG, Liu Y et al. Nitric oxide and cutaneous active vasodilation during heat stress in humans. J Appl Physiol 1998; 85(3): 824–829

[287] Kelm Junior AR, Lancellotti CL, Donadio N et al. Nerve fibers in uterosacral ligaments of women with deep infiltrating endometriosis. J Reprod Immunol 2008; 79(1): 93–99

[288] Kerr FW. Central relationships of trigeminal and cervical primary afferents in the spinal cord and medulla. Brain Res 1972; 43(2): 561–572

[289] Khader YS, Ta'ani Q. Periodontal diseases and the risk of preterm birth and low birth weight: a meta-analysis. J Periodontol 2005; 76(2): 161–165

[290] Kiene H. Komplementärmedizin – Schulmedizin. Stuttgart: Schattauer; 1994

[291] Kienle GS, Albonico HU, Kiene H et al. Complementary Therapy Systems and their Integrative Evaluation. J Sci Heal 2011; 7(3): 175–187

[292] Kim J, Amar S. Periodontal disease and systemic conditions: a bidirectional relationship. Odontology 2006; 94(1): 10–21

[293] King HH, Jänig W, Patterson MM. The science and clinical application of Manual Therapy. Edinburgh: Churchill Livingstone/Elsevier; 2011

[294] King MC, Triplett RG, Rees TD. Treatment of refractory facial pain diagnosed as atypical trigeminal neuralgia: a case report. Compend Contin Educ Dent 2006; 27(2): 113–120

[295] Klima H. Der Organismus als offenes Netzsystem. In: Stacher A, Bergsmann O, Hrsg. Grundlagen für eine integrative Ganzheitsmedizin. Wien: Facultas; 1983

[296] Kluge G, Neugebauer G. Grundlagen der Thermodynamik. Heidelberg: Spektrum; 1994

[297] Kolb BH. Spontane Remission starker Rückenschmerzen nach odontogener Sanierung. Chirurgische Zahnheilkunde 1976; 4 (35): 36

[298] Koller C. Personal reminiscences of the first use of cocaine as local anesthetic in eye surgery. Curr Res Anesth Analg 1928; 7: 9

[299] Kompis M, Neuner NT, Hemmeler W, Häusler R. Tinnitus. Therapeut Umschau 2004; 61(1): 15–20

[300] Koppert W, Brueckl V, Weidner C, Schmelz M. Mechanically induced axon reflex and hyperalgesia in human UV-B burn are reduced by systemic lidocaine. Eur J Pain 2004; 8(3): 237–244

[301] Kramis RC, Roberts WJ, Gillette RG. Post-sympathectomy neuralgia: hypotheses on peripheral and central neuronal mechanisms. Pain 1996; 64(1): 1–9

[302] Kratky KW, Wallner F. Grundprinzipien der Selbstorganisation. Darmstadt: Wissenschaftliche Buchgesellschaft; 1990

[303] Kress B, Schindler M, Rasche D et al. Trigeminusneuralgie: Wie häufig gibt es einen Gefäss-Nerven-Kontakt bei schmerzfreien Probanden? Fortsch Röntgenstr 2006; 178(3): 313–315

[304] Kronenberg RM, Ludin SM Fischer L. Severe case of chronic pelvic pain syndrome: recovery after injection of procaine into the plexus vesicoprostaticus – case report and discussion of pathophysiology and mechanisms of action. Case Rep Urol 2018; 2018: 9137215. doi:10.1155/2018/9137215

[305] Kweon TK, Han CM, Kim SY, Lee Y-W. The changes of blood pressure, heart rate and heart rate variability after stellate ganglion block. Korean J Pain 2006; 19: 202–206

[306] Langer H. Die Langer-Adler'schen Druckpunkte als Mittel zur Störfeldsuche. In: Dosch P, Hrsg. Aktuelle Beiträge zur Neuraltherapie. Band 15. Heidelberg: Haug; 1994

[307] Leeman SE. Substance P and neurotensin: discovery, isolation, chemical characterization and physiological studies. J Exp Biol 1980; 89: 193–200

[308] Leis S, Weber M, Schmelz M, Birklein F. Facilitated neurogenic inflammation in unaffected limbs of patients with complex regional pain syndrome. Neurosci Lett 2004; 359(3): 163–166

[309] Leone M, Bussone G. Pathophysiology of trigeminal autonomic cephalalgias. Lancet Neurol 2009; 8: 755–764

[310] Leone M, Franzini A, Cecchini AP et al. Hypothalamic deep brain stimulation in the treatment of chronic cluster headache. Ther Adv Neurol Disord 2010; 3 (3): 187–195

[311] Leriche R. De la causalgie envisagée comme une névrite du sympathique et de son traitement par la dénudation et excision des plexus nerveux périartériels. Presse Med 1916; 24: 178–180

[312] Lesnick E et al. Transganglionic degeneration in the spinal trigeminal nucleus following removal of tooth pulps in adult cats. Brain Research 1976; 101: 137–140

[313] Levandowsky L, Serafinovska A. Peripheral facial nerve palsy caused by focal dental infection. Czas Stomatol 1970; 23(12): 1357–1360

[314] Levick SP, Murray DB, Janicki JS, Brower GL. Sympathetic nervous system modulation of inflammation and remodeling in the hypertensive heart. Hypertension 2010; 55(2): 270–276

[315] Levin M. Nerve blocks in the treatment of headache. Neurotherapeutics 2010; 7(2): 197–203

[316] Levine JD, Dardick SJ, Roizen MF et al. Contribution of sensory afferents and sympathetic efferents to joint injury in experimental arthritis. J Neurosci 1986; 6(12): 3423–3429

[317] Levy TE, Huggins HA. Routine dental extractions routinely produce cavitations. J Adv Med 1996; 9(4): 1–8

[318] Liu J, Dai J, Lingling E et al. Trigeminal neuralgia may be caused by abnormality of the trigger zone. Med Hypotheses 2010; 74(5):818–819

[319] Lomax AE, Sharkey KA, Furness JB. The participation of the sympathetic innervation of the gastrointestinal tract in disease states. Neurogastroenterol Motil 2010; 22(1): 7–18

[320] Low PA, Vernino S, Suarez G. Autonomic dysfunction in peripheral nerve disease. Muscle Nerve 2003; 27(6): 646–661

[321] Lucas N, Macaskill P, Irwig L et al. Reliability of physical examination for diagnosis of myofascial trigger points: a systematic review of the literature. Clin J Pain 2009; 25(1): 80–89

[322] Lundgren O. Sympathetic input into the enteric nervous system. Gut 2000; 47(Suppl4): iv33–iv35

[323] Mahns DA, Revington ML, Runcie MJ et al. Inhibition of sympathetic cholinergic vasodilatation by a selective NPY Y2 receptor agonist in the gracilis muscle of anaesthetised dogs. J Auton Nerv Syst 1998; 68(1–2): 14–20

[324] Maihöfner C, Birklein F. Komplexe regionale Schmerzsyndrome: Neues zu Pathophysiologie und Therapie. Fortschr Neurol Psychiatr 2007; 75(6): 331–342

[325] Maihöfner C, Handwerker HO, Neundörfer B, Birklein F. Cortical reorganisation during recovery from Complex Regional Pain Syndrome. Neurology 2004; 63(4): 693–701

[326] Mainzer K. Symmetrien der Natur. Berlin: De Gruyter; 1988

[327] Maizels M, Scott B, Cohen W, Chen W. Intranasal lidocaine for treatment of migraine: a randomized, doubleblind, controlled trial. JAMA 1996; 276(4): 319–321

[328] Mak PH, Irwin MG, Tsui SL. Functional improvement after physiotherapy with a continuous infusion of local anaesthetics in patients with complex regional pain syndrome. Acta Anaesthesiol Scand 2003; 47 (1): 94–97

[329] Malanga G, Wolff E. Evidence-informed management of chronic low back pain with trigger point injections. Spine J 2007; 8(1): 243–252

[330] Mandelbrot B. How long is the coast of Britain? Science 1967; 156: 636

[331] Martinez-Lavin M. Is fibromyalgia a generalized reflex sympathetic dystrophy? Clin Exp Rheumatol 2001; 19(1): 1–3

[332] Matsukawa K, Shirai M, Murata J et al. Sympathetic cholinergic vasodilation of skeletal muscle small arteries. Jpn J Pharmacol 2002; 88(1): 14–18

[333] Matsuoka H et al. Influence of stellate ganglion block on the immune system. Masui Jap J Anesthesiology 1985; 34(7): 917–923

[334] McLachlan E. Transmission of signals through sympathetic ganglia – modulation, integration or simply distribution? Acta Physiol Scand 2003; 177: 227–235

[335] McMahon SB. Are there fundamental differences in the peripheral mechanisms of visceral and somatic pain? Behav Brain Sci 1997; 20(3): 381–391

[336] McQuay HJ, Moore RA. Local anesthetics and epidurals. In: Wall PD, Melzack R, eds. Textbook of Pain. 4th ed. New York: Churchill Livingstone; 1999

[337] Medzhitov R. Origin and physiological roles of inflammation. Nature 2008; 454(7203): 428–435

[338] Melzack R et al. Trigger point and acupuncture points for pain. Pain 1977; 3: 3–23

[339] Melzack R, Wall PD. Pain mechanisms. A new theory. Science 1965; 150: 971–979

[340] Mermod J, Fischer L, Staub L, Busato A. Patient satisfaction of primary care for musculoskeletal diseases: A comparison between neural therapy and conventional medicine. BMC Complement Altern Med 2008; 8: 33. Im Internet: www.biomedcentral.com/1472-6882/8/33; Stand: 24.05.2013

[341] Meyl K. Elektromagnetische Umweltverträglichkeit. Teil 1. Villingen-Schwenningen: Indel; 1996

[342] Miao FJ, Jänig W, Levine J. Role of sympathetic postganglionic neurons in synovial plasma extravasation induced by bradykinin. J Neurophysiol 1996; 75(2): 715–724

[343] Michaelis M, Jänig W. Pathophysiologische Mechanismen und Erklärungsansätze aus der tierexperimentellen Forschung. Schmerz 1998; 12(4): 261–271

[344] Milne JR, Ward DE, Spurrell RA, Camm AJ. The long QT syndrome; effects of drugs and left stellate ganglion block. Am Heart J 1982; 104(2 Pt 1): 194–198

[345] Minty R, Kelly L, Minty A. The occasional trigger point injection. Can J Rural Med 2007; 12(4): 241–244

[346] Mitka M. NEJM-editor J. P. Kassirer loses post over administrative issues. JAMA 1999; 282: 622–623

[347] Moore MK. Upper crossed syndrome and its relationship to cervicogenic headache. J Manipulative Physiol Ther 2004; 27(6): 414–420

[348] Moreu G, Tellez L, Gonzalez-Jaranay M. Relationship between maternal periodontal disease and low-birth-weight pre-term infants. J Clin Periodontol 2005; 32(6): 622–627

[349] Moskowitz MA, Cutrer FM. Possible importance of neurogenic inflammation within the meninges to migraine headaches. In: Fields HL, Liebeskind JC, eds. Pharmacological approaches to the treatment of chronic pain: new concepts and critical issues. Seattle: IASP Press; 1994

[350] Moskowitz MA, Macfarlane R. Autonomic and neurohumoral control of the cerebral circulation. In: Mathias CJ, Bannister R, editors. Autonomic Failure. A Textbook of Clinical Disorders of The Autonomic Nervous System. Oxford, UK: Oxford Univ. Press; 1999

[351] Mousa SA, Shaqura M, Brendl U, Al-Khrasani M et al. Involvement of the peripheral sensory and sympathetic nervous system in the vascular endothelial expression of ICAM-1 and the recruitment of opioid-containing immune cells to inhibit inflammatory pain. Brain Behav Immun 2010; 24(8): 1310–1323

[352] Mukharinskaia VS, Antadze ZI, Devidze NV et al. Neurological complications in chronic suppurative odontogenic infection. Stomatologiia (Mosk) 1981; 60(4): 22–23

[353] Müller OM, Gaul C, Katsarava Z et al. Beidseitige Nervus-occipitalis-Stimulation zur Behandlung des therapierefraktären chronischen Cluster-Kopfschmerzes: eigene Fallserie und Initiierung einer prospektiven Studie. Fortschr Neurol Psychiatr 2010; 78(12): 709–714

[354] Murata Y, Kato Y, Miyamoto K, Takahashi K. Clinical study of low back pain and radicular pain pathways by using l2 spinal nerve root infiltration: a randomized, controlled, clinical trial. Spine 2009; 34(19): 2008–2013

[355] Murayama RA, Stuginski-Barbosa J, Moraes NP, Speciali JG. Toothache referred from auriculotemporal neuralgia: case report. Int Endod J 2009; 42(9): 845–851

[356] Myburgh C, Larsen AH, Hartvigsen J. A systematic, critical review of manual palpation for identifying myofascial trigger points: evidence and clinical significance. Arch Phys Med Rehabil 2008; 89(6): 1169–1176

[357] Mylius V, Braune HJ, Schepelmann K. Dysfunction of the pupillary light reflex following migraine headache. Clin Auton Res 2003; 13(1): 16–21

[358] Nance DM, Sanders VM. Autonomic innervation and regulation of the immune system (1987–2007). Brain Behav Immun 2007; 21(6): 736–745

[359] Narouze SN. Role of sphenopalatine ganglion neuroablation in the management of cluster headache. Curr Pain Headache Rep 2010; 14(2): 160–163

[360] Neer CS. Impingement leasons. Clin Orthop 1983; 173: 70

[361] Nellgard P, Jönsson A, Böjo L et al. Small-bowl obstruction and effects of lidocaine, atropine and hexamethonium on inflammation and fluid losses. Acta Anaesthesiol Scan 1996; 40: 287–292

[362] Newman HN. Focal infection. J Dent Res 1996; 75 (12): 1912–1919

[363] Nickel FT, Maihofner C. Aktuelle Erkenntnisse zur Pathophysiologie des CRPS I. Handchir Mikrochir Plast Chir 2010; 42(1): 8–14

[364] Niederberger U, Kropp P. Die nichtmedikamentöse Behandlung der Migräne. Schmerz 2004; 18(5): 415–420

[365] Noble MD, Romac J, Wang Y et al. Local disruption of the celiac ganglion inhibits substance P release and ameliorates caerulein-induced pancreatitis in rats. Am J Physiol Gastrointest Liver Physiol 2006; 291(1): G128–G134

[366] Noma N, Kamo H, Nakaya Y et al. Stellate ganglion block as an early intervention in sympathetically maintained headache and orofacial pain caused by temporal arteritis. Pain Med 2013; 14(3): 392–397

[367] Ohtori S, Yamashita M, Inoue G et al. L 2 spinal nerve-block effects on acute low back pain from osteoporotic vertebral fracture. J Pain 2009; 10(8): 870–875

[368] Okeson JP. Bell's orofacial Pains. 6. ed. Chicago: Quintessence; 2005

[369] Panerai AE. Pain emotion and homeostasis. Neurol Sci 2011; 32(Suppl1): S 27–S 29

[370] Papathanasiou G. Molekulare Mechanismen der zentralen Modulation von Schmerz. In: Weinschenk S, Hrsg. Handbuch Neuraltherapie. München: Elsevier; 2010

[371] Paraskevas KI, Michaloglou AA, Briana DD, Samara M. Treatment of complex regional pain syndrome type I of the hand with a series of intravenous regional sympathetic blocks with guanethidine and lidocaine. Clin Rheumatol 2006; 25(5): 687–693

[372] Paunio K et al. Missing teeth and ischemic heart disease in men aged 45–64 years. Eur Heart J 1993; 14: 54–56

[373] Peloso P, Gross A, Haines T et al. Medicinal and injection therapies for mechanical neck disorders. Cochrane Database Syst Rev 2007; CD000319

[374] Perger F. Die therapeutischen Konsequenzen aus der Grundregulationsforschung. In: Pischinger A. Das System der Grundregulation. 11. Aufl. Stuttgart: Haug; 2010: 135–196

[375] Perl ER. Causalgia, pathological pain, and adrenergic receptors. Proc Natl Acad Sci USA 1999; 96(14): 7664–7667

[376] Peroutka SJ. Sympathetic look at genetic basis of migraine. Headache 2002; 42(5): 378–381

[377] Peroutka SJ. Migraine: a chronic sympathetic nervous system disorder. Headache 2004; 44(1): 53–64

[378] Peterson-Felix S, Curatolo M. Neuroplasticity – an important factor in acute and chronic pain. Swiss Med wkly 2002; 132: 273–278

[379] Pfister M, Fischer L. Die Behandlung des komplexen regionalen Schmerzsyndroms der oberen Extremität mit wiederholter Lokalanästhesie des Ganglion stellatum. Praxis 2009; 98: 247–257

[380] Pipolo C, Bussone G, Leone M et al. Sphenopalatine endoscopic ganglion block in cluster headache: a reevaluation of the procedure after 5 years. Neurol Sci 2010; 31(Suppl1): S 197–S 199

[381] Pischinger A. Das System der Grundregulation. 11. Aufl. Stuttgart: Haug; 2010

[382] Pohle S. Odontogene Störfelder als Ursache für periphere Erkrankungen: Eine neuraltherapeutische Studie. Ärztez Naturheilverf 1992; 33(7): 559–564

[383] Pongratz G, Straub RH. The B cells arthritis and the sympathetic nervous system. Brain Behav Immun 2010; 24; 186–192

[384] Pongratz G, Melzer M, Straub RH. The sympathetic nervous system stimulates anti-inflammatory B cell in collagen-type II-induced arthritis. Ann Rheum Dis 2012; 71: 432–439

[385] Possover M, Tersiev P, Angelov DN. Comparative study of the neuropeptide-Y sympathetic nerves in endometriotic involved and noninvolved sacrouterine ligaments in women with pelvic endometriosis. J Minim Invasive Gynecol 2009; 16(3): 340–343

[386] Possover M, Schneider T, Henle KP. Laparoscopic therapy for endometriosis and vascular entrapment of sacral plexus. Fertil Steril 2011; 95(2): 756–758

[387] Price DD, Long S, Wilsey B, Rafii A. Analysis of peak magnitude and duration of analgesia produced by local anesthetics injected into sympathetic ganglia of complex regional pain syndrome patients. Clin J Pain 1998; 14(3): 216–226

[388] Prigogine I, Stengers I. Dialog mit der Natur. Neue Wege wissenschaftlichen Denkens. München: Piper; 1981

[389] Prochno T. Tinnitus aus Sicht der Zahnmedizin. Deutsches Aerzteblatt 1997; (94): A-377–A-379

[390] Puente de la Vega Costa K, Gómez M, Roqueta C, Fischer L. Effects on hemodynamic variables and echocardiographic parameters after stellate ganglion block in 15 healthy volunteers. Auton Neurosci 2016; 197: 46–55. doi:10.1016/j.autneu.2016.04.002

[391] Quan N, Banks WA. Brain-immune communication pathways. Brain Behav Immun 2007; 21(6): 727–735

[392] Raison CL, Capuron L, Miller AH. Cytokines sing the blues: inflammation and the pathogenesis of depression. Trends Immunol 2006; 27(1): 24–31

[393] Raja SM, Meyer RA, Ringkamp M, Campell JN. Peripheral neural mechanisms of nociception. In: Wall PD, Melzack R, eds. Textbook of Pain. 4 ed. Edinburgh: Churchill Livingston; 1999

[394] Raja SM, Grabow TS. Complex regional pain syndrome I (reflex sympathetic dystrophy). Anesthesiology 2002; 96(5): 1254–1260

[395] Ramer MS, French GD, Bisby MA. Wallerian degeneration is required for both neuropathic pain and sympathetic sprouting into the DRG. Pain 1997; 72 (1–2): 71–78

[396] Ratner EJ et al. Jawbone cavities and trigeminal and atypical facial neuralgias. Oral Surgery 1979; 48(1): 3–20

[397] Ratner EJ, Langer B, Evins ML. Alveolar cavitational osteopathosis. Manifestations of an infectious process and its implication in the causation of chronic pain. J Periodontal 1987; 58(2): 77

[398] Reed AS, Tschakovsky ME, Minson CT et al. Skeletal muscle vasodilatation during sympathoexcitation is not neurally mediated in humans. J Physiol 2000; 525 Pt 1: 253–262

[399] Rehder J. Anamnese und Diagnostik in der Neuraltherapie. In: Dosch P, Hrsg. Aktuelle Beiträge zur Neuraltherapie nach Huneke. Bd. 15. Heidelberg: Haug; 1994

[400] Reimers A. Eine alternative Technik zur Coeliacum-Infiltration. KiM 2008; 8: 43–45

[401] Ricker G. Pathologie als Naturwissenschaft – Relationspathologie. Berlin: Springer; 1924

[402] Roberts WJ, Foglesong ME. Spinal recordings suggest that wide-dynamic-range neurons mediate sympathetically maintained pain. Pain 1988; 34(3): 289–304

[403] Rocca MA, Valsasina P, Absinta M et al. Central nervous system dysregulation extends beyond the pain-matrix network in cluster headache. Cephalalgia 2010; 30(11): 1383–1391

[404] Rosen N, Marmura M, Abbas M, Silberstein S. Intravenous lidocaine in the treatment of refractory headache: a retrospective case series. Headache 2009; 49(2): 286–291

[405] Rosenquist RW, Vrooman BM. Chronic Pain Management. In: Butterworth JF, Mackey DC & Wasnick JD, eds. Morgan & Mikhail's Clinical Anesthesiology (Chapter 47). 5th ed. New York: McGraw-Hill Medical; 2013

[406] Roslavski A. Role of infectious foci in etiopathogenesis of chronic rheumatoid arthritis and ankylosing spondylitis. Wiad Lek 1972; 25(3): 247–250

[407] Rudolf T, Benecke D. Zur Problematik des Iliosakralgelenksyndroms. Manuelle Therapie beim ISG-Syndrom: Eine Pilot-Studie [Dissertation]. Bern: Universität Bern; 1985

[408] Rupert MP, Lee M, Manchikanti L et al. Evaluation of sacroiliac joint interventions: a systematic appraisal of the literature. Pain Physician 2009; 12(2): 399–418

[409] Sakaguchi M, Kuroda Y, Hirose M. The antiproliferative effect of lidocaine on human tongue cancer cells with inhibition of the activity of epidermal growth factor receptor. Anesth Analg 2006; 102: 1103–1107

[410] Sanders M, Zuurmond WW. Efficacy of sphenopalatine ganglion blockade in 66 patients suffering from cluster headache: a 12- to 70-month follow-up evaluation. J Neurosurg 1997; 87(6): 876–880

[411] Sayegh FE, Kenanidis EI, Papavasiliou KA et al. Efficacy of steroid and nonsteroid caudal epidural injections for low back pain and sciatica: a prospective, randomized, double-blind clinical trial. Spine 2009; 34(14): 1441–1447

[412] Schaible HG, Ebersberger A. Was passiert im Kopf? Migräne, Cluster- und Spannungskopfschmerz. Pharm Unserer Zeit 2002; 31(5): 452–457

[413] Schattschneider J, Binder A, Siebrecht D et al. Complex regional pain syndromes: the influence of cutaneous and deep somatic sympathetic innervation on pain. Clin J Pain 2006; 22(3): 240–244

[414] Schattschneider J, Wasner G, Binder A et al. Das Symptom sympathisch unterhaltenen Schmerzes. Schmerz 2003; 17(5): 317–324

[415] Schenck E. Neurologische Untersuchungsmethoden. 2. Aufl. Stuttgart: Thieme; 1985

[416] Schick CH, Fronek K, Held A et al. Differential effects of surgical sympathetic block on sudomotor and vasoconstrictor function. Neurology 2003; 60(11): 1770–1776

[417] Schleich CL. Schmerzlose Operationen. 3. Aufl. Berlin: Springer; 1906

[418] Schmidt M, Hennke T, Knöchel M et al. Can chronic irritations of the trigeminal nerve cause musculoskeletal disorders? Forsch Komplementmed 2010; 17: 149–153

[419] Schmittinger CA, Schar R, Fung C et al. Brainstem hemorrhage after neural therapy for decreased libido in a 31-year-old woman. J Neurol 2011; 258(7): 1354–1355

[420] Schupp W. Kraniomandibuläre Dysfunktionen und deren periphere Folgen. Eine Literaturübersicht. Man Med 2005; 43: 29–33

[421] Schupp W, Oraki A, Haubrich J et al. Okklusionsveränderungen und deren Auswirkungen auf den Halte- und Stützapparat. Man Med 2009; 47: 107–111

[422] Schwabl H, Klima H. Spontaneous ultraweak photon emission from biological systems and the endogenous light field. Forsch Komplementärmed Klass Naturheilkd 2005; 12: 84–89

[423] Schwabl H. Nichtlineare Physik und Systemtheorie: Grundlagen für das Verständnis komplexer Wirkmechanismen. Schweiz Z Ganzheitsmed 1992; 7/8 (1): 41–44

[424] Sciubba JJ. Neuralgia-inducing cavitational osteonecrosis: a status report. Oral Dis 2009; 15(5): 309–312

[425] Selye H. Einführung in die Lehre vom Adaptationssyndrom. Stuttgart: Thieme; 1953

[426] Serna-Candel C, Cuadrado-Perez ML, Guerrero-Peral AL et al. Ascending cluster headache: a description of three cases and a review of the literature. Rev Neurol 2011; 52(7): 412–416

[427] Shechter A, Stewart WF, Silberstein SD, Lipton RB. Migraine and autonomic nervous system function: a population-based, case-control study. Neurology 2002; 58(3): 422–427

[428] Sheldrake R. Sieben Experimente, die die Welt verändern könnten. 2. Aufl. München: Scherz; 1994

[429] Shen MJ, Choi EK, Tan AY et al. Patterns of baseline autonomic nerve activity and the development of pacing-induced sustained atrial fibrillation. Heart Rhythm 2011; 8(4): 583–589

[430] Shi TS, Winzer-Serhan U, Leslie F, Hokfelt T. Distribution and regulation of alpha(2)-adrenoceptors in rat dorsal root ganglia. Pain 2000; 84(2–3): 319–333

[431] Shimizu K, Toyota Y et al. A case of rheumatoid arthritis caused by focal infection from periodontal tissue. Josaj Shika Daigaku Kiyo 1977; 6: 421–424

[432] Shira RB. Further observations of dental parameters of trigeminal and atypical facial neuralgias. Oral Surgery 1984; 85(2): 121–129

[433] Shoji Y. Cluster headache following dental treatment: a case report. J Oral Sci 2011; 53(1): 125–127

[434] Siegen H. Theorie und Praxis der Neuraltherapie mit Impletol. Köln: Staufen; 1951

[435] Sliwka U, Harscher S, Diehl RR et al. Spontaneous oscillations in cerebral blood flow velocity give evidence of different autonomic dysfunctions in various types of headache. Headache 2001; 41(2): 157–163

[436] Sloan EK, Capitanio JP, Tarara RP, Cole SW. Social temperament and lymph node innervation. Brain Behav Immun 2008; 22(5): 717–726

[437] Smith CW et al. The emisson of low intensity electromagnetic radiation from multiple allergy patients and other biological systems. In: Jezowska-Trzebiatowska B et al. eds. In: Photon emission from biological systems. Singapore: World Scientific; 1987

[438] Speranski AD. Grundlage einer Theorie der Medizin. Ins Deutsche übertragen von Roques KR. Berlin: Sänger; 1950

[439] Spernol R, Riss P. Urodynamic evaluation of the effect of neural therapy in motor and sensory urgency. Geburtshilfe Frauenheilkde 1982; 42 (7): 527–529

[440] Spiess G. Die Heilwirkung der Anästhetika. Ärztebl Innere Med 1902; 23: 22

[441] Spiess G. Die Bedeutung der Anästhesie in der Entzündungstheorie. Münch Med Wschr 1906; 53: 345–351

[442] Squire LR, Bloom FE, McConnell SK et al. Fundamental Neuroscience. 4. Aufl. Amsterdam: Academic Press, Elsevier; 2013

[443] Staal JB, de Bie R, de Vet HC et al. Injection therapy for subacute and chronic low-back pain. Cochrane Database Syst Rev 2010;(2): CD001824

[444] Stacher A, Bergsmann O. Grundlagen für eine integrative Ganzheitsmedizin. Wien: Facultas; 1993

[445] Stacher A. Zur Wirkung der Herde auf den Gesamtorganismus. Oester Zeitschr Stomatol 1965; 63 (8): 294–303

[446] Stebner F. Der Arzt und das Recht. Die Störfeldtherapie können Ärzte nur über GOÄ abrechnen. Ärztezeitung 2007.

[447] Stortebecker P. Dental significance of pathways for dissemination from infectious foci. J Can Dent Assoc 1967; 33 (6): 301–311

[448] Straub RH, Harle P. Stress, hormones, and neuronal signals in the pathophysiology of rheumatoid arthritis. The negative impact on chronic inflammation. Med Klin (Munich) 2005; 100 (12): 794–803

[449] Straub RH, Stebner K, Harle P et al. Key role of the sympathetic microenvironment for the interplay of tumour necrosis factor and interleukin 6 in normal but not in inflamed mouse colon mucosa. Gut 2005; 54 (8): 1098–1106

[450] Straub RH, Wiest R, Strauch UG et al. The role of the sympathetic nervous system in intestinal inflammation. Gut 2006; 55(11): 1640–1649

[451] Straub RH. Autoimmune disease and innervation. Brain Behav Immun 2007; 21(5): 528–534

[452] Strebel U. Interessenskonflikte in der klinischen Forschung. Schweiz Ärztezeitung 2002; 83(34): 1781–1785

[453] Strittmatter M, Grauer MT, Fischer C et al. Autonomic nervous system and neuroendocrine changes in patients with idiopathic trigeminal neuralgia. Cephalalgia 1996; 16(7): 476–480

[454] Strittmatter M, Hamann GF, Grauer M et al. Altered activity of the sympathetic nervous system and changes in the balance of hypophyseal, pituitary and adrenal hormones in patients with cluster headache. Neuroreport 1996; 7(7): 1229–1234

[455] Struzak-Wysokinska M. Peripheral paralysis of the facial nerv caused by peridental foci. Czas Stomatol 1967; 20(3): 283–288

[456] Studer HP, Busato A. Development of costs for complementary and alternative medicine after provisional inclusion of five complementary disciplines into Swiss basic health insurance. Zahlen aus PEK (BAG); 2005 [unveröffentlicht]

[457] Sudeck P. Die sogenannte akute Knochenatrophie als Entzündungsvorgang. Der Chirurg 1942; 15: 449–457

[458] Suzuki N, Hardebo JE. Anatomical basis for a parasympathetic and sensory innervation of the intracranial segment of the internal carotid artery in man. Possible implication for vascular headache. J Neurol Sci 1991; 104(1): 19–31

[459] Tada M, Yokosuka O, Fukai K, Kanda K et al. Procaine functions as a demethylating agent and has growth-inhibitory effects on human hepatoma cell lines. Hepatology 2004; 524A

[460] Tada M, Imazeki F, Fukai K et al. Procaine inhibits the proliferation and DNA methylation in human hepatoma cells. Hepatol Int 2007; 1: 355–364

[461] Takatori M, Kuroda Y, Hirose M. Local anesthetics suppress nerve growth factor-mediated neurite out-

growth by inhibition of tyrosine kinase activity of TrkA. Anesth Analg 2006; 102: 462–7

[462] Tan Z, Dohi S, Nakashima S et al. Local anesthetics inhibit muscarinic receptor – mediated activation of extracellular signal regulated kinases in rat pheochromocytoma PC 12 cells. Anesthesiology 1999; 91(4): 1014–1024

[463] Tassaroti B. A case of spheno-palatine ganglionic syndrome of dental origine. Rass Int Stomatol Prat 1969; 20 (5): 307–313

[464] Thomas GD, Segal SS. Neural control of muscle blood flow during exercise. J Appl Physiol 2004; 97 (2): 731–738

[465] Thurneysen A. Liegen die Meridiane in den Muskeln? Akup Theor Prax 1982; 10: 217–220

[466] Thyagarajan S, Madden KS, Teruya B et al. Age-associated alterations in sympathetic noradrenergic innervation of primary and secondary lymphoid organs in female Fischer 344 rats. J Neuroimmunol 2011; 233(1–2): 54–64

[467] Tilscher H, Eder M. Reflextherapie. Stuttgart: Hippokrates; 1989

[468] Tilscher H, Eder M. Infiltrationstherapie – Therapeutische Lokalanästhesie. 3. Aufl. Stuttgart: Hippokrates; 1996

[469] Tobin J, Flitman S. Occipital nerve blocks: when and what to inject? Headache 2009; 49(10): 1521–1533

[470] Tölle TR, Berthele A, Schadrack J, Zieglgänsberger W. Involvement of glutamatergic neurotransmission and protein kinase C in spinal plasticy and the development of chronic pain. In: Carli G, Zimmermann G, eds. Towards the Neurobiology of chronic Pain. Amsterdam: Elsevier; 1996

[471] Torebjork E, Wahren L, Wallin G et al. Noradreline-evoked pain in neuralgia. Pain 1995; 63(1): 11–20

[472] Torghele K, Schwabl H, Lipp B, Klima H. Elektromagnetische Bioinformation: Eine Übersicht. Forsch Komplementärmed 1995; 2: 133–144

[473] Tough EA, White AR, Cummings TM et al. Acupuncture and dry needling in the management of myofascial trigger point pain: a systematic review and meta-analysis of randomised controlled trials. Eur J Pain 2009; 13(1): 3–10

[474] Tracey KJ. The inflammatory reflex. Nature 2002; 420: 853–859

[475] Travell JG, Simons DG. Myofascial pain and dysfunction. Vol I and II. Baltimore: Williams & Wilkins; 1982

[476] Troeltzsch M, Troeltzsch M, Cronin RJ et al. Prevalence and association of headaches, temporomandibular joint disorders, and occlusal interferences. J Prosthet Dent 2011; 105(6): 410–417

[477] Tronnier V, Rasche D. Subkutane periphere Stimulation des Nervus occipitalis major zur Behandlung chronischer Kopfschmerzsyndrome. Schmerz 2010; 24(5): 441–448

[478] Tsuru H, Tanimitsu N, Hirai T. Role of perivascular sympathetic nerves and regional differences in the features of sympathetic innervation of the vascular system. Jpn J Pharmacol 2002; 88(1): 9–13

[479] Tucker GT. Pharmacocinetics of localanesthetics. Er J Anesth 1986; 58: 717–731

[480] Türp JC, Gobetti JP. Trigeminal neuralgia vs. atypical facial pain. Oral Surg Oral Med Oral Pathol Oral Radiol Endod 1996; 81: 424–432

[481] Turton EP, Kent PJ, Kester RC. The aetiology of Raynaud's phenomenon. Cardiovasc Surg 1998; 6(5): 431–440

[482] Upgaard RO. Tic douloureux multicauses include dental origin. Northwest Dent 1968; 47(5): 273–277

[483] Urbani G, Ferronato G, Bertele GP. Trigeminal neuralgia with chronic infection to the presence of a large root fragment in the mandipular canal. G Stomatol Ortognatodonzia 1982; 1(2): 17–20

[484] Usubiaga JE et al. Passage of procain hydrochloride and para-aminobenzoic acid across the human placenta. Am J Obstet Gynec 1968; 100: 918–923

[485] van der Zypen E. Elektronenmikroskopische Befunde an der Endausbreitung des vegetativen Nervensystems und ihre Deutung. Acta anatom 1967; 67: 431–515

[486] van der Zypen E. Anatomie des sympathischen Nervensystems. Vasa 1977; 6(2): 115–123

[487] van Fraassen BC. The semantic approach to scientific theories. In: Nersessian NJ, ed. The Process of Science. Dordrecht: Martinus Nijhoff; 1987: 105

[488] van Kolfschooten F. Conflicts of interest: can you believe what you read? Nature 2002; 416: 360–363

[489] Venancio RA, Alencar FG Jr., Zamperini C. Botulinum toxin, lidocaine, and dry-needling injections in patients with myofascial pain and headaches. Cranio 2009; 27(1): 46–53

[490] Verghese J, Galanopoulou AS, Herskovitz S. Autonomic dysfunction in idiopathic carpal tunnel syndrome. Muscle Nerve 2000; 23(8): 1209–1213

[491] Vickers ER, Cousins MJ. Neuropathic orofacial pain. Part 2 Diagnostic procedures, treatment guidelines and case reports. Aust Endod J 2000; 26(2): 53–63

[492] Vienne P, Gerber C. Die klinische Untersuchung der Schulter. Ther Umschau 1998; 55(3): 161–168

[493] Villar-Garea A, Fraga MF, Espada J, Esteller M. Procaine is a DNA-demethylating agent with growth-inhibitory effects in human cancer cells. Cancer Research 2003; 63: 4984–4989

[494] von Orelli F. Die Behandlung chronischer Schmerzen mit Procaininjektionen. Der informierte Arzt/Gazette Medical 1999; 20: 353–357

[495] Voss HF. Neuraltherapie und Schmerz. Erfahrungsheilkunde 1966; 15(5): 129–135

[496] Waldrop MM. Complexity: the emerging science at the edge of order and chaos. New York: Simon and Schuster; 1992

[497] Wallace DE. Chronic periodontitis and chronic swelling of the right index finger. J New Zealand Soc Periodontol 1991; 15

[498] Wander R. Blockierungsmuster bei Störfeldern im Nasen-Rachen-Raum. Ärztez NaturheilverfW 1991; 32: 145–147

[499] Wander R, Ludin SM. Kiefergelenk und kraniomandibuläre Dysfunktion. In: Fischer L, Peuker ET, Hrsg. Lehrbuch Integrative Schmerztherapie. Stuttgart: Haug; 2011: 460–473

[500] Wang J, Ren Y, Zou X et al. Sympathetic influence on capsaicin-evoked enhancement of dorsal root reflexes in rats. J Neurophysiol 2004; 92(4): 2017–2026

[501] Watkins LR, Maier SF. The pain of being sick: implications of immune-to-brain communication for understanding pain. Annu Rev Psychol 2000; 51: 29–57

[502] Watkins LR, Maier SF. Beyond neurons: evidence that immune and glial cells contribute to pathological pain states. Physiol Rev 2002; 82(4): 981–1011

[503] Watkins LR, Hutchinson MR, Milligan ED, Maier SF. „Listening“ and „talking“ to neurons: implications of immune activation for pain control and increasing the efficacy of opioids. Brain Res Rev 2007; 56(1): 148–169

[504] Weber M, Birklein F, Neundorfer B, Schmelz M. Facilitated neurogenic inflammation in complex regional pain syndrome. Pain 2001; 91(3): 251–257

[505] Wehnert Y, Muller B, Larsen B, Kohn D. Sympathetically maintained pain (SMP): phentolamine test vs sympathetic nerve blockade. Comparison of two diagnostic methods. Orthopäde 2002; 31(11): 1076–1083

[506] Weihe E, Schutz B, Hartschuh W et al. Coexpression of cholinergic and noradrenergic phenotypes in human and nonhuman autonomic nervous system. J Comp Neurol 2005; 492(3): 370–379

[507] Weinschenk S, Hrsg. Handbuch Neuraltherapie. München: Elsevier Urban & Fischer; 2010

[508] Weinschenk, Hollmann MW, Göllner R, Picardi S, Strowitzki T, Diehl L, Hotz L, Meuser T. Injections of Local Anesthetics into the Pharyngeal Region. Forsch Komplementmed 2016; 23 (2): 111–6

[509] Weisbrod CJ, Minson CT, Joyner MJ, Halliwill JR. Effects of regional phentolamine on hypoxic vasodilatation in healthy humans. J Physiol 2001; 537(Pt 2): 613–621

[510] West BJ, Godberger AL. Physiology in fractal dimensions. American Scientist 1987; 7–8

[511] Westrum LE, Canfield RC, Black R. Transganglionic degeneration in the spinal trigeminal nucleus following the removal of tooth pulps in adult cats. Brain Res 1976; 6(100): 137–140

[512] Wiesenfeld-Hallin Z, Aldskogius H, Grant G et al. Central inhibitory dysfunctions: mechanisms and clinical implications. Behav Brain Sci 1997; 20(3): 420–425

[513] Wildener M. Sakrale epidurale Injektion. In: Weinschenk S, Hrsg. Handbuch Neuraltherapie. München: Elsevier Urban & Fischer; 2010

[514] Williams CA, Reifsteck A, Hampton TA, Fry B. Substance P release in the feline nucleus tractus solitarius during ergoreceptor but not baroreceptor afferent signaling. Brain Res 2002; 944(1–2): 19–31

[515] Wilson-Pauwels L, Stewart P, Akesson E. Autonomic Nerves. Hamilton: B.C. Becker Inc.; 1997

[516] Wischnewski AA. Der Novocainblock als eine Methode der Einwirkung auf die Gewebetrophik. Zbl Chir 1935; 62: 735–746

[517] Wischnewski AA. Die Technik der Novokainblockade des Sympathikus im Lendenbereich. Arch Biol Wiss 1933; 4: 519–520

[518] Wolff HD. Manuelle Medizin bei Kreuz- und Gelenkschmerzen. In: Seithel R. Neuraltherapie 2. Aufl. Stuttgart: Hippokrates; 1984

[519] Wolff HD. Neurophysiologische Aspekte des Bewegungssystems. 3. Aufl. Berlin: Springer; 1996

[520] Woolf CJ, Salter MW. Neuronal plasticity: increasing the gain in pain. Science 2000; 288: 1765–1769

[521] Wu CT, Fan YM, Sun CM et al. Correlation between changes in regional cerebral blood flow and pain relief in complex regional pain syndrome type 1. Clin Nucl Med 2006; 31(6): 317–320

[522] Wulf H, Maier C. Complications and side effects of stellate ganglion blockade. Results of a questionnaire survey. Anaesthesist 1992; 41(3): 146–151

[523] Xie W, Strong JA, Li H, Zhang JM. Sympathetic sprouting near sensory neurons after nerve injury occurs preferentially on spontaneously active cells and is reduced by early nerve block. J Neurophysiol 2007; 97: 492–502

[524] Xie YF, Zhang S, Chiang CY et al. Involvement of glia in central sensitization in trigeminal subnucleus caudalis (medullary dorsal horn). Brain Behav Immun 2007; 21(5): 634–641

[525] Xu J, Lecanu L, Han Z et al. Inhibition of adrenal cortical steroid formation by procaine is mediated by reduction of the cAMP-induced 3-hydroxy-3-methylglutaryl-coenzym A reductase messenger ribonucleid assid levels. J Pharmakol Exp Ter 2003; 307 (3): 1148–1157

[526] Yamanaka M, Furusawa K, Sugiyama H et al. Impaired immune response to voluntary arm-crank ergometer exercise in patients with cervical spinal cord injury. Spinal Cord 2010; 48(10): 734–739

[527] Yanowitz F, Preston JB, Abildskov JA. Functional distribution of right and left stellate innervation to the ventricles. Production of neurogenic electrocardiographic changes by unilateral alteration of sympathetic tone. Circ Res 1966; 18(4): 416–428

[528] Yergason RM. Supinations signe. J Bone Joint Surg 1931; 13-A: 160

[529] Yoon SH, Rah UW, Sheen SS, Cho KH. Comparison of 3 needle sizes for trigger point injection in myofascial pain syndrome of upper- and middle-trapezius muscle: a randomized controlled trial. Arch Phys Med Rehabil 2009; 90(8): 1332–1339

[530] Yoshimoto M, Wehrwein EA, Novotny M et al. Effect of stellate ganglionectomy on basal cardiovascular function and responses to beta1-adrenoceptor blockade in the rat. Am J Physiol Heart Circ Physiol 2008; 295(6): H2447–H2454

[531] Young WB. Blocking the greater occipital nerve: utility in headache management. Curr Pain Headache Rep 2010; 14(5): 404–408

[532] Yregard L, Löwhagen PH, Cassuto J et al. A new technique for the analysis of endogenous mediators released following thermal injury. Burns 2001; 27: 9–16

[533] Zhang JM, Li H, Munir MA. Decreasing sympathetic sprouting in pathologic sensory ganglia: a new mechanism for treating neuropathic pain using lidocaine. Pain 2004; 109(1–2): 143–149

[534] Zhang JM, Strong JA. Recent evidence for activity-dependent initiation of sympathetic sprouting and neuropathic pain. Sheng Li Xue Bao 2008; 60(5): 617–627

[535] Zhang J, Li L, Lu Q et al. Acute stress enhances contact dermatitis by promoting nuclear factor-kappaB DNA-binding activity and interleukin-18 expression in mice. J Dermatol 2010; 37(6): 512–521

[536] Zhang Y, Popovic ZB, Bibevski S et al. Chronic vagus nerve stimulation improves autonomic control and attenuates systemic inflammation and heart failure progression in a canine high-rate pacing model. Circ Heart Fail 2009; 2(6): 692–699

[537] Zhou J, Scherlag BJ, Niu G et al. Anatomy and physiology of the right interganglionic nerve: implications for the pathophysiology of inappropriate sinus tachycardia. J Cardiovasc Electrophysiol 2008; 19(9): 971–976

[538] Zhu BS, Blessing WW, Gibbins IL. Parasympathetic innervation of cephalic arteries in rabbits: comparison with sympathetic and sensory innervation. J Comp Neurol 1997; 389(3): 484–495

[539] Zieglgänsberger W. Central control of nociception. In: Mountcastle VB, Bloom FE, Geiger SR, eds. Handbook of Physiology – the Nervous System IV. Baltimore: Williams & Wilkins; 1986

[540] Zieglgänsberger W. Chronischer Schmerz: Physiologie, Pathophysiologie und Pharmakologie. Ganzheitsmedizin 2002; 15(4): 21–25

[541] Zieglgänsberger W. Neuronale Plaszitität, Schmerzgedächtnis und chronischer Schmerz. In: Weinschenk S, Hrsg. Handbuch Neuraltherapie. München: Elsevier Urban & Fischer; 2010

[542] Zimmermann M. Die Neuraltherapie im Licht neuerer Erkenntnisse der neurobiologischen Forschung. In: Neuraltherapie. Bd. 2. Stuttgart: Hippokrates; 1984

[543] Zimmermann M. Neuronale Mechanismen der Schmerzchronifizierung. Orthopäde 2004; 33(5): 515–524

[544] Zipf HF. Lokalanästhetika im Lichte ihrer Allgemeinwirkungen. Arzneimittel-Forsch 1957; 7: 529–543

[545] Zipf HF. Lokalanästhetika und Nervensystem. In: Gross D, Hrsg. Therapie mit Lokalanästhetika – Funktionsstörungen des oberen Verdauungstraktes und ihre Behandlung (Therapie über das Nervensystem – Band 5). Stuttgart: Hippokrates; 1964

[546] Zohmann A. Objektivierbarkeit der Neuraltherapie durch ihre Anwendung am Tier. Erfahrungsheilkunde 1991; 40(3): 150–153

[547] Zohmann A. Grundlagen und Anwendung der Neuraltherapie in Diagnostik und Behandlung. Schweiz Arch Tierheilkde 1997; 139(3): 117–125

Sachverzeichnis

A

B

C

D

E

N

O

P

Q

R

S

T

U

V

W

Y

Z